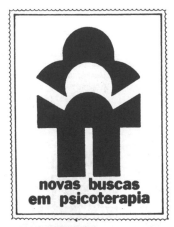

novas buscas
em psicoterapia

VOL. 2

Dados Internacionais de Catalogação na Publicação (CIP)
(Câmara Brasileira do Livro, SP, Brasil)

Perls, Frederick Salomon, 1893-1970.
  Gestalt-terapia explicada / Frederick S. Perls [compilação e edição da obra original de John O. Stevens; tradução de George Schlesinger]. – São Paulo: Summus, 1977. (Novas buscas em psicoterapia, v. 2)

  Título original: Gestalt therapy verbatim
  ISBN 978-85-323-0031-7

  1. Gestalt (Psicologia) 2. Gestalt-terapia I. Stevens, John O. II. Título.

  76-1016

  17. CDD-616.891
  18. -616.8914
  17. e 18. -150-1982

  Índices para catálogo sistemático:
  1. Gestalt : Psicologia 150.1982 (17. e 18.)
  2. Gestalt : Psicoterapia: Medicina 616.891 (17.) 616.8914 (18.)
  3. Gestalt-terapia : Medicina 616.891 (17.) 616.8914 (18.)

www.summus.com.br

EDITORA AFILIADA

Compre em lugar de fotocopiar.
Cada real que você dá por um livro recompensa seus autores
e os convida a produzir mais sobre o tema;
incentiva seus editores a encomendar, traduzir e publicar
outras obras sobre o assunto;
e paga aos livreiros por estocar e levar até você livros
para a sua informação e o seu entretenimento.
Cada real que você dá pela fotocópia não autorizada de um livro
financia o crime
e ajuda a matar a produção intelectual de seu país.

Gestalt-terapia explicada

Frederick S. Perls

summus editorial

Do original em língua inglesa
GESTALT THERAPY VERBATIM
Copyright © 1696 by Real People Press
Direitos desta tradução adquiridos por Summus Editorial

Compilação e edição da obra original: **John O. Stevens**
Tradução: **George Schlesinger**
Revisão científica da edição e direção da coleção: **Paulo Eliezer Ferri de Barros**

Summus Editorial
Departamento editorial
Rua Itapicuru, 613 – 7º andar
05006-000 – São Paulo – SP
Fone: (11) 3872-3322
http://www.summus.com.br
e-mail: summus@summus.com.br

Atendimento ao consumidor
Summus Editorial
Fone: (11) 3865-9890

Vendas por atacado
Fone: (11) 3873-8638
e-mail: vendas@summus.com.br

Impresso no Brasil

NOVAS BUSCAS EM PSICOTERAPIA

Esta coleção tem como intuito colocar ao alcance do público interessado as novas formas de psicoterapia que vêm se desenvolvendo mais recentemente em outros continentes.

Tais desenvolvimentos têm suas origens, por um lado, na grande fertilidade que caracteriza o trabalho no campo da psicoterapia nas últimas décadas, e, por outro, na ampliação das solicitações a que está sujeito o psicólogo, por parte dos clientes que o procuram.

É cada vez maior o número de pessoas interessadas em ampliar suas possibilidades de experiência, em desenvolver novos sentidos para suas vidas, em aumentar sua capacidade de contato consigo mesmas, com os outros e com os acontecimentos.

Estas novas solicitações, ao lado das frustrações impostas pelas limitações do trabalho clínico tradicional, inspiram a busca de novas formas de atuar junto ao cliente.

Embora seja dedicada às novas gerações de psicólogos e psiquiatras em formação, e represente enriquecimento e atualização para os profissionais filiados a outras orientações em psicoterapia, esta coleção vem suprir o interesse crescente do público em geral pelas contribuições que este ramo da Psicologia tem a oferecer à vida do homem atual.

*To suffer one's death
and to be reborn
is not easy*

Fritz

Consentir a própria morte
e renascer não é fácil.
Fritz

ÍNDICE

Prefácio da edição brasileira 9

Agradecimentos 11

Palestras 13 a 104

Introdução 13, I 19, II 45, III 65, IV 83

Seminário de Trabalho com Sonhos 105 a 289

Introdução 105, Sam 110, Linda 116, Liz 118, Carl 127, Nora 135, May 142, Max 149, Mark 156, Jim 163, Perguntas I 167, Judy 176, Beverly 177, Maxine 181, Elaine 193, Jean 200, Carol 210, Kirk 215, Meg 220, Chuck 223, Bill 230, Ellie 236, Dan 240, Dick 242, Beth 252, Marian 252, Gail 257, Mary 263, John 271, Perguntas II 283

"Workshop" Intensivo 291 a 371

Desempenhando o papel do sonho 291, June 294, Glenn I 301, Glenn II 303, Helena 308, Blair 311, Muriel I 314, Muriel II 319, Claire 328, Jane I 335, Jane II 346, Jane III 351, Steve I 362, Steve II 367

PREFÁCIO DA EDIÇÃO BRASILEIRA

"Nós" não existe, mas é composto de Eu e Tu;
é uma fronteira sempre móvel onde duas pessoas
se encontram. E quando há encontro, então
eu me transformo e você também se transforma

(F. PERLS)

Apresentar *Gestalt-Terapia Explicada* ao leitor brasileiro é convidá-lo para um encontro. E, se na verdade ele se dispuser a um encontro, dispõe-se a uma transformação. Entrar em contato com Fritz Perls e com a terapia da Gestalt dificilmente é um acontecimento neutro. Perls é por demais pessoal, direto, irreverente e provocativo para deixar alguém indiferente. E os depoimentos de quem o conheceu em vida confirmam que raramente um encontro com ele deixava de causar impacto. Fritz era um homem que gerava reações emocionais, positivas ou negativas, um homem com amigos incondicionais e inimigos ferrenhos, um homem admirado e criticado, um homem que deixava a sua marca por onde passava. Certo é que suas afirmações, às vezes rompantes, nunca são gratuitas. Ele não era um homem de modas e modismos, muito menos um prestidigitador de técnicas sensacionais. Já nas primeiras páginas ele avisa contra estas deformações que, infelizmente, existem à medida que aparecem "discípulos" que aprendem o que Perls chama "os truques", mas que não entendem profundamente o cerne das propostas da Gestalt-terapia em termos de concepção e postura terapêutica. De origem alemã, formado em medicina em Berlim, 1921, teve formação psicanalítica, passando por análise e supervisão com grandes expoentes da época, como Helene Deutsch, Otto Fenichel

9

e Karen Horney que o encaminhou para Wilhelm Reich cuja influência se encontra em muitos aspectos da Gestalt-terapia.

Em 1926 foi assistente de Kurt Goldstein em Frankfurt e descobriu a Psicologia da Forma, tão importante dentro da abordagem organísmica de Goldstein. Ao mesmo tempo, embora mais indiretamente, assimilou muito do pensamento existencialista através de Buber, Tillich e Scheler, na época radicados na mesma cidade.

Logo no início do nazismo previu o que estava para acontecer e, por intermédio de Ernest Jones, foi como psicanalista didata para Johanesburg, África do Sul, onde fundou o Instituto Sul-Africano de Psicanálise. Embora desde o início em contato com correntes dissidentes dentro da psicanálise, Perls se identificava como psicanalista até 1942, quando afirma suas idéias em "Ego, Hunger and Agression", considerado mais tarde por ele próprio como a transição da psicanálise ortodoxa para a abordagem Gestáltica.

Em 1951, já estabelecido nos EE.UU., publica "Gestalt Therapy" em colaboração com Paul Goodman e Ralph Hefferline. Fora alguns artigos, o presente volume, "Gestalt Therapy Verbatim", de 1969, é a primeira publicação após um intervalo de 18 anos e um ano antes de sua morte, em 1970. Numa linguagem inteiramente diferente das primeiras obras, mais direta, menos teórica, menos cuidada, Fritz se revela com toda a força de seus 75 anos de vivência, em forma de encontro, conversa, diálogo do qual o próprio leitor passa a participar.

No nosso meio, a Gestalt-terapia está sendo apresentada através de alguns textos traduzidos, mas este é o primeiro texto completo do próprio Perls.

Como prática, há alguns inícios em São Paulo e no Rio de Janeiro através de Gestalt-terapeutas que vieram de fora, principalmente dos Estados Unidos, Chile e Argentina, e através de brasileiros que foram buscar experiência e conhecimentos fora.

Para os que tiveram este contato ao vivo com a Gestalt-terapia ela significou descoberta e transformação em muitos aspectos, pois ela representa uma maneira às vezes surpreendente de abordar o homem na sua interação com o mundo e na sua busca de completação e plenitude.

Therese A. Tellegen
Maio de 1976

AGRADECIMENTOS

Quase todo material deste livro, exceto a última parte, *Laboratório* Intensivo*, foi selecionado e publicado a partir das gravações feitas nos seminários de trabalho com sonhos, realizados em fins de semana, e dirigidos por Fritz Perls no Esalen Institute, Big Sur, California, de 1966 a 1968.

As transcrições das sessões de Gestalt-terapia apresentadas aqui são essencialmente literais. Pequenas modificações foram feitas para esclarecer o significado, e alguns dos comentários explicativos de Perls foram introduzidos. *Todos* os nomes foram mudados, exceto os dos participantes do *Laboratório Intensivo* que permitiram o uso de seus nomes reais.

Cópias de muitas das gravações originais citadas neste livro são acessíveis, e recomendadas para um estudo mais sério dos métodos da Gestalt-terapia. Muita coisa pode ser aproveitada ao ouvir vozes, inflexões, silêncios, tempos de reação, e nuanças que não podem ser adequadamente reproduzidas num livro.

---

* **Laboratório** — em português se emprega também o termo no original — **workshop.** — (N. do T.)

Informações: *Gestalt Training Tapes, Big Sur Recordings, P.O. Box 6633 Carmel, California 93921.**

Também são acessíveis filmes excelentes e tocantes, em branco e preto, 16 mm, sobre sessões de Gestalt-terapia. Informações: *Sessions in Gestalt Therapy, The Mediasync Corporation, P.O. Box 486, Del Mar, California, 92014.*

Existe também uma série de oito filmes coloridos de trinta minutos, muito bonitos, com Fritz Perls ensinando e demonstrando Gestalt-terapia. Foram feitos na primavera de 1969 pela *Aquarian Productions of Vancouver*, e são distribuídos pela *Films Incorporated, 38 West 32nd St. New York, NY 10001.*

Fritz Perls morreu no dia 14 de março de 1970, após breve doença, com a idade de setenta e seis anos. Nenhum agradecimento conseguiria expressar como sua vida foi plena e o quanto ele deu a tantos de nós.

---

* Em São Paulo, algumas destas fitas estão sendo utilizadas em um curso de Gestalt-terapia. Para sua utilização, procurar Paulo E. F. Barros ou Abel Marcos Guedes. Rua Ricardo Severo 76, tel. 62-3912.

INTRODUÇÃO

Desejo falar sobre o desenvolvimento atual da psicologia humanista. Levamos bastante tempo para desmascarar todo o logro freudiano, e agora estamos entrando numa fase nova e perigosa. Estamos entrando na fase das terapias "estimulantes"*: "ligando-nos" em cura instantânea, em consciência sensorial instantânea. Estamos entrando na fase dos homens charlatães e de pouca confiança, que pensam que se vocês obtiverem alguma quebra de resistência, estarão curados, sem considerar qualquer necessidade de crescimento, sem considerar o potencial real, sem considerar o gênio inato em todos vocês. Se isto estiver se tornando moda, será tão perigoso para a psicologia quanto deitar num divã durante um ano, uma década, um século. Pelo menos, os danos que sofremos com a psicanálise têm pouca influência sobre o paciente, a não ser por deixarem-no cada vez mais morto. Isto não é tão prejudicial quanto a coisa super-super-rápida. Os psicanalistas pelo

---

* "Estimulantes" — **turnning-onners**. **Turn-on**: expressão em gíria americana, que se refere ao estado em que se fica após ingerir alguma droga (maconha, estimulantes, alucinógenos, etc.). Em gíria brasileira corresponderia a expressões como "ficar ligado", "de barato", "muito doido", etc. Uma vez que, em português, estas expressões são menos difundidas entre o público em geral, conservamos a alternativa mais formal: estimulantes. — (N. do T.)

menos tinham boa vontade. Devo dizer que estou *muito* preocupado com o que está acontecendo atualmente. Uma das objeções que tenho contra qualquer pessoa que se diga um gestalt-terapeuta é quanto ao uso da técnica. Uma técnica é um truque. Um truque deve ser usado apenas em casos extremos. Existem muitas pessoas colecionando truques e mais truques, abusando deles. Estas técnicas, estes instrumentos são bastante úteis em seminários de consciência sensorial ou alegria, para dar a idéia de que ainda se está vivo, e que o mito de que o americano é um cadáver não é verdade, que ele *pode* estar vivo. Mas, o triste fato é que esta energetização freqüentemente se torna uma perigosa atividade substitutiva, uma outra falsa terapia que *impede* o crescimento.

Agora, o problema não é tanto em relação às "terapias estimulantes", mas em relação a toda cultura americana. Nós demos um giro de cento e oitenta graus, do puritanismo e moralismo até o hedonismo.* De repente, tudo tem que ser diversão e prazer, e qualquer envolvimento sincero, qualquer *estar aqui* real, é desencorajado.

Mil flores de plástico
Não fazem um deserto florescer
Mil rostos vazios
Não podem uma sala vazia preencher

Na Gestalt-terapia trabalhamos por algo mais. Estamos aqui para promover o processo de crescimento e desenvolver o potencial humano. Nós não falamos de alegria instantânea, de consciência sensorial instantânea, de cura instantânea. O processo de crescimento é um processo demorado. Não podemos apenas estalar os dedos e dizer: "Venha, vamos ser felizes! Vamos

---

* **Hedonismo:** crença no fato de o prazer ser o principal bem do homem. — (N. do T.)

lá!'". Se você quiser, pode conseguir isso com LSD, acelerando tudo, mas isso não tem nada a ver com o trabalho sincero da abordagem psiquiátrica que eu chamo Gestalt-terapia. Na terapia, não temos apenas que superar o desempenho de papéis. Temos também que preencher os buracos da personalidade, para torná-la novamente inteira e completa. E outra vez, da mesma forma que antes, isto não pode ser feito por meio de "terapias estimulantes". Na Gestalt-terapia temos uma forma melhor, mas que não é nenhum atalho mágico. Você não precisa se deitar num divã ou ficar "zendo" durante vinte ou trinta anos, mas tem que se empenhar na terapia; e crescer leva tempo.

Os "condicionadores" também partem de um falso pressuposto. Sua premissa básica de que o comportamento é "lei" não passa de um amontoado de mentiras, ou seja, nós aprendemos a respirar, a comer, aprendemos a andar. "A vida nada mais é do que as condições nas quais ela teve origem." Se, na reorganização behaviorista do nosso comportamento, obtivermos uma modificação em termos de uma maior auto-aceitação, e jogarmos fora todos os papéis sociais artificiais que aprendemos, então estou do lado dos behavioristas. O impecilho parece ser a ansiedade. Sempre a ansiedade. Se é preciso aprender uma nova forma de comportamento, é claro que se fica ansioso, e os psiquiatras geralmente têm medo da ansiedade. Eles não sabem o que é ansiedade. A ansiedade é a excitação, o *élan vital* que carregamos conosco, e que se torna estagnado se estamos incertos quanto ao papel que devemos desempenhar. Se não sabemos se vamos receber aplausos ou vaias, nós hesitamos; então o coração começa a disparar, e toda a excitação não consegue fluir para a atividade, e temos "medo de palco". Assim, a fórmula da ansiedade é muito simples: a ansiedade é o vácuo entre *o agora* e *o depois*. Se você estiver no agora não pode estar ansioso, porque a excitação flui imediatamente em atividade espontânea. Se você estiver no agora, você será criativo, inventivo. Se seus sentidos estiverem preparados, e seus olhos e ouvidos abertos, como em toda criança pequena, você achará a solução. Uma liberação para a espontaneidade, para a aceitação da personalidade total — sim, sim, sim. A pseudoespontaneidade dos estimulantes à medida que se tornam hedonistas — apenas o "vamos fazer alguma coisa, vamos tomar LSD, vamos ter alegria instantânea, consciência sensorial instantânea" — *não*. Assim, entre o Cila do condicionamento e o Caribdis das terapias estimulantes existe alguma coisa: uma pessoa que é real, uma pessoa que se assume.

Como vocês sabem, existe uma rebelião nos Estados Unidos. Nós descobrimos que produzir coisas, viver para coisas, e trocar coisas não é o sentido fundamental da vida. Descobrimos que o sentido da vida é que ela deve ser vivida e não comercializada, conceituada e restrita a um modelo de sistemas. Achamos que a manipulação e o controle não constituem a alegria fundamental de viver.

Mas devemos também compreender que até agora temos apenas uma rebelião. Ainda não temos uma revolução. Ainda falta muita coisa. Existe uma disputa entre o fascismo e o humanismo. Neste momento, parece-me que a disputa está quase perdida para os fascistas. E que os selvagens hedonistas, os estimulantes não-realistas e apressados nada têm a ver com o humanismo. É um protesto, uma rebeldia que é boa como tal, mas que não representa um objetivo. Eu tenho tido muito contato com jovens da nova geração que estão desesperados. Eles vêem o militarismo e a bomba atômica por trás de tudo. Eles querem obter alguma coisa da vida. Querem tornar-se reais e existir. Se existe alguma chance de interromper a ascensão e queda dos Estados Unidos, cabe à nossa juventude aproveitá-la, e cabe a você apoiar essa juventude. Para conseguir isto existe apenas um caminho: tornar-se real, aprender a assumir uma posição, desenvolver seu centro, compreender a base do existencialismo: uma rosa é uma rosa é uma rosa. Eu sou o que sou, e neste momento não posso ser diferente do que sou. É isto que trata este livro. Dou-lhes a oração da Gestalt, talvez como uma diretriz. A oração da Gestalt-terapia é:

Eu faço minhas coisas, você faz as suas
Não estou neste mundo para viver de acordo com
[suas expectativas
E você não está neste mundo para viver de acordo
[com as minhas
Você é você, e eu sou eu
E se por acaso nos encontramos, é lindo
Se não, nada há a fazer.

Frederick Perls.

I

Gostaria de começar com idéias bastante simples, que, como sempre, são difíceis de compreender pelo fato de serem tão simples. Gostaria de começar com a questão do controle. Existem dois tipos de controle: um é o controle que vem de fora — eu sendo controlado pelos outros, por ordens, pelo ambiente, e assim por diante; outro é o controle interior, incorporado em todo o organismo — minha própria natureza. O que é um organismo? Chamamos organismo qualquer ser vivo que possua órgãos, que tenha uma organização e que se auto-regule. Um organismo não é independente do ambiente. Todo organismo necessita do ambiente para trocar materiais essenciais, e assim por diante. Necessitamos do ambiente físico para trocar ar, comida, etc.; necessitamos do ambiente social para trocar amizade, amor, raiva. Mas dentro do organismo existe um sistema de uma sutileza incrível — cada um dos milhões de células que nós *somos* possui mensagens internas que são mandadas para o organismo total, e o organismo total atende então as necessidades das células e de qualquer coisa que deva ser feita para as diferentes partes do organismo.

Agora, a primeira coisa a ser considerada é que o organismo sempre trabalha como um todo. Nós não *temos* um fígado e um coração, nós *somos* fígado, coração, cérebro, e assim por diante; e mesmo isto está errado. Nós não somos uma soma de partes, e sim uma *coordenação* — uma coordenação muito sutil de todos esses diferentes pedaços que compõem o organismo. A velha filosofia sempre pensou que o mundo consistisse de uma soma de partículas. Você mesmo sabe que isto não é verdade. Somos originalmente constituídos a partir de uma célula. Esta célula diferencia-se em várias células, e estas diferenciam-se em outros órgãos que têm funções especiais, as quais são ao mesmo tempo diversificadas e interdependentes. Assim, chegamos a uma definição de saúde. Saúde é um equilíbrio apropriado da coordenação de tudo aquilo que *somos*. Note que enfatizei algumas vezes a palavra *somos*, porque no momento exato em que dizemos que *temos* um organismo ou *temos* um corpo, introduzimos uma divisão — como se existisse um *eu* que possuísse o corpo ou o organismo. Nós *somos* um corpo, *somos* alguém — "Eu sou alguém", "Eu não sou ninguém"*. Desta forma, é mais uma questão de *ser* em vez de *ter*. Este é o motivo pelo qual chamamos nossa abordagem de existencial: nós existimos *como* um organismo, como um molusco, como um animal, e assim por diante, e nos relacionamos com o mundo exterior como qualquer outro organismo da natureza. Kurt Goldstein foi quem introduziu pela primeira vez o conceito de *organismo como um todo*, e quebrou a tradição da medicina de que temos um fígado, temos isso e aquilo, e que todos estes órgãos podem ser estudados separadamente. Ele chegou muito perto da realidade, e ,a realidade é aquilo que chamamos de aspecto ecológico. Não se pode separar o organismo do ambiente. Uma planta não

---

* Existe aqui um trocadilho impossível de ser traduzido: "we **are** a body, we **are** some body — I **am** some body, I **am** no body". A palavra **body** (corpo) entra na constituição de **somebody** (alguém) e de **nobody** (ninguém). Assim, uma tradução fiel ao sentido seria: "Nós **somos** um corpo, nós **somos** algum corpo — Eu **sou** algum corpo, eu **não sou** corpo nenhum. — (N. do T.)

sobrevive fora do seu ambiente, da mesma forma que um ser humano, se for tirado do seu ambiente, privado de oxigênio, comida, e assim por diante. Assim, temos sempre que considerar o segmento do mundo em que vivemos como parte de nós mesmos. Aonde quer que vamos, levamos sempre uma espécie de mundo conosco.

Já que isto se dá, começamos aos poucos a compreender que pessoas e organismos *podem* se comunicar entre si, e chamamos a isto *mitwelt* — o mundo que você e o outro possuem em comum. Vocês falam uma certa linguagem, têm certas atitudes, certos comportamentos, e os dois mundos se superpõem em alguma parte. E, nesta área de superposição, a comunicação é possível. Observem que, quando duas pessoas se encontram, inicia-se o jogo do encontro: uma diz "Como vai?", "O tempo está bom", e a outra responde alguma outra coisa. Assim, elas estão à procura de um interesse comum, ou de um mundo em comum, onde, com o interesse, a comunicação e a união, passamos repentinamente do *eu* e *você* para o *nós*. Desta forma, surge um novo fenômeno, o *nós*, que é diferente do *eu* e *você*. O *nós* não existe por si só, mas se constitui a partir do *eu* e *você* e é um limite do intercâmbio onde duas pessoas se encontram. E quando nos encontramos lá, então eu mudo e você muda, através do processo de um encontro mútuo, a não ser que — e nós falaremos muito sobre isto — as duas pessoas tenham *caráter*. Uma vez que você tenha um *caráter*, você terá desenvolvido um sistema rígido. Seu comportamento se torna petrificado, previsível, e você perde a capacidade de lidar livremente com o mundo com todos os seus recursos. Voce fica predeterminado a lidar com os fatos de uma única forma, ou seja, de acordo com o que seu caráter prescreve. Desta forma, parece ser paradoxal o fato de eu dizer que a pessoa mais rica, mais produtiva e criativa é a pessoa que *não* tem caráter. Na nossa sociedade exigimos que a pessoa tenha *caráter*, e especialmente um *bom* caráter, porque desta forma ela é previsível, pode ser classificada, e assim por diante.

Agora, falemos um pouco mais sobre o relacionamento do organismo com seu meio ambiente; aqui introduzimos o conceito de *fronteira do ego*. Uma fronteira delimita alguma coisa. Agora, uma coisa tem suas fronteiras, é definida pelas próprias fronteiras em relação ao ambiente. A coisa enquanto tal ocupa uma determinada porção de espaço. Pode não ser uma porção grande. Pode ser que queira ser maior, ou menor — talvez não esteja satisfeita com seu tamanho. Introduzimos agora outro conceito novo: o desejo de mudança baseado no fenômeno da *in*satisfação. Toda vez que você quiser mudar ou quiser mudar o ambiente, a base será sempre a insatisfação.

A fronteira entre o organismo e o ambiente é mais ou menos experienciada por nós como aquilo que está por dentro da pele e aquilo que está por fora dela, mas esta é uma definição muito, muito pobre. Por exemplo, no momento preciso em que respiramos, será que o ar ainda faz parte do mundo exterior, ou já faz parte de nós? Se comemos, ingerimos comida, mas podemos ainda vomitá-la; então, onde começa o *self* e onde termina o ambiente? Desta forma, a fronteira do ego não é algo *fixo*. Se for fixa, transforma-se então de novo em caráter, como uma armadura, assim como na tartaruga. A tartaruga, sob este aspecto, tem uma fronteira muito fixa. Nossa pele é menos fixa, respira, tem sensações táteis, e assim por diante. A fronteira do ego é muito peculiar e de enorme importância. Basicamente, chamamos de fronteira do ego a diferenciação entre o *self* e o outro, na Gestalt-terapia escrevemos *self* com s minúsculo. Sei que muitos psicólogos gostam de escrever *Self* com *S* maiúsculo, como se o *self* fosse alguma coisa preciosa e extremamente valiosa. E procuram descobrir o *self* como se estivessem desenterrando um tesouro. O *self* não significa nada além daquilo que é definido pelo outro. "Eu mesmo faço"*, ou seja, que ninguém mais vai fazer isto, e é este organismo que o faz.

Agora, os dois fenômenos da fronteira do ego são *identificação* e *alienação*. Eu me identifico com meu movimento — eu digo que *eu* movimento meu braço. Quando vejo *você* se sentar numa certa posição, não digo "*Eu* sento aí", digo "*Você* senta aí". Eu diferencio entre a experiência aqui e a experiência lá fora, e esta experiência de identificação tem vários aspectos. O *eu* parece ser mais importante que o outro. Se eu me identificar, digamos, com minha profissão, esta identificação pode se tornar tão forte que, se a profissão me for tirada, sentirei que não existo mais, a ponto de até me suicidar. Lembrem-se de quantas pessoas se suicidaram em 1929, pelo fato de estarem tão identificadas com seu dinheiro que a vida sem ele não valia mais a pena.

Identificamo-nos facilmente com nossas famílias. Se um membro de nossa família for menosprezado, sentiremos que isto foi feito conosco. Vocês se identificam com seus amigos. Os membros do 146.º Regimento de Infantaria acham-se melhores do que os membros do 147.º Regimento, e os membros do 147.º Regimento sentem-se superiores aos membros do 146.º. Assim, dentro da fronteira do ego existe geralmente coesão, amor, cooperação; fora da fronteira existe suspeita, estranheza, não-familiaridade.

Agora, esta fronteira pode ser bastante fluida, como nas guerras atuais — a fronteira se estende até, digamos, onde sua força aérea domina. É até aí que segurança, familiaridade, integridade se estendem. E existe o estranho, o inimigo que está além da fronteira, e onde

---

* Mais uma vez a língua inglesa possibilita um trocadilho intraduzível: Eu **mesmo faço**: I do it **myself**. Myself (eu mesmo, eu próprio) é uma composição de my e self, ou seja, meu **self**, meu "eu mesmo". Uma tradução livre poderia ser: Meu "eu" faz. — (N. do T.)

quer que exista uma questão de fronteiras, há um conflito em andamento. Se aceitássemos a semelhança, não perceberíamos a existência da fronteira. Se percebemos uma diferenciação muito grande, então temos o problema da hostilidade, da rejeição — de colocar à parte. "Fique fora das minhas fronteiras", "Fique fora da minha casa", "Fique fora da minha família", "Fique fora dos meus pensamentos". Assim já podemos ver a polaridade: atração e rejeição, apetite e aversão. Existe sempre uma polaridade, e dentro da fronteira temos o sentimento de familiaridade, do certo; fora, existe o estranho e o errado. Dentro é bom, fora é ruim. Nosso próprio Deus é o Deus certo. O outro Deus é o Deus mau, estranho e errado. Minha convicção política é sagrada, é minha; a outra convicção política é má. Se um país está em guerra, seus próprios soldados são anjos, e os inimigos são todos diabos. Nossos soldados cuidam das pobres famílias, os inimigos as violam. Assim, toda a idéia de bom e mau, certo e errado, é sempre uma questão de fronteira, de que lado da cerca eu estou.

Eu gostaria agora de dar-lhes alguns minutos para que vocês possam assimilar, fazer comentários e avaliar o quanto progredimos. Vocês devem me deixar entrar um pouco no seu mundo particular, ou então, sair do seu mundo particular para o ambiente que inclui estas proposições.

P: Quando uma pessoa está apaixonada, sua fronteira se expande para incluir o você, ou o outro, que estava anteriormente fora?

F: Sim. A fronteira do ego se torna uma fronteira do *nós*. Eu e você estamos separados de todo o mundo, e, num momento de êxtase de amor, o mundo desaparece.

P: Se duas pessoas estão apaixonadas, elas se aceitam ou se aceitariam tão completamente que suas fronteiras do ego se expandiriam para incluir completamente outras pessoas, ou apenas incluiriam a pessoa com a qual estão em contato?

F: Bem, esta é uma questão muito interessante e relevante. A compreensão errônea disto leva a muitas tragédias e catástrofes. Nós geralmente não amamos uma *pessoa*. Isso é muito raro. Nós amamos uma determinada *qualidade* desta pessoa, que é idêntica ao nosso comportamento ou complementar ao nosso comportamento, geralmente alguma coisa que nos complementa. Nós pensamos que estamos apaixonados pela pessoa total, e na realidade existem outros aspectos dessa pessoa que nos desagradam. Assim, quando esses outros contatos acontecem, quando esta pessoa se comporta de um modo que não gostamos, mais uma vez não dizemos "*Isto* é desagradável, embora esta outra parte sua seja adorável". Nós dizemos "*Você* é desagradável — suma da minha existência".

P: Mas, Fritz, isto não se aplica também ao indivíduo? Será que incluímos tudo de nós mesmos nas nossas fronteiras do ego? Não existem coisas nossas que recusamos incluir em nossas fronteiras do ego?

F: Bem, falaremos sobre isso quando abordarmos a questão da *cisão interna*, da fragmentação da personalidade. No momento exato em que você diz "*Eu* aceito alguma coisa em mim mesmo", você se divide em *eu* e *eu mesmo*. Agora eu estou falando sobre o encontro mais ou menos total de um organismo, e não sobre patologia. Basicamente existem pouquíssimos entre nós que são pessoas integrais.

P: E em relação à situação contrária, ódio ou raiva intensa? Isto tende a estreitar as fronteiras do ego de forma que a raiva de uma pessoa em relação à outra possa absorver suas vidas inteiras?

F: Não. O ódio é a função de jogar alguém para fora da fronteira, por alguma razão. O termo que usamos na psiquiatria existencial é *alienação*. Nós renegamos uma pessoa, e se a existência desta pessoa constitui para nós uma ameaça, queremos destruí-la. Mas é decididamente uma exclusão das nossas fronteiras, de nós mesmos.

P: Bem, isso eu entendo. O que estou querendo compreender é o que este tipo de situação intensa, o envolvimento intenso neste tipo de relação, faz em termos de fronteiras do ego. Isto tende a estreitá-las ou torná-las mais rígidas?

F: Bem, decididamente, isso as torna mais rígidas. Deixe-me adiar esta pergunta até falarmos sobre projeções. É um caso especial de patologia, o fato de que, em última instância, nós só amamos e odiamos a nós mesmos. O fato de acharmos esta coisa amada ou odiada dentro ou fora de nós mesmos está relacionado com quebras na fronteira.

P: Fritz, você mencionou a polaridade, atração e aversão; entretanto, é possível sentir ambas as coisas em relação à mesma pessoa, o que, segundo pude entender, cria um conflito.

F: É exatamente disto que estou falando. Você não é atraído pela pessoa, você não sente aversão pela pessoa. Se você observar melhor, você é atraído por um certo comportamento ou certa parte desta pessoa, e se você encontrar, por acaso, a coisa amada e odiada (e nós a chamamos de coisa, é claro) na mesma pessoa, você estará num dilema. É muito mais fácil sentir aversão por uma pessoa e amar a outra. Num dado momento você achará que detesta esta pessoa e em outro você a amará, mas se amor e ódio estiverem juntos, então você ficará confuso. Isto se deve à lei básica que afirma que a *gestalt* é sempre formada de tal modo que somente uma figura, um item possa estar em primeiro plano — que só podemos pensar, basicamente, uma coisa por vez, e logo que dois opostos ou duas figuras diferentes quiserem tomar conta do organismo, ficamos confusos, divididos e fragmentados.

Eu já consigo ver a que ponto se dirige esta pergunta. Você já está quase entendendo o que acontece na patologia. Se alguns dos nossos pensamentos, sentimentos são inaceitáveis, queremos negá-los. *Eu*, querer matar você? Assim, nós negamos o pensamento de matar, e dizemos "Isto não sou eu — isto é uma *compulsão*", ou rejeitamos o matar, ou nos reprimimos e ficamos cegos em relação a isto. Existem muitas maneiras de permanecermos intatos, mas sempre às custas da negação de muitas partes valiosas de nós mesmos. Vivermos apenas com uma pequena porcentagem de nosso potencial deve-se ao fato de nós — ou da sociedade, ou qualquer outro nome que você queira dar — não querermos me aceitar ou aceitar você, como o organismo que você nasceu, com sua constituição, e assim por diante. Você não se permite ser — ou não permitem que você seja — totalmente livre. Desta forma, sua fronteira do ego encolhe cada vez mais. Seu poder, sua energia diminui cada vez mais. Sua capacidade de lidar com o mundo torna-se cada vez menor — e cada vez mais rígida, lidando apenas de acordo com o que seu caráter, seu modelo preconcebido prescreve.

P: Existe algum tipo de flutuação na fronteira do ego que possa ser determinado por um ritmo cíclico? O modo de uma flor abrir e fechar — abrir e fechar.

F: Sim. É exatamente isso.

P: A palavra *uptight** quer dizer encolhimento?

F: Não, quer dizer *compressão*.

P: E o contrário disso nas experiências com drogas, onde a fronteira do ego... /F: Onde você perde a fronteira do ego./ Aconteceria uma explosão em termos de sua teoria?

F: Expansão, não explosão. Explosão é bem diferente. A fronteira do ego é um fenômeno completamente

---

* **Uptight:** apertado, extremamente rígido; pessoa cuja postura e movimentos são rijos, tensos, "apertados". — (N. do T.)

natural. Agora eu darei alguns exemplos sobre a fronteira do ego, alguma coisa com a qual todos nós estamos mais ou menos envolvidos. Esta fronteira, esta fronteira de identificação/alienação, a que chamo de fronteira do ego, aplica-se a toda situação de vida. Agora vamos supor que você seja favorável ao movimento de libertação, à aceitação do negro como um ser humano igual a você. Desta maneira você se identifica com ele. Onde está a fronteira? A fronteira desaparece entre você e o negro. Mas imediatamente uma nova fronteira é criada — agora o inimigo não é o negro, e sim o não-adepto da libertação: *eles* são os bastardos, os maus.

Assim você cria uma nova fronteira, e eu acredito que não há possibilidade de se viver sem uma fronteira; sempre existe "Eu estou do lado certo da cerca, e você do lado errado", ou *nós* estamos, se você tiver uma identidade grupal. Note que qualquer sociedade ou comunidade forma rapidamente suas próprias fronteiras, suas facções. Os Millers são sempre melhores que os Meyers, e os Meyers são melhores que os Millers. E quanto mais fechadas forem as defesas da fronteira, maior é a chance de guerras ou hostilidade. Você percebe que as guerras sempre começam em conflitos de fronteiras. Indianos e chineses têm maior probabilidade de entrar em combate do que os indianos e finlandeses, porque não existe fronteira entre os indianos e finlandeses, a não ser que uma nova fronteira seja criada, digamos, uma fronteira ideológica. Todos nós somos comunistas, estamos com a razão, somos todos adeptos da Livre Iniciativa, estamos certos. Assim, vocês são os errados — não, *vocês* é que são os errados. Raramente procuramos um denominador comum, aquilo que temos em comum, e procuramos muito aquilo que temos de diferente, para que possamos nos odiar e nos matar.

P: Você acha possível haver uma integração tal que a pessoa possa tornar-se objetiva e não se envolver com nada?

F: Pessoalmente acredito que a objetividade não exista. A objetividade da ciência é também apenas uma questão de acordo mútuo. Um determinado número de pessoas observa o mesmo fenômeno, e fala sobre um critério objetivo. Entretanto, foi cientificamente que se obteve a primeira prova da subjetividade. Isto foi com Einstein. Einstein descobriu que todos os fenômenos do universo não poderiam ser objetivos, porque o observador e a velocidade dentro do seu sistema nervoso devem ser incluídos no cálculo do fenômeno externo. Se você tiver perspectiva, e conseguir ter uma visão ampla, parecerá mais correto, objetivo, equilibrado. Mas, mesmo assim, é você enquanto sujeito quem observa. Nós não temos muita idéia de como é o universo. Temos apenas uma certa quantidade de órgãos — olhos, ouvidos, tato, e o prolongamento destes órgãos — o telescópio e o computador eletrônico. Mas o que sabemos a respeito de outros organismos, que tipo de órgãos têm, que tipo de mundo possuem? Nós aceitamos como certa a perspectiva do ser humano de que nosso mundo, assim como *nós* o vemos, é o único certo.

P: Fritz, deixe-me voltar outra vez à fronteira e ao ego porque, quando você está experienciando a si mesmo, quando você experencia um estado de expansão, então o sentimento de separação parece se desintegrar ou se misturar. E neste ponto parece que você é totalmente absorvido no processo que está ocorrendo. Neste ponto parece que não existe nenhuma fronteira do ego, apenas o reflexo do processo que está ocorrendo. Agora, eu não consigo entender isto em relação ao seu conceito de fronteira do ego.

F: Sim. Este é mais ou menos o próximo tema que eu queria abordar. Existe um tipo de integração — eu sei que isto não está corretamente formulado — entre o subjetivo e o objetivo. É a palavra *consciência**. Tomada de consciência é sempre a experiência subjetiva. Certamente eu não posso perceber aquilo que você percebe. A idéia Zen sobre tomada de consciência absoluta é, na minha opinião, uma bobagem. A tomada de consciência absoluta não pode existir porque, a *meu* ver, a consciência possui sempre um conteúdo. Sempre se tem consciência de *alguma coisa*. Se eu disser que não sinto nada, pelo menos estou percebendo o *nada*, o qual, se você examinar melhor, revelará um caráter muito positivo como um entorpecimento, ou frieza, ou vazio, e quando você fala em experiência psicodélica existe uma percepção que é também a percepção de *alguma coisa*.

Assim, vamos avançar um pouco mais e observar o relacionamento entre o mundo e o *self*. O que faz com que nos interessemos pelo mundo? Qual a nossa necessidade de compreender que existe um mundo? Por que não posso funcionar, viver apenas como um organismo autista completamente autocontido? Agora, um objeto como este cinzeiro não é um tipo de organismo que se relaciona. Este cinzeiro precisa de muito pouco para existir. Primeiro, temperatura. Se você puser este cinzeiro numa temperatura de 4.000°, este não será um ambiente no qual o cinzeiro possa manter sua identidade. Ele necessita de uma determinada gravidade. Se fosse submetido a uma pressão de, digamos, 40 toneladas, quebraria inteiro. Mas podemos dizer, em termos práticos, que este objeto é autocontido. Não necessita de trocas com o meio ambiente. Ele existe para ser usado por nós como um recipiente para cigarros, para ser lavado, vendido, jogado fora, para ser usado como míssel quando você quiser machucar alguém, e

---

* **Awareness:** consciência, conhecimento, percepção, tomada de consciência, compreensão, sensação de presença, presentificação. Não existe tradução perfeita para o português, e a palavra **awareness** será traduzida de distintas maneiras, dependendo do contexto em que se encontra. — (N. do T.)

assim por diante. Mas em si mesmo não é um organismo vivo.

Um organismo vivo é um organismo que se consiste em milhares e milhares de processos que requerem intercâmbio com outros meios fora da fronteira do organismo. Existem processos no cinzeiro, também. Existem processos eletrônicos, processos atômicos, mas, para nosso propósito, estes processos não são visíveis, não são relevantes agora. Mas, em um organismo vivo, a fronteira do ego tem que ser transposta por nós, porque existe alguma coisa lá fora que é necessária. Existe comida lá fora: e eu quero esta comida, eu quero torná-la minha, torná-la *como eu*. Assim, eu tenho que gostar desta comida. Se eu não gosto dela, se ela não é como eu*, eu não a toco, deixando-a fora da fronteira. Assim, alguma coisa deve acontecer para que ultrapassemos a fronteira e isto é o que eu chamo *contato*. Nós tocamos, entramos em contato, ampliamos nossa fronteira em função da coisa em questão. Se formos rígidos e não pudermos nos movimentar, então a coisa permanece lá fora. Para vivermos, gastamos energia, necessitamos de energia para manter esta máquina. Este processo de troca é chamado metabolismo. O metabolismo de troca de nosso organismo com o ambiente, assim como o metabolismo dentro do próprio organismo, são processos contínuos, ocorrendo dia e noite.

Agora, quais são as leis deste metabolismo? São leis muito estritas. Vamos supor que eu esteja caminhando pelo deserto, e esteja muito quente. Eu perco, digamos, duzentos e cinqüenta gramas de líquido. Agora, como eu percebo que perdi isto? Primeiro, pela autoconsciência do fenômeno, neste caso chamado "sede". Segundo, de repente neste mundo geral e indiscriminado, algu-

---

* Existe aqui um jogo de palavras. A palavra **like** pode significar gostar, ou, quando usada com o verbo ser (**to be**) significa parecer, ser como. Se eu não gosto dela, se ela não é como eu: if I don't like it, if it is un-like me. — (N. do T.)

ma coisa emerge como uma *gestalt*, em primeiro plano; digamos um poço d'água ou uma bomba d'água — ou qualquer coisa que me fornecesse mais duzentas e cinqüenta gramas de líquido. Estas duzentas e cinqüenta gramas a menos no meu organismo, e as duzentas e cinqüenta gramas a mais no mundo podem se equilibrar. No momento exato em que estas duzentas e cinqüenta gramas de líquido entram no sistema, obtemos o equilíbrio trazido pela água a mais e a menos. Só descansamos quando a situação estiver terminada e a *gestalt* fechada. O impulso que nos levou a fazer alguma coisa, a andar tantas milhas para chegar àquele lugar, alcançou seu propósito.

Esta situação agora está fechada, e a próxima situação inacabada pode acontecer, o que quer dizer que nossa vida nada mais é do que um número infinito de situações não terminadas, *gestalts* incompletas. Logo que acabamos uma situação, surge outra.

Tenho sido freqüentemente chamado de fundador da Gestalt-terapia. Isso é um engano. Se quiserem me chamar de descobridor ou redescobridor da Gestalt-terapia, tudo bem. A *gestalt* é tão velha quanto o próprio mundo. O mundo, e particularmente todo o organismo, mantém a si mesmo, e a única lei constante é a formação de *gestalts* — todos, inteiros. A *gestalt* é uma função orgânica; uma unidade de experiência fundamental. Assim que você dissolve uma *gestalt*, ela já não será mais uma *gestalt*. Tomemos um exemplo da química. Vocês sabem que a água tem certas propriedades. Ela é formada de H_2O. Se vocês dissolverem a *gestalt* da água, dividindo-a em dois H e um O, ela já não será mais água. Será oxigênio e hidrogênio, e se vocês estiverem com sede, poderão respirar tanto oxigênio e hidrogênio quanto quiserem, que não matarão a sede. Assim, a *gestalt* é o fenômeno experienciado. Se vocês a analisarem, dividirem-na um pouco mais, ela se torna outra coisa. Pode ser chamada de unidade, como volts na eletricidade, ou ergs em mecânica, e assim por diante. Considero a Gestalt-terapia — atualmente um dos três tipos de terapia existencial. A Logoterapia de Frankl, a terapia do Dasein, de Binswanger, e a Gestalt-terapia. O que é importante é que a Gestalt-terapia é a primeira filosofia existencial que se apóia em si própria. Eu distingo três tipos de filosofia. Um é o "sobreísmo". Nós falamos e falamos sobre coisas, e nada é realizado. Na explanação científica, as pessoas geralmente rodeiam e rodeiam, e nunca chegam à essência da questão. O segundo eu chamaria de "deveriaismo". Moralismo. Você deveria ser assim, deveria mudar, não deveria fazer isto — cem mil ordens, mas nenhuma consideração é dada em relação a até que ponto a pessoa que "deveria" fazer isto pode realmente realizar. E além do mais, a maioria das pessoas espera que a fórmula mágica, os sons, "você deveria fazer isto", possa ter um efeito sobre a realidade. O terceiro tipo de filosofia eu chamo existencialismo. O existencialismo deseja se libertar dos conceitos, e trabalhar com o princípio da "presentificação" (*awareness*), com a fenomenologia. O entrave das filosofias existencialistas atuais é que elas precisam de apoio de outro lugar. Se vocês olharem os existencialistas, eles dirão que são não-conceituais, mas se olharem os indivíduos, verão que todos emprestaram seus conceitos de outras fontes: Buber, do judaísmo; Tillich, do protestantismo; Sartre, do socialismo; Heidegger, na linguagem; Binswanger, na psicanálise, e assim por diante. A Gestalt-terapia é uma filosofia que tenta estar em harmonia, em acordo com tudo mais, com a medicina, com a ciência, com o universo, com aquilo que *é*. A Gestalt-terapia tem sua base na sua própria formação, porque a formação da *gestalt*, a emergência de necessidades, é um fenômeno biológico primário.

Assim, abolimos toda a teoria do instinto e consideramos o organismo simplesmente como um sistema que está em equilíbrio e que deve funcionar adequadamente. Qualquer desequilíbrio é experienciado como uma necessidade de ser corrigido. Agora, temos dentro de nós centenas de situações inacabadas. E como é que não ficamos completamente confusos, querendo correr em todas as direções? Esta é outra lei que descobri, que do ponto de vista da sobrevivência a situação mais urgente torna-se a controladora, a que dirige e a que se encarrega. A situação mais urgente emerge, e em qualquer caso de emergência, você percebe que ela prevalece sobre qualquer outra atividade. Se, de repente, este lugar pegasse fogo, o fogo seria mais importante que a nossa conversa. Se você corre e foge do fogo, de repente fica sem respiração, e o seu suprimento de oxigênio torna-se mais importante que o fogo. Você pára e respira, porque isto agora é a coisa mais importante.

Assim, chegamos ao fenômeno mais importante e interessante de toda patologia: auto-regulação *versus* regulação externa. A anarquia que é geralmente temida pelos controladores não é uma anarquia sem sentido. Pelo contrário, significa que o organismo é deixado só para tomar conta de si mesmo, sem interferência externa. E eu acredito que esta é a grande coisa a ser compreendida: *a tomada de consciência em si — e de si mesmo — pode ter efeito de cura*. Porque com uma tomada de consciência completa, você pode tornar presente a auto-regulação organísmica, pode deixar o organismo dirigir sem interferência, sem interrupções; podemos confiar na sabedoria do organismo. E o contrário disto é toda a patologia da automanipulação, do controle ambiental, que interfere com o sutil autocontrole organísmico.

Nossa manipulação de nós mesmos é geralmente dignificada pela palavra "consciência". Antigamente pensava-se que a consciência era uma instituição criada por Deus. Mesmo Immanuel Kant pensava que a consciência era equivalente à estrela eterna, como um dos dois absolutos. Então apareceu Freud, que mostrou que a consciência nada mais é do que uma fantasia, uma introjeção, uma continuação do que ele acreditava serem os pais. Eu acredito que seja uma projeção *sobre* os pais, mas não importa. Alguns acham que é uma introjeção, uma instância chamada superego, que quer assumir o controle. Se isto fosse verdade, por que então a análise do superego não dá certo? Como é que, quando dizemos a nós mesmos para sermos bons ou para fazermos isso ou aquilo, *não* somos bem sucedidos? O que acontece que esta programação não funciona? "O caminho para o inferno está cheio de boas intenções", e isso é confirmado a toda hora. Qualquer intenção de mudança ocasiona o contrário. Todos vocês sabem disto. As resoluções de Ano Novo, o desespero de tentar ser diferente, a tentativa de autocontrole, tudo isto não leva a nada, ou, em casos extremos, a pessoa é aparentemente bem sucedida, até que ocorra um colapso nervoso: a saída final.

Agora, se quisermos ficar no centro do nosso mundo e não ter o centro no nosso computador ou em qualquer outro lugar, mas realmente no nosso centro, seremos ambidestros — então veremos os dois pólos de todo evento. Veremos que a luz não pode existir sem a não-luz. A partir do momento em que existe igualdade, não se pode mais perceber. Se sempre existisse luz, vocês não experienciariam mais a luz. Deve haver um ritmo de luz e escuridão. A direita não existe sem a esquerda. Se eu perder meu braço direito, meu centro se deslocará para a esquerda. Se existe um *superego* deve existir um *infraego*. Outra vez, vemos que Freud fez apenas metade do serviço. Ele viu o dominador (*topdog*), o superego, mas deixou de lado o dominado (*underdog*), que é uma personalidade da mesma forma que o dominador. E se dermos mais um passo a frente e examinarmos os dois palhaços, como eu os chamo, que fazem o jogo da autotortura no palco da nossa fantasia, encontraremos geralmente dois personagens assim:

O dominador geralmente se julga com a razão e é autoritário; ele sabe mais. Algumas vezes está correto, mas sempre se julga com a razão. O dominador é um tirano, e funciona com "você deve" e "você não deve". O dominador manipula dando ordens e fazendo ameaças de catástrofe, do tipo "Se você não fizer, então você não será mais amado, não irá para o céu, morrerá", e assim por diante.

O dominado manipula sendo defensivo, desculpando-se, seduzindo, representando o bebê-chorão ou coisa parecida. O dominado não tem poder. O dominado é o *Mickey Mouse*; o dominador é o *Super Mouse*. E o dominado funciona assim: "Amanhã", "Eu faço o melhor que posso", "Veja, eu tento, tento, mas sai tudo errado", "Eu não posso fazer nada se não consegui me lembrar do seu aniversário", "Eu tenho intenções tão boas". Vocês vêem que o dominado é astuto e geralmente leva a melhor sobre o dominador porque não é tão primitivo quanto o dominador. Assim, o dominador e o dominado disputam o controle. Como todo pai e filho, lutam entre si pelo controle. A pessoa é dividida em controlador e controlado. O conflito interno, a luta entre o dominador e o dominado, nunca é completa, pois o dominado e o dominador lutam pelas suas vidas.

Esta é a base para o famoso jogo da autotortura. Geralmente aceitamos o dominador como certo, e em muitos casos o dominador faz exigências impossíveis e perfeccionistas. Assim, se vocês estiverem atormentados pelo perfeccionismo, estarão absolutamente perdidos. Este ideal é um termo de comparação que sempre lhes dará a condição para se intimidarem, de repreenderem a si e aos outros. Sendo este ideal algo impossível, vocês nunca poderão corresponder a ele. O perfeccionista não é apaixonado pela esposa. É apaixonado pelo seu ideal e exige que a esposa caiba na "cama procrusteana"* de suas expectativas, culpando-a se ela não couber. Qual é exatamente seu ideal, ele não revela. Às vezes podem ser expressas algumas características, mas a essência do ideal é que ele é impossível, inatingível, apenas uma boa oportunidade para controlar, descer o chicote. Outro dia conversei com uma amiga e disse a ela: "Faça o favor de pôr isto na cabeça: erros não são pecados", e ela não ficou aliviada como pensei que fosse ficar. Então compreendi que, se os erros não forem mais pecados, como poderá ela castigar os outros que cometem erros? Isso sempre funciona de dois modos: primeiro, se você carrega este ideal, o ideal perfeccionista, você possui um instrumento maravilhoso para fazer o jogo preferido do neurótico, o jogo da autotortura. Não há fim para a autotortura, o auto-aborrecimento, o autocastigo; segundo, ele se esconde sempre atrás da máscara do "auto-aperfeiçoamento". Nunca dá certo.

Se a pessoa tentar satisfazer as exigências perfeccionistas do dominador, o resultado será um "colapso nervoso" ou um vôo para a insanidade. Esta, no caso, é a saída do dominado. Se reconhecermos a estrutura do nosso comportamento, que no caso do auto-aperfeiçoamento é a ruptura entre o dominador e o dominado, e se compreendermos o *como*, *escutando*, poderemos levar estes dois palhaços brigões à reconciliação; então perceberemos que *não podemos deliberadamente modificar a nós mesmos ou aos outros*. Este é um ponto decisivo: muitas pessoas dedicam suas vidas a realizar sua concepção do que *elas devem* ser, em vez de *realizarem a si mesmas*. Esta diferença entre *auto*-realização e realização da *auto-imagem* é muito impor-

---

* Procrustes — Um bandido lendário da antiga Ática, que punha suas vítimas numa cama de ferro, e as esticava ou cortava os membros, para fazê-las caber exatamente. A palavra é usada hoje para descrever alguém que tenta fazer os outros se sujeitarem a uma norma ou regra arbitrária. — (N. do T.)

tante. A maioria das pessoas vive apenas em função da sua imagem. Onde algumas pessoas têm um *self*, a maioria das pessoas tem um vazio, pois estão muito ocupadas em parecer isso ou aquilo. Isto, outra vez, é o tormento do ideal — o tormento de que você não deve ser o que você é.

Todo controle externo, mesmo o controle externo *internalizado* — "você deve" — interfere no funcionamento sadio do organismo. Existe uma única coisa que deve controlar: *a situação*. Se você compreender a situação em que se encontra, e deixá-la controlar suas ações, então aprenderá como lidar com a vida. Você fica sabendo disto a partir de certas situações, como guiar um carro. Você não guia um carro de acordo com uma programação do tipo "Eu quero guiar a sessenta e cinco km por hora". Você guia de acordo com a situação. Você guia a certa velocidade de noite, guia a outra velocidade quando há trânsito, guia diferente quando está cansado. Você obedece à situação. Quanto menos confiança tivermos em nós mesmos, quanto menos contato tivermos com nós mesmos e com o mundo, maior será nosso desejo de controle.

P: Estive pensando no teste das ondas cerebrais de Joe Kamiya, e na questão do autocontrole. Se ele se coloca num estado de calma quando experiencia a irritação, isto seria uma fuga?

F: Fuga de que?

P: Da causa da irritação, já que ele a evita ao colocar-se em um estado de espírito calmo. Acho que depende do motivo da irritação que é aliviada.

F: Bem, por um lado não consigo acompanhar o que você diz; por outro lado, não sei se o que você disse está certo, e não conheço o suficiente a respeito do pouco que entendi. Parece que as ondas alfa são idênticas à auto-regulação organísmica, sendo que o organismo assume o comando e age espontaneamente, ao invés de agir para controlar. Penso que ele descreve que, enquanto que se tenta controlar alguma coisa, as ondas alfa não estão presentes. Mas não gosto de falar sobre isso, porque ainda não tenho experiência nesta linha. Espero conseguir ver isso. Acredito que seja uma invenção muito interessante, e possivelmente, produtiva.

P: Ao nível das funções orgânicas, tais como essa perda de água e a necessidade de reposição da perda, eu consigo ver como o processo de deixar o organismo funcionar por si mesmo funciona. Mas, quando você chega ao nível das relações, o que acontece? Aí é como se houvesse necessidade de discriminar o que está em primeiro plano e o que não está.

F: Você poderia nos dar um exemplo?

P: Por exemplo, eu estou numa situação na qual estejam ocorrendo quatro ou cinco coisas críticas, às quais considero emergências, e nas quais eu deveria tomar parte e fazer alguma coisa. Aí vem o que eu chamo discriminação, ou seja, que uma delas é mais importante que o resto. E justamente não é fácil para mim ver como o organismo toma uma decisão destas da mesma maneira que toma a decisão de que precisa de água.

F: Sim. O organismo não *toma decisões*. A decisão é uma instituição feita pelo homem. O organismo trabalha sempre na base da *preferência*.

P: Pensei que você tivesse dito que era a sensação de necessidade.

F: Bem, a necessidade é uma coisa primária. Se você não tivesse necessidades, você não faria nada. Se não necessitasse de oxigênio, não respiraria.

P: Bem, eu acho que... o que eu quero dizer é que a necessidade que mais pressiona é aquela que é satisfeita.

F: Sim, a necessidade que exerce mais pressão. Se você fala em cinco emergências, direi que nenhuma delas é emergência, porque se uma fosse realmente uma emergência, ela *emergeria,* e não existiria nenhuma decisão a ser tomada ou computada. A emergência assumiria o comando. Nossa relação com esta emergência, com o mundo, é a mesma que, por exemplo, na pintura. Você tem uma tela branca. Então faz certos pontos nesta tela, e de repente surge um momento reorientador. De repente a *tela* faz exigências, e você se torna o servo. É como se você perguntasse: "O que esta coisa quer?", "Aonde quer um pouco de vermelho?", "Aonde quer ser simétrica?". Só que você não faz perguntas, apenas responde.

Agora o próximo assunto que quero abordar é a diferenciação entre a *finalidade-a-alcançar* (*end-gain*) e os *meios-pelos-quais* (*means-whereby*). A finalidade-a-alcançar é sempre fixada por uma necessidade. A livre escolha é um meio-pelo-qual. Digamos que eu deva mandar uma mensagem a Nova Iorque. Isto é o que é fixado, a *finalidade-a-alcançar.* O *meio-pelo-qual* enviar a mensagem é de importância secundária — pode-se enviar por telégrafo, verbalmente, por carta, por telepatia se você acreditar nela. Assim, apesar da tese de McLuhan, "O meio é a mensagem", eu ainda digo que a finalidade a ser alcançada é a coisa primária. Agora, por exemplo, no sexo, a finalidade-a-alcançar é o orgasmo. Os meios-pelos-quais podem ser uma centena de possibilidades diferentes; e, de fato, o reconhecimento disto por Medard-Boss, psiquiatra suíço, fez com que ele curasse a homossexualidade. Fazendo o paciente aceitar *totalmente* a homossexualidade como um dos meios para a obtenção da satisfação organísmica, a finalidade-a-alcançar (neste caso, o orgasmo), ele pôde então mudar os meios-pelos-quais. Todas as perversões são variações dos meios-pelos-quais, e o mesmo acontece com qualquer uma das necessidades básicas. Se você quiser comer, a finalidade-a-alcançar será obter calorias suficientes para o seu organismo. O meio-pelo-qual poderá variar desde a primitiva pipoca ou qualquer coisa parecida, até a experiência sofisticada do *gourmet*. À medida que você for compreendendo isto, mais selecionará os meios, vindo a selecionar todas as necessidades sociais, que são meios para as finalidades organísmicas.

Este tipo de auto-regulação organísmica é muito importante na terapia, pois as situações emergentes, inacabadas, virão à tona. Não temos que procurar: está tudo aí. E você pode encarar isto da seguinte maneira: alguma coisa emerge de dentro de você, vem à superfície, e então entra para o mundo exterior, consegue o que queremos, e volta, assimila e recebe. Alguma outra coisa surge, e mais uma vez o mesmo processo se repete.

As coisas mais peculiares acontecem. Por exemplo, você, de repente, vê uma mulher lambendo cálcio da parede, lambendo a cal da parede. É uma loucura. Mas sucede que ela está grávida e necessita de cálcio para os ossos do filho, mas ela não sabe disto. Ou ela consegue dormir com o barulho dos Beatles, mas acorda de repente com um pequeno choramingo do filho, porque esta é uma emergência. Ela é feita para isto. Desta forma ela consegue se desligar do mais alto barulho, porque não está gestalticamente motivada. Mas o choramingo acontece, emerge e a atração se forma. Esta é novamente a sabedoria do organismo. O organismo sabe tudo. Nós sabemos muito pouco.

P: Você disse que o organismo sabe tudo, e que nós sabemos muito pouco. Como é possível juntar as duas coisas? Acho que não são duas coisas separadas.

F: Elas freqüentemente estão divididas, mas podem estar juntas. Se você possuísse estas duas coisas juntas, seria no mínimo um gênio, porque então teria perspectiva, sensibilidade, e a capacidade de coordenar coisas ao mesmo tempo.

P: Você classificaria então as experiências chamadas algumas vezes de "instintivas" ou "intuitivas" como experiências integradas?

F: Sim. A intuição é a inteligência do organismo. A inteligência é o todo, e o intelecto é a corrupção da inteligência — o computador, o jogo de encaixe. Se isto é assim, então aquilo é assim — todo este calcular pelo qual muita gente substitui o *ver e ouvir o que se passa*. Porque se você está muito ocupado com seu computador, sua energia dirige-se ao computador, sua energia dirige-se ao pensamento, e você não vê e não ouve mais.

P: Esta é uma pergunta contraditória porque estou pedindo que você use palavras. Você poderia explicar a diferença entre palavras e experiências? (Fritz abandona o pódium, dirige-se à mulher que fez a pergunta, coloca suas mãos nos ombros dela e a beija. — Risadas.) *OK!* Isto é o bastante!

F: Eu experiencio uma batidinha de despedida da sua parte. (Fritz dá uma batidinha de leve em seus próprios ombros enquanto volta ao pódium.)

P: Você estava falando sobre autocontrole ou controle interno *versus* controle externo. Não sei se entendi direito. Às vezes, sinto que o controle externo é fantasia — que na verdade é você mesmo quem faz isso.

F: Sim, isso é verdade. É o que eu chamo de automanipulação ou autotortura. Agora, a auto-regulação organísmica de que eu falo não é uma questão de fantasia, a não ser que o objeto em questão não esteja presente. Aí você tem uma fantasia que, por assim dizer, o guia até que o objeto real apareça, e então a fantasia do objeto e o objeto se misturam. Aí você já não necessita da fantasia.

Eu não estou falando ainda sobre a vida da fantasia como tal, como um ensaio, e assim por diante. Esta é uma estória bem diferente. Estou falando da capacidade do organismo para cuidar de si mesmo, sem interferência externa — sem a mamãe para nos dizer "Isso é bom para sua saúde", "Eu sei o que é melhor para você", e tudo mais.

P: Eu tenho uma pergunta. Você falou sobre controle. Se o que você disse foi que o organismo pode tomar conta de si mesmo, desde que a integração seja completa e a auto-regulação possível para o organismo total, então o controle deixa de se tornar um fator externo ou interno; ele é alguma coisa que *é*, e que está se processando.

F: Correto, e então a essência do controle é que você começa a controlar os meios-pelos-quais para obter satisfação. O procedimento comum é que você não obtém satisfação, apenas exaustão.

P: Reconheço que é verdade o que você diz, que se eu ficar computando deixarei de ver e ouvir. Entretanto, o problema me acompanha o tempo todo, como quando tenho muitas coisas para fazer durante o dia...

F: Espere um pouco. Devemos distinguir — você tem que realizar essas coisas como uma necessidade organísmica ou como parte do papel social que você desempenha?

P: Como parte do papel social.

F: Então é outra estória. Eu estou falando do organismo *em si*. Não estou falando de nós enquanto seres sociais. Não falo da *pseudo*-existência, e sim da existência básica e natural, o fundamento do nosso ser. Você está falando de desempenho de papéis, que seria um meio-pelo-qual para ganhar a vida, que é um meio-pelo-qual para satisfazer as necessidades básicas: casa, comida, etc.

P: E, entretanto, sei que existe alguma coisa errada nisso. Desde o começo do dia, computo, penso, planejo, programo meu dia, planejo que a tal hora vou fazer isso e a tal hora aquilo. E faço isso o dia inteiro. E sei que isso me impede de ver e ouvir, e entretanto, se fico apenas com o ver e o ouvir, certas coisas não são realizadas, e eu fico completamente confuso.

F: Está certo. Esta é a experiência que surge do choque entre nossa existência social e nossa existência biológica — confusão.

P: Bem, agora você está me deixando confuso.

F: Sim. É disso que estou falando. *Percepção em si.* Se você tomar consciência cada vez que entrar num estado de confusão, isto já será algo terapêutico. E a natureza novamente assumirá o comando. Se você entender isto, e permanecer na confusão, *a confusão por si mesma se ordenará.* Se você tentar ordená-la, *computar* o que fazer com ela, me pedir *receitas* de como fazê-lo, apenas acrescentará mais confusão àquilo que fizer.

II

Eu quero falar agora sobre maturação. E para compreender a maturação, temos que falar sobre aprendizagem. Para mim, aprendizagem é *descoberta*. Eu aprendo algo a partir desta experiência. Existe uma outra idéia de aprendizagem que é o exercício, a rotina, a repetição, um artefato que torna a pessoa um autômato — até que ela descubra o *significado* do exercício. Por exemplo, você aprende a tocar piano, começa o primeiro exercício. E então ocorre um fechamento, então vem a descoberta — Ah! Entendi! Então é isto! Depois você tem que aprender como usar esta técnica.

Outro tipo de aprendizagem que existe é a colocação de informação no seu computador, para acumular conhecimento, e como vocês sabem, conhecimento gera conhecimento até o ponto de vocês quererem ir à Lua. Este conhecimento, esta informação secundária pode ser útil sempre que vocês perderem seus sentidos. Enquanto podem ver e ouvir, e perceber o que está acontecendo, então podem *compreender*. Se vocês aprenderem conceitos, desejarem informação, então não estarão compreendendo, apenas *explicando*. E não é fácil entender a diferença entre explicação e compreensão, assim como não é fácil entender a diferença entre coração e cérebro, entre o sentir e o pensar.

45

A maioria das pessoas acha que explicação é a mesma coisa que compreensão. Aí existe uma grande diferença. Como agora, eu posso explicar muita coisa a vocês. Posso dar-lhes uma porção de sentenças que os ajudarão a construir um modelo intelectual de *como* nós funcionamos. Talvez alguns de vocês sintam a coincidência destas sentenças e explicações com a sua vida real, e isto é compreensão.

Neste momento posso apenas hipnotizá-los, persuadilos e fazê-los crer que estou certo. Vocês não sabem. Eu estaria apenas pregando alguma coisa. Vocês não aprenderiam a partir de minhas palavras. Aprendizagem é descoberta. Não existe outro meio de aprendizagem efetiva. Vocês podem dizer mil vezes a uma criança: "O fogão está quente". Não vai adiantar. A criança tem que descobrir sozinha. E eu espero poder ajudá-los a aprender, a descobrirem alguma coisa sobre si mesmos.

Agora, o que espero que vocês aprendam aqui? Nós temos um objetivo muito específico na Gestalt-terapia, que é o mesmo que existe pelo menos *verbalmente*, em outras formas de terapia, em outras formas de descobrir a vida. O objetivo é amadurecer, crescer. Gostaria que agora algumas pessoas do auditório participassem. Qual é a sua opinião sobre a maturação? O que é uma pessoa madura? Como você define uma pessoa madura? Podemos começar por aqui?

A: Eu já sei a resposta, Fritz.

F: Sim. Você sabe a resposta impressa de acordo com o evangelho da "Santa Gestalt". Mas qual é a *sua* definição de uma pessoa madura?

A: Bem, eu conheço alguma coisa sobre a *gestalt* e talvez isto me influencie, mas acho que a pessoa madura é a pessoa que é...

F: Bem, não quero que você me dê a *minha* formulação, porque isto seria apenas informação, e não compreensão.

A: Eu ia dizer que a pessoa integrada é uma pessoa ciente das várias partes que a compõem, e que as coloca num todo unificado e funcional.

F: E isto seria uma pessoa madura?

A: Ela teria um mínimo de partes de si mesma das quais estaria inconsciente ou não perceberia. Existe sempre um resíduo — nós nunca chegamos a perceber tudo, ou ficar conscientes de tudo.

F: Em outras palavras, a pessoa consciente é a pessoa *completa*.

A: Sim.

F: (Para outra pessoa.) Poderia dar a sua definição, por favor?

B: Eu estava pensando na pessoa que se conhece e que se aceita — aceita tudo o que gosta ou não gosta em si mesma —, que conhece suas potencialidades e procura desenvolvê-las o tanto quanto possível — que sabe o que quer.

F: Você certamente descreveu algumas características importantes da pessoa madura. Mas isto poderia ser também aplicado a uma criança. Você concorda?

B: Para mim, na minha opinião as crianças freqüentemente são mais maduras do que os adultos.

F: Obrigado! Freqüentemente as crianças são mais maduras do que os adultos. Notem que aqui temos uma equação diferente, ou uma formulação diferente. Nós não temos a equação: adulto igual a pessoa madura. Na verdade, o adulto raramente é uma pessoa madura. O adulto é, na minha opinião, uma pessoa que desempenha o *papel* de adulto, e quanto mais desempenha o papel, mais imaturo freqüentemente é. (Para outra pessoa.) Qual seria *sua* formulação?

C: O primeiro pensamento que me ocorreu foi que a pessoa madura é alguém que se pergunta de vez em quando o que vem a ser uma pessoa madura, e que ocasionalmente tem uma experiência que a faz sentir:

47

"Ah! Então *isto* poderia ser parte da maturidade! Não tinha pensado nisso".

F: Qual a *sua* formulação?

D: É uma pessoa que se percebe e percebe os outros, e tem consciência de que é incompleta e sabe em que aspectos ela é incompleta.

F: Bem, eu formularia isto mais como uma pessoa amadurecendo. Ela está ciente do quanto ela é incompleta. Assim: a partir destas observações, diríamos que o que queremos fazer é facilitar o completar da nossa personalidade. Todos aceitam isto?

P: O que você quer dizer com completo ou incompleto?

F: Sim. Estes termos surgiram aqui. Você poderia responder isto, por favor? O que você quer dizer com completo ou incompleto?

A: Usei este termo para começar, e sinto que este é um objetivo pelo qual lutar, e que nunca é alcançado. Ninguém nunca consegue. É sempre um vir a ser, um crescer. Mas, relativamente falando, a pessoa completa é aquela que está mais consciente das partes que a compõem, aceitando-as, e é a pessoa que conseguiu uma integração — um processo contínuo de integração.

F: Agora, a idéia da pessoa incompleta foi trazida primeiramente por Nietsche, e logo em seguida por Freud. A formulação de Freud é um pouco diferente. Ele diz que certa parte da personalidade de alguém está reprimida, está no inconsciente. Mas, quando ele fala sobre o inconsciente, ele quer dizer apenas que nem todo o nosso potencial pode ser utilizado. Sua idéia é que existe uma barreira entre a pessoa e o inconsciente, o potencial não utilizável, e se levantarmos a barreira poderemos ser totalmente nós mesmos. A idéia está basicamente correta, e todo tipo de psicoterapia está mais ou menos interessado em enriquecer a personalidade, em liberar o que é geralmente chamado de partes reprimidas e inibidas da personalidade.

E: Fritz, passou pela minha cabeça que "maturidade" (*maturity*) em espanhol é *maduro*, o que quer dizer no ponto, pronto, acabado (*ripe*)*.

F: Obrigado. Concordo plenamente com isso. Em qualquer planta, qualquer animal, amadurecer é estar pronto para. Vocês não acharão nenhum animal — exceto o animal domesticado que já está influenciado pela humanidade —, não existe nenhum animal selvagem e nenhuma planta que impeça o seu próprio crescimento. A questão é: De que forma nós nos impedimos de amadurecer? O que nos impede de amadurecermos? A palavra "neurose" é muito ruim. Eu a emprego também, mas deveria ser substituída por *desordem do crescimento*. Em outras palavras, a questão da neurose se desloca cada vez mais do campo médico para o campo educacional. Eu encaro cada vez mais a "neurose" como um distúrbio do desenvolvimento. Freud assumiu a existência de um estado de "maturidade", um estado no qual não podemos nos desenvolver mais, do qual podemos apenas regredir. Nós perguntamos: O que impede, ou de que forma você se impede de crescer, de ir mais longe, mais adiante?

Consideremos uma vez mais a maturação. Minha formulação é que *amadurecer é transcender ao apoio ambiental para o auto-apoio*. Consideremos o feto. Ele recebe todo o apoio da mãe — oxigênio, comida, calor, tudo. Assim que a criança nasce já é obrigada a respirar por si mesma. E aí encontramos freqüentemente o primeiro sintoma daquilo que desempenha uma parte decisiva na Gestalt-terapia. Encontramos o *impasse*. Prestem atenção na palavra. O *impasse* é o ponto crucial da terapia, o ponto crucial do crescimento. O impasse é chamado pelos russos de "ponto doente", um

---

* Existe em inglês a distinção entre pessoa madura (**"mature" person**) e fruta madura (**"ripe" fruit**). Em português a diferença existe apenas com os substantivos maturidade — madureza, uma vez que o adjetivo é o mesmo para ambos os casos. Desta forma, na tradução perde-se o sentido do comentário no original. — (N. do T.)

ponto que os russos nunca conseguiram sobrepassar, e que até agora nenhum outro tipo de psicoterapia conseguiu superar. O impasse é o ponto onde o apoio ambiental ou o obsoleto apoio interno não é mais suficiente, e o auto-apoio autêntico ainda não foi obtido. O bebê não consegue respirar sozinho — e não há mais suprimento de oxigênio pela placenta. Não podemos dizer que o bebê tem uma escolha porque não há uma tentativa deliberada de pensar o que fazer, mas o bebê ou morre ou aprende a respirar. Deve existir algum apoio ambiental próximo — uma palmada ou provisão de oxigênio. O "bebê azul" é o protótipo do impasse que encontramos em toda neurose.

Agora, o bebê começa a crescer. Precisa ainda ser cuidado. Depois de algum tempo aprende algum tipo de comunicação — primeiro chorando, depois aprende a falar, aprende a engatinhar, a andar, e assim, pouco a pouco, mobiliza cada vez mais o seu potencial, os seus recursos internos. Ele descobre, ou aprende, cada vez mais a usar seus músculos, seus sentidos, seu juízo, e assim por diante. Assim, a partir disto eu defino que o processo de maturação é a transferência do apoio ambiental para o auto-apoio, e o objetivo da terapia é fazer com que o paciente *não* dependa dos outros, e descubra desde o primeiro momento que ele pode fazer *muito mais* do que ele acha que pode.

A pessoa comum de nossos tempos, creiam ou não, realiza de cinco a quinze por cento do seu potencial, no máximo. Uma pessoa que utiliza até vinte e cinco por cento do seu potencial já é considerada um gênio. Assim, oitenta e cinco a noventa e cinco por cento do nosso potencial é perdido, não utilizado, não estando à nossa disposição. Parece trágico, não? E a razão disto é muito simples. Nós vivemos em meio a "clichês". Vivemos de acordo com um comportamento padronizado. Desempenhamos os mesmos papéis repetidamente. Se você descobrir de que forma você se impede de crescer,

50

de usar seu potencial, terá descoberto uma maneira de aumentá-lo, tornando a vida mais rica, tornando-se cada vez mais capaz de mobilizar a si mesmo. E nosso potencial está baseado numa atitude muito peculiar. Viver e considerar cada segundo de novo.

O "problema" com pessoas capazes de considerar a cada segundo qual é a situação é o de não serem previsíveis. O papel do bom cidadão requer que ele seja previsível, por causa do nosso anseio de segurança, de não correr riscos, de nosso medo de sermos autênticos, de nosso medo de nos sustentarmos sobre nossos próprios pés, especialmente sobre nossa própria inteligência — este medo é horripilante. Assim, o que fazemos? Nós nos *ajustamos*, e na maioria dos tipos de terapia você descobre que o ajustamento à sociedade é o objetivo principal. Se você não se ajusta, você é ou um criminoso, ou um psicopata, ou um paspalhão, ou *beatnik*, ou alguma coisa do gênero. De qualquer forma, você é indesejável e deve ser jogado fora das fronteiras desta sociedade.

Muitas outras terapias tentam ajustar a pessoa à sociedade. Isto talvez não fosse totalmente ruim, antigamente, quando a sociedade era relativamente estável; mas, atualmente, com transformações tão rápidas acontecendo, torna-se cada vez mais difícil o ajustamento à sociedade. Também, cada vez mais pessoas não desejam se ajustar à sociedade — acham que esta sociedade "fede", ou têm outras objeções. Eu considero que a personalidade básica de nosso tempo é a personalidade neurótica. Esta é uma idéia preconcebida, pois acredito que estamos vivendo numa sociedade doente, onde as pessoas apenas precisam escolher entre participar da psicose coletiva, ou correr riscos e tornar-se sadio, e talvez também ser crucificado.

Se você estiver centrado em si mesmo, não se ajustará mais; aí, qualquer coisa que ocorra torna-se uma banda que passa, e você assimila, compreende, se relaciona com tudo que acontece. Neste acontecimento, o sintoma da ansiedade é muito importante porque, quanto mais a sociedade muda, mais ela produz ansiedade. Agora, os psiquiatras têm muito medo da ansiedade. Eu não tenho. Minha definição de ansiedade é que ela é o vazio entre o agora e o depois. Sempre que você abandonar a base segura do agora, e ficar preocupado com o futuro, você experienciará ansiedade. E se o futuro representa uma atuação, então esta ansiedade nada mais é que um nervosismo frente à audiência. Vocês estão cheios de expectativas catastróficas das coisas ruins que acontecerão, ou de expectativas anastróficas sobre as coisas maravilhosas que vão acontecer. E nós preenchemos este vazio entre o agora e o depois com seguros, planos, empregos fixos, e assim por diante. Em outras palavras, não estamos querendo ver o vazio produtivo, a possibilidade do futuro — nós não temos futuro a partir do momento em que preenchemos este vazio, temos apenas as mesmas coisas.

Mas, como ter as mesmas coisas neste mundo de mudanças rápidas? É claro que qualquer pessoa que queira manter o *status quo* ficará cada vez mais em pânico, e com medo. Geralmente, a ansiedade não é tão profundamente existencial. Está apenas relacionada com o papel que queremos desempenhar, é apenas o medo frente à audiência: "Meu papel sairá?", "Serei considerado um bom menino?", "Obterei aprovação?", "Receberei aplausos, ou ovos podres?". Assim, essa não é uma escolha existencial, apenas uma escolha de inconveniência. Mas *compreender* que isso é apenas uma inconveniência, que não é uma catástrofe, apenas algo desagradável, é parte do penetrar em si mesmo, é parte do despertar.

Assim chegamos ao nosso conflito básico, e o conflito básico é o seguinte: Todo indivíduo, toda planta, todo animal tem apenas um objetivo inato — realizar-se naquilo que é. Uma rosa é uma rosa. Uma rosa não pretende se realizar como canguru. Um elefante não pretende se realizar como passarinho. Na natureza — com exceção do ser humano —, a constituição, a sanidade, o crescimento, o potencial, são todos *alguma coisa unificada.* O mesmo se aplica ao multiorganismo, ou à sociedade, que é constituída de muita gente. Um Estado, uma sociedade, é constituída de muitos milhares de células que devem ser organizadas, ou por controle externo ou por controle interno, e cada sociedade tende a realizar-se como esta ou aquela sociedade específica. A sociedade russa se realiza como tal; a sociedade americana, a sociedade alemã, as tribos do Congo — elas todas se realizam, se modificam. E existe sempre uma lei na história: Qualquer sociedade que se expande e perde sua capacidade para sobreviver, desaparece. Culturas vêm — e vão. E quando a sociedade está em choque com o universo, quando transgride as leis da natureza, perde também seu valor de sobrevivência. Então, logo abandonamos a base da natureza — o universo e *suas* leis — e nos tornamos artificiais, tanto como indivíduos quanto em termos de sociedade; perdemos então nossa *razão de ser.* Perdemos a possibilidade de existir.

Então, onde nos encontramos? Por um lado nos encontramos como indivíduos que querem se realizar. Por outro lado estamos envolvidos numa sociedade, a progressiva sociedade americana, no nosso caso, e esta sociedade pode fazer exigências diferentes das exigências individuais. Aí ocorre o conflito básico. Esta sociedade individual é representada no nosso desenvolvimento pelos nossos pais, babás, professores, etc. Freqüentemente, ao invés de facilitarem o crescimento autêntico, eles interferem no desenvolvimento natural. Eles trabalham com dois instrumentos para falsificar nossa existência. Um instrumento é a vara de bater, que é novamente encontrada na terapia sob a forma da *expectativa catastrófica.* A expectativa catastrófica é assim: "Se eu correr o risco, não serei mais amado. Ficarei sozinho. Morrerei". Esta é a vara. E também existe a hipnose. Agora mesmo eu estou hipnotizando vocês. Estou hipnotizando vocês para que acreditem no que digo. Não lhes dou chance de digerir, assimilar, saborear o que digo. Vocês ouvem a minha voz dizer que eu tento lançar um feitiço sobre vocês, fazer minha "sabedoria" escorregar pelas suas vísceras adentro, até que vocês a assimilem ou vomitem, ou alimentem seu computador e digam: "Este é um conceito interessante". Geralmente, como vocês devem saber se forem estudantes, vocês podem apenas despejar as coisas nos exames. Vocês engolem toda a informação e a vomitam, então estão livres novamente e com um diploma nas mãos. Entretanto, devo dizer que, algumas vezes, neste processo, vocês podem ter aprendido alguma coisa, ou descoberto alguma coisa importante, ou ter tido alguma experiência em relação a seus professores ou colegas, mas a informação morta, básica, não é fácil de assimilar.

Agora voltemos ao processo de maturação. No processo de crescimento existem duas escolhas. A criança pode crescer e aprender a superar frustrações, ou pode ser mimada. Pode ser mimada pelos pais que respondem a todas as perguntas, acertada ou erroneamente. Pode ser mimada de forma a receber tudo o que quiser, porque a criança "deve ter tudo o que o papai nunca teve", ou porque os pais não sabem como frustrar os filhos: não sabem como utilizar a frustração. Vocês provavelmente estarão espantados com o fato de eu usar a palavra frustração tão positivamente. Sem frustração não existe necessidade, não existe razão para mobilizar os próprios recursos, para descobrir a própria capacidade, para fazer alguma coisa; e, a fim de não se frustrar, o que é uma experiência muito dolorosa, a criança aprende a manipular o ambiente.

Agora, cada vez que o mundo adulto impede a criança de crescer, cada vez que ela é mimada por não ser frustrada o suficiente, a criança está presa. Assim, em vez de usar seu potencial para crescer, ela agora usará seu potencial para controlar o mundo, os adultos. Em vez de mobilizar seus próprios recursos, ela cria dependências. Ela investe sua energia na manipulação do ambiente para obtenção de apoio. Ela controla os adultos começando a manipulá-los, ao discriminar seus pontos fracos. À medida que a criança começa a desenvolver meios de manipulação, ela adquire o que é chamado de caráter. Quanto mais caráter uma pessoa tem, menor é seu potencial. Isto parece um paradoxo, mas a pessoa com caráter é aquela que é previsível, que tem apenas um número determinado de respostas fixas, ou como T. S. Eliot diz em *The Cocktail Party*: "Você não é nada mais que uma porção de respostas obsoletas".

Quais são os traços de caráter que a criança desenvolve? Como ela controla o mundo? Como manipula o ambiente? Ela necessita de apoio direcional: "O que é que eu faço?", "Mamãe, eu não sei o que fazer". Ela desempenha o papel do bebê-chorão quando não consegue o que quer. Por exemplo, existe aqui uma menininha, de mais ou menos três anos de idade. Ela sempre age da mesma maneira comigo. Ela sempre chora quando eu a olho. Assim, hoje tomei muito cuidado para *não* olhar para ela, ela parou de chorar e depois começou a me procurar. Apenas três anos, e já é uma "parada". Ela sabe como torturar sua mãe. Ou, a criança lisonjeia a auto-estima do outro, de modo que o outro se sente bem e dá alguma coisa em troca. Por exemplo, um dos piores diagnósticos é quando eu encontro o "bom menino". Existe sempre um moleque malvado no bom menino. Ele suborna o adulto fingindo concordar, pelo menos aparentemente, ou ele se faz de estúpido e exige apoio intelectual, por exemplo, fazendo perguntas, que é o sintoma típico da estupidez. Como Albert Einstein me disse uma vez: "Duas coisas são infinitas: o universo e a estupidez do homem". Mas muito mais difundida que a estupidez *real* é a estupidez *fingida*, o desligar o ouvido, não escutar, não ver. Muito importante também é desempenhar o papel de desamparado: "Não posso fazer nada por mim. Pobre de mim. Você tem que me ajudar. Você sabe tanta coisa, tem tantos recursos, tenho certeza que pode me ajudar". Toda vez que você desempenha o papel de desamparado, você cria uma dependência. Em outras palavras, nós tornamos a nós mesmos escravos. Principalmente se esta dependência for uma dependência da nossa auto-estima. Se você necessita que todos lhe dêem elogios encorajadores, tapinhas nas costas, então está fazendo de todo mundo o seu juiz.

Se você não dispõe da sua capacidade de amar, e projeta o amor, então você quer *ser* amado, e faz todo tipo de coisas para tornar-se objeto de amor. Se você rejeita a si mesmo, você sempre se torna o objeto, e fica dependente. E que dependência, querer que todos o amem! Uma pessoa não significa nada e, entretanto, de repente, você se coloca e quer dar a ela uma boa impressão, quer que ela goste de você. É sempre a imagem; você quer representar o conceito de que você é adorável. Se você se sente bem como é, não se ama e não se odeia, você apenas vive. Devo admitir que, principalmente nos Estados Unidos, para muitas pessoas, amar implica risco. Muita gente olha para uma pessoa que ama como se olhasse para uma chupeta. Querem fazer com que as pessoas *os* amem, de modo que possam explorá-las.

Se vocês analisarem um pouco suas vidas, verão que a gratificação das necessidades do ser puramente biológico (fome, sexo, sobrevivência, proteção, respiração) representa uma parte mínima de nossas preocupações, principalmente num país como este, onde somos tão mimados. Nós não sabemos o que significa estar faminto, e qualquer um que queira ter sexo, pode tê-lo fartamente, quem quiser respirar pode — o ar é livre de imposto. Quanto ao resto, nós jogamos. Fazemos jogos às vezes abertamente e na maioria das vezes escondidos. Quando pensamos, quase sempre conversamos com os outros em fantasia. Planejamos os papéis que queremos desempenhar. Temos que nos organizar para fazer o que queremos, para os meios-pelos quais.

Agora, pode parecer um tanto estranho o fato de eu desconsiderar o pensamento, tornando-o apenas uma parte do desempenho de papéis. Algumas vezes, conseguimos nos comunicar quando estamos falando, mas, na maioria das vezes, nós nos hipnotizamos mutuamente; hipnotizamos a nós mesmos, de que estamos certos. Nós temos que "estar no palco" para convencer os outros ou a nós mesmos do nosso valor. E isto requer tanta energia que, algumas vezes, estamos incertos do papel que estamos desempenhando, e você não ousaria dizer nenhuma palavra, nenhuma sentença, sem tê-la ensaiado repetidamente, até adaptá-la à ocasião. Agora, se você não estiver certo do papel que quer desempenhar, e for tirado do seu palco privado para o palco público, então, como todo bom ator, você experienciará o medo frente à audiência. Seu excitamento já aparece, você quer desempenhar um papel mas não ousa, assim você segura, restringe sua respiração e o coração bombeia mais sangue, pois um metabolismo mais alto precisa ser satisfeito. E então, ao estar no palco e desempenhar o papel, o excitamento flui para sua atuação. Do contrário, sua atuação seria rígida e inerte.

É a repetição desta atividade que se torna depois um hábito, a mesma ação que fica cada vez mais fácil — um caráter, um papel fixo. Vocês agora entendem, espero, que desempenhar um papel e manipular o ambiente são a mesma coisa. Este é o modo pelo qual falsificamos, e freqüentemente vocês lêem na literatura a respeito da máscara que usamos e a respeito do eu transparente que deveria estar em seu lugar.

Esta manipulação do ambiente pelo desempenho de certos papéis é a característica do neurótico — é a característica de nossa imaturidade que resta. Assim, vocês já devem ter tido uma idéia da quantidade de energia que é gasta na manipulação do mundo, em vez de ser usada para a criatividade, para o nosso próprio desenvolvimento. Isto se aplica principalmente ao se fazer perguntas. Vocês conhecem o provérbio: "Um tolo pode fazer mais perguntas do que mil sábios podem responder". Todas as respostas são dadas. A maioria das perguntas são feitas simplesmente para torturar os outros ou nós mesmos. A maneira de desenvolvermos nossa inteligência é transformar toda pergunta em afirmação. Se vocês transformarem sua pergunta em uma afirmação, o *background* a partir do qual surgiu a pergunta se abre, e as possibilidades são encontradas pelo próprio questionador.

Vocês vêem que eu já estou me esgotando. Conferência é uma chatice, eu lhes digo. Bem, a maioria dos conferencistas tem uma voz muito sonolenta e monótona, e assim vocês adormecem, não ouvem, portanto não fazem perguntas embaraçosas.

P: Eu tenho uma pergunta. Você poderia dar alguns exemplos de como transformar perguntas em afirmações?

F: Você acabou de me fazer uma pergunta. Você pode transformar a pergunta em afirmação?

P: Seria mais agradável ouvir alguns exemplos de como transformar uma pergunta em uma afirmação.

F: "Seria mais agradável". Mas eu *não* sou agradável. Realmente o que está por trás de tudo é o único meio de comunicação verdadeiro, que é o imperativo. O que você realmente quer dizer é: "Fritz, *diga-me* como se faz isto". Faça uma exigência. E o ponto de interrogação é o gancho de uma exigência. Toda vez que vocês se recusarem a responder uma pergunta estarão ajudando a outra pessoa a desenvolver seus próprios recursos. Aprender nada mais é do que descobrir que alguma coisa é possível. Ensinar quer dizer mostrar a uma pessoa que alguma coisa é possível. O que buscamos é a maturação da pessoa, removendo os bloqueios que a impedem de manter-se sobre os próprios pés. Nós tentamos ajudá-la a fazer a transferência do apoio ambiental para o auto-apoio. E basicamente fazemos isso encontrando o impasse. O impasse ocorre originalmente quando uma criança não pode mais obter o apoio do ambiente e ainda não pode prover seu próprio apoio. Neste momento de impasse, a criança começa a mobilizar o ambiente desempenhando papéis falsos, fazendo-se de estúpida, desamparada, fraca, bajulando e desempenhando todos os papéis que usamos para manipular nosso ambiente.

Agora, qualquer terapeuta que queira *ajudar* estará arruinado desde o começo. O paciente fará qualquer coisa para que o terapeuta se sinta inadequado, pois ele deve ter sua compensação por precisar do terapeuta. Assim, o paciente pede ao terapeuta mais e mais ajuda, conduzindo-o cada vez mais a um beco sem saída, até que consiga fazer com que o terapeuta fique louco — que é um outro meio de manipulação — ou, se o terapeuta não o ajudar, pelo menos fará com que ele se sinta inadequado. Ele absorverá cada vez mais o terapeuta em sua neurose, e não haverá um fim para a terapia.

Assim, de que forma procedemos na Gestalt-terapia? Temos um meio muito simples de levar o paciente a descobrir seu potencial esquecido, ou seja, o paciente usa a mim, o terapeuta, principalmente como uma tela de projeção, e espera de mim exatamente aquilo que não consegue mobilizar nele próprio. E, neste processo, fazemos a peculiar descoberta de que nenhum de nós é completo, que cada um de nós tem furos em sua personalidade. Wilson van Dusen descobriu isto primeiramente nos esquizofrênicos, mas acredito que nós todos temos furos. Aonde deveria existir alguma coisa, não existe nada. Muitas pessoas não têm alma. Outras não têm órgãos genitais. Algumas não têm coração; toda sua energia vai para computar e pensar. Outras não têm pernas para se sustentarem. Muitas não têm olhos. Elas projetam os olhos, e os olhos estão até certo ponto no mundo externo, e elas sempre vivem como se estivessem sendo observadas. Uma pessoa sente que os olhos do mundo estão sobre ela. Torna-se uma pessoa-espelho, que sempre quer saber como os outros a vêem. Ela desiste de seus olhos e pede ao mundo que olhe por ela. Ao invés de ser crítica, ela projeta o criticismo, e se sente criticada, se sente no palco. O acanhamento é a forma mais suave da paranóia. A maioria de nós não tem ouvidos. As pessoas esperam que os ouvidos estejam fora delas, e falam esperando que alguém escute. Mas quem escuta? Se as pessoas escutassem, teríamos paz.

Agora, a parte mais importante que falta é o centro. Sem um centro tudo vai para a periferia, e não existe um lugar a partir do qual trabalhar, a partir do qual lidar com o mundo. Sem um centro, não se está alerta. Não sei quantos de vocês viram o filme *Os Sete Samurais* — um filme japonês, no qual um dos guerreiros é tão alerta, que sente quando alguém está se aproximando ou fazendo alguma coisa, mesmo a longa distância. Ele está tão centrado que qualquer coisa que aconteça é imediatamente registrada. Esta centralização, esta fundamentação no próprio *self*, é o mais elevado estado que um ser humano pode atingir.

Agora, estes furos que faltam são sempre visíveis. Existem sempre na *projeção do paciente no terapeuta* — supõe-se que o terapeuta tenha todas as propriedades que estão faltando nessa pessoa. Assim, primeiro o terapeuta proporciona a oportunidade de a pessoa descobrir o que necessita — as partes que faltam, que foram alienadas e deixadas para o mundo. Então o terapeuta deve proporcionar a oportunidade, a situação na qual a pessoa possa crescer. E o meio é frustrarmos o paciente de tal forma que ele seja forçado a desenvolver seu próprio potencial. Proporcionamos de maneira hábil a frustração suficiente para que o paciente seja forçado a achar seu próprio caminho, a descobrir suas próprias possibilidades, seu próprio potencial, e a descobrir que o que *ele espera do terapeuta, ele pode conseguir muito bem sozinho*.

Tudo o que a pessoa rejeita pode ser recuperado, e os meios para isto são a *compreensão*, a *representação* e *tornar-se as partes rejeitadas*. E deixando-a representar e descobrir que ela já tem tudo isto (isto que ela pensa que só os outros podem lhe dar), aumentamos seu potencial. Cada vez mais a colocamos sobre seus próprios pés, damos cada vez mais poder sobre si mesma, cada vez mais capacidade para experienciar, até que seja realmente capaz de ser ela mesma e de lidar com o mundo. Ela não pode aprender isto através de ensinamento, condicionamento, informação ou elaboração de programas ou planos. Ela tem que descobrir que toda esta energia gasta em manipulação pode ser transformada e usada, e que ela pode aprender a realizar seu potencial, em vez de tentar realizar um conceito, uma imagem daquilo que quer ser, e deste modo reprimir muito do seu potencial, e, por outro lado, adicionar um pedaço de vida falsa, ao fingir ser alguma coisa que não é. Nós crescemos completamente fora de equilíbrio se o apoio que obtemos da nossa constituição estiver faltando. Mas a pessoa tem que descobrir isto vendo por si mesma, ouvindo por si mesma, descobrindo o que existe, compreendendo por si mesma, tornando-se versátil ao invés de fechada, e assim por diante. E o principal é escutar. Escutar, compreender e estar aberto são uma única coisa. Alguns de vocês devem conhecer o livro de Herman Hesse, *Sidarta*, onde o herói encontra a solução final para sua vida tornando-se um barqueiro num rio, e aprende a escutar. Seus ouvidos dizem-lhe muito mais do que o Buda ou qualquer dos grandes sábios possam ensiná-lo.

Assim, o que tentamos fazer na terapia é, passo a passo, *reassumir* as partes rejeitadas da personalidade, até que a pessoa se torne suficientemente forte para facilitar seu próprio crescimento, para aprender a entender onde estão os furos, e quais os sintomas dos furos. E os sintomas dos furos são sempre indicados por uma palavra: *evitar*. Nós nos tornamos fóbicos, fugimos. Podemos mudar de terapeuta, podemos mudar de cônjuge, mas a capacidade de permanecer com aquilo que estávamos evitando não é fácil, e para isto você precisa de outra pessoa para se conscientizar do que está evitando, porque você não tem consciência, e, de fato, aqui ocorre um fenômeno muito interessante. Quando você chega perto do impasse, do ponto onde você não consegue acreditar que possa ser capaz de sobreviver, então a confusão começa. Você fica desesperado, confuso. De repente, você não entende mais *nada*, e aqui o sintoma do neurótico torna-se muito claro. O neurótico torna-se muito claro. O neurótico é alguém que não vê o óbvio. Você observa isto sempre no grupo. Alguma coisa é óbvia para todo mundo, mas a pessoa em questão não vê o óbvio; não vê as espinhas do próprio nariz. E é isto que estamos repetidamente fazendo, frustrando a pessoa até que ela esteja face a face com seus bloqueios, com suas inibições, com seu modo de evitar o fato de possuir olhos, ouvidos, músculos, autoridade, segurança em si mesma.

Assim, estamos sempre tentando chegar ao impasse e achar o ponto onde você acredita não ter chance de sobrevivência porque não acha os meios em si próprio. Quando achamos o lugar onde a pessoa está presa, descobrimos surpreendentemente que este impasse é, na maior parte, meramente uma questão de fantasia. Ele não existe na realidade. Uma pessoa apenas *acredita* que não dispõe de recursos. Ela apenas impede a si mesma de usar estes recursos conjeturando uma porção de expectativas catastróficas. Ela espera alguma coisa má no futuro "As pessoas não gostarão de mim", "Eu poderia fazer alguma coisa tola", "Se eu fizer isso, as pessoas não vão gostar mais de mim, eu morrerei", e assim por diante. Nós temos todas estas fantasias catastróficas pelas quais nos impedimos de viver, *de ser*. Estamos continuamente projetando no mundo fantasias ameaçadoras, e estas fantasias nos impedem de assumir riscos razoáveis que são parte e parcela do crescimento e do viver.

Ninguém quer realmente resolver o impasse que permitirá este desenvolvimento. Nós preferimos o *status quo*: antes manter o *status quo* de um casamento medíocre, de uma mentalidade medíocre, de uma vida medíocre, do que resolver o impasse. Poucas pessoas vão à terapia para se curar, mas sim para melhorar suas neuroses. Nós preferimos manipular os outros para obtermos apoio em vez de aprender a nos sustentar sobre nossos próprios pés e nosso próprio traseiro. E a fim de manipularmos os outros, nos tornamos loucos-por-controle, loucos-por-poder, e usamos todo tipo de truques. Eu já dei alguns poucos exemplos — representar o desamparado, o estúpido, o grosseiro, e assim por diante. O interessante a respeito destas pessoas loucas-por-controle é que elas sempre acabam *sendo controladas*. Por exemplo, elas constroem um horário, que então encarrega-se do controle, e daí por diante elas têm que estar em todo lugar numa determinada hora. Assim, a pessoa louca-por-controle é a primeira a perder a liberdade. Ao invés de estar no controle, ela tem que se esticar e comprimir o tempo todo.

Por causa desta loucura-por-controle nenhum casamento ruim pode ser remediado, pois as pessoas não querem resolver o impasse, não querem compreender como estão presas. Eu poderia dar-lhes uma idéia de como elas estão presas. No casamento ruim, marido e mulher não estão apaixonados um pelo outro. Estão apaixonados pela imagem, pela fantasia, pelo ideal daquilo que o esposo deveria ser. E então, ao invés de assumirem a responsabilidade pelas próprias expectativas, tudo o que fazem é jogar o jogo da culpa: "Você deveria ser diferente do que é", "Você não serve". Assim, o que deveria ser é sempre o certo, e a pessoa real é errada. O mesmo se aplica ao conflito interno e ao relacionamento entre terapeuta e paciente: Você troca de esposo, de terapeuta, troca o conteúdo dos seus conflitos internos, mas geralmente mantém o *status quo*.

Agora, se entendermos o impasse corretamente, acordaremos, teremos um *satori**. Não posso dar-lhes uma receita, porque todo mundo tenta sair do impasse sem ter passado por ele, todo mundo tenta arrebentar suas correntes e isto nunca dá certo. É a compreensão do *como* você está preso que faz você se recuperar e entender que tudo não passa de um pesadelo, de uma coisa irreal, de uma irrealidade. O *satori* surge quando você compreende, por exemplo, que está apaixonado por uma fantasia, e compreende que não está em comunicação com seu cônjuge.

A insanidade é que assumimos a fantasia como sendo real. No impasse você tem sempre um pouco de insanidade. No impasse ninguém pode convencê-lo que o que você está esperando é uma fantasia. Você assume como real o que é meramente um ideal, uma fantasia. A pessoa louca diz: "Eu sou Abraham Lincoln", e o neurótico diz "Eu gostaria de ser Abraham Lincoln", e a pessoa sadia diz "Eu sou eu, e você é você".

---

* **Satori** — Termo técnico usado no Budismo Zen para descrever um estado de consciência superior ao plano de discriminação e diferenciação. — (N. do T.)

III

Deixem-me falar agora sobre um dilema difícil de ser entendido. É como um *Koan** — essas questões Zen que parecem insolúveis. O *Koan* é: *Nada existe a não ser o aqui e o agora.* O *agora* é o *presente,* é o fenômeno, é o que você percebe, é o momento no qual você carrega consigo as suas assim chamadas memórias e as suas assim chamadas antecipações. Seja lembrando ou antecipando, você o faz *agora.* O passado não é mais. O futuro ainda não é. Quando eu digo "eu fui", não é agora, é o passado. Quando eu digo "eu quero" é o futuro, ainda não é — nada pode possivelmente existir exceto o agora. Algumas pessoas programam coisas a partir disto. Elas fazem uma exigência: "Você *deveria* viver no aqui e no agora". E eu digo que *não é possível* viver no aqui e no agora, e entretanto nada existe exceto o aqui e o agora.

Como resolver este dilema? O que está implícito na palavra *agora?* Como pode uma simples palavra como a palavra *agora* levar anos e anos para ser entendida? Se eu tocar um disco, o som só aparecerá quando o disco e a agulha se tocarem, onde eles entrarem em

---

* **Koan:** Termo técnico no Budismo Rinzai Zen. Palavra ou frase sem sentido que não pode ser resolvida pelo intelecto. Usada como exercício para transcender as limitações do pensamento e desenvolver a intuição. — (N. do T.)

contato. Não existe o som do antes, não existe o som do depois. Se eu parar a vitrola, a agulha ainda estará em contato com o disco mas não haverá música, porque existe o agora *absoluto*. Se você apagasse o passado ou antecipasse os temas que terão lugar daqui a três minutos, você não poderia entender o fato de estar escutando o disco que agora está tocando. Mas, se apagasse o agora, nada aconteceria. Assim novamente, se lembramos ou antecipamos, façamos isso *aqui e agora*. Talvez se eu dissesse que o *agora* não é uma escala mas sim o ponto de sustentação, o ponto zero, um nada, isto é o *agora*. O momento exato em que sinto que experiencio alguma coisa e falo sobre ela, presto atenção a ela, esse momento já se foi. Assim, qual é a utilidade de se falar sobre o *agora*? Há muita.

Vamos falar primeiramente sobre o passado. *Agora* eu estou tirando lembranças da minha gaveta, e possivelmente acredito que estas lembranças sejam idênticas à minha estória. Isso nunca é verdade, porque uma lembrança é uma abstração. Agora mesmo, você experiencia alguma coisa. Você me experiencia, experiencia seus pensamentos, sua postura talvez, mas não pode experienciar *tudo*. Você sempre abstrai a *gestalt* relevante do contexto total. Agora, se você pega estas abstrações e as arquiva, então você as chama de lembranças. Se estas lembranças forem desagradáveis, especialmente se forem desagradáveis à nossa auto-estima, nós as modificamos. Como Nietsche disse: "A Lembrança e o Orgulho estavam brigando. A Lembrança disse 'Foi assim' e o Orgulho disse 'Não pode ter sido assim' — e a Lembrança se rendeu". Vocês todos sabem o quanto estão se enganando, quantas de suas lembranças são exageros e projeções, quantas lembranças são remendadas e distorcidas.

O passado é passado. E entretanto, no agora, no nosso ser, carregamos muito do passado conosco. Mas carregamos o passado somente na medida em que trazemos situações inacabadas. O que aconteceu no passado ou é assimilado, tornando-se parte de nós, ou é trazido como uma situação inacabada, como uma *gestalt* incompleta. Deixem-me dar um exemplo: A mais famosa das situações inacabadas é o fato de não termos perdoado os nossos pais. Como vocês sabem, os pais nunca estão certos: ou são grandes demais ou são pequenos demais, ou muito espertos ou muito burros. Se forem severos, deveriam ser mais suaves, e assim por diante. Mas onde você acha pais que são totalmente certos? Você sempre pode culpar os pais se quiser, fazer o jogo da culpa, responsabilizá-los por todos os seus problemas. Enquanto não deixar seus pais, você continuará se achando uma criança. Mas, obter um fechamento, e deixar os pais, dizer "Eu agora sou uma moça grande", é uma outra estória. Isto é parte da terapia. Deixar os pais, e especialmente desculpar os pais, é a coisa mais difícil para a maioria das pessoas.

O grande erro da psicanálise é assumir a lembrança como realidade. Todos os assim chamados *traumas,* as supostas raízes das neuroses, são invenção do paciente para preservar sua auto-estima. Nunca foi provada a existência de nenhum trauma. Eu nunca vi um caso de trauma infantil que não tenha sido falsificação. São mentiras às quais se apega firmemente para justificar a falta de vontade em crescer. Amadurecer significa assumir a responsabilidade pela própria vida, de ser por si só. A psicanálise promove o estado infantil considerando que o passado é responsável pela doença. O paciente não é responsável, não; o trauma é o responsável, ou o complexo de Édipo é responsável, e assim por diante. Sugiro que vocês leiam um pequeno e bonito livro de bolso chamado *I Never Promised you a Rose Garden**, de Hannah Green. Lá vocês verão um exemplo típico, de como aque-

---

* Nunca lhe Prometi um Jardim de Rosas. — (N. do T.)

la menina inventou seu trauma de infância, para ter sua *raison d'être*, sua base para lutar contra o mundo, a justificativa da sua loucura, da sua doença. Temos tal idéia da importância dessa lembrança inventada, que toda a doença é supostamente baseada nessa lembrança. Não é de se admirar que toda essa perseguição à trama original, realizada pelos psicanalistas, para descobrir *por que* agora eu sou assim, não pode nunca chegar ao fim, não pode nunca provocar uma real abertura da própria pessoa.

Freud dedicou sua vida inteira para provar a si próprio e aos outros que o sexo não é mau, e teve que provar isto cientificamente. No seu tempo, a abordagem científica era a da causalidade, que o problema era *causado* por alguma coisa no passado, como um taco de bilhar empurrando a bola, e o taco então é a causa do rolar da bola. Nesse meio tempo a nossa atitude científica mudou. Nós não olhamos mais o mundo em termos de causa e efeito: olhamos o mundo como um processo contínuo em andamento. Estamos de volta a Heráclito, à idéia pré-socrática de que tudo é um fluir. Nós nunca nos banhamos duas vezes no mesmo rio. Em outras palavras, fizemos — na ciência, mas infelizmente ainda não na psiquiatria — a transição da causalidade linear para a concepção de um processo, do *por que* para o *como*.

Se você pergunta *como*, você olha a estrutura e vê o que está se passando agora, tem um entendimento mais profundo do processo. O *como* é tudo que necessitamos para entender como nós ou o mundo funcionamos. O *como* nos dá perspectiva, orientação. O *como* mostra que uma das leis básicas, a identidade da estrutura e da função, é válida. Se modificarmos a estrutura, a função mudará. Se modificarmos a função, a estrutura mudará.

Eu sei que vocês querem perguntar *por que,* como toda criança, como toda pessoa imatura pergunta *por* *que*, para obter racionalização ou explicação. Mas o *por que*, na melhor das hipóteses, leva a uma explicação inteligente, mas nunca à compreensão. *Por que* e *porque* são palavrões na Gestalt-terapia. Eles levam apenas à racionalização, e fazem parte do palavreado de segunda classe. Eu distingo três níveis de palavreado*: o cocô-de-galinha, ou seja, "Bom dia", "Como vai?", e assim por diante; o cocô-de-boi, ou seja, "Porque" racionalização, desculpas; e o cocô-de-elefante, ou seja, quando você fala sobre filosofia, Gestalt-terapia existencial, etc., o que estou fazendo agora. O *por que* favorece apenas inquéritos sem fim sobre a causa da causa da causa. E como Freud já observou, todo evento é multideterminado, tem muitas causas; todos os tipos de coisas se juntam a fim de criar este momento específico que é o *agora*. Muitos fatores se juntam para criar esta pessoa específica e única que sou *eu*. Ninguém pode, em dado momento, ser diferente do que é nesse momento, incluindo todos os desejos e pedidos para que seja diferente. Nós somos o que somos.

Estas são as duas bases sobre as quais a Gestalt-terapia caminha: *aqui* e *como*. A essência da teoria da Gestalt-terapia está na compreensão destas duas palavras. *Agora* engloba tudo que existe. O passado já foi e o futuro ainda não é. *Agora* inclui o equilíbrio de estar aqui, é o experienciar, o envolvimento, o fenômeno, a consciência. *Como* engloba tudo o que é estrutura, comportamento, tudo o que realmente está acontecendo — o processo. Todo resto é irrelevante — computar, aprender, e assim por diante.

Tudo está baseado na *tomada de consciência*. A *tomada de consciência* é a única base do conhecimento, comunicação, e assim por diante. Na comunicação, você tem que entender que quer fazer com que a outra

---

* Bullshit no original: expressão de gíria que significa blablablá, palavreado, ba boseira, etc.; mantido o sentido literal que possibilita o trocadilho. — (N. do T.)

pessoa *tome consciência de alguma coisa* — tome consciência de você, do que notar na outra pessoa, etc. E para comunicar, temos que estar certos de sermos *emissores*, o que significa que a mensagem que enviamos possa ser entendida; e que também temos que estar certos de sermos *receptores*, que queremos escutar a mensagem da outra pessoa. É muito raro que as pessoas consigam falar e escutar. Muito poucas pessoas conseguem escutar sem falar. A maioria das pessoas consegue falar sem escutar. E se você já estiver ocupado em falar, não terá tempo para escutar. A integração entre o falar e o escutar é realmente uma coisa rara. A maioria das pessoas não ouve e não dá respostas honestas, apenas embaraça a outra pessoa com perguntas. Ao invés de escutar e responder, imediatamente vem um contra-ataque, uma pergunta, ou alguma coisa que diverge, desvia, engana. Falaremos muito sobre o bloqueio na emissão da mensagem, no dar-se, no fazer os outros tomarem consciência de você, e, ao mesmo tempo, no querer estar aberto para outras pessoas — ser receptor. Sem comunicação não pode haver contato. Há apenas isolamento e aborrecimento.

Assim, eu gostaria de reforçar o que acabei de dizer e gostaria que vocês formassem pares e falassem sobre sua tomada de consciência real, de vocês mesmos e do outro, durante cinco minutos. Enfatizem o *como* — *como* vocês se comportam *agora*, *como* estão sentados, *como* conversam, todos os detalhes do que ocorre *agora. Como* ele se senta, *como* olha...

E sobre o futuro? Nós não sabemos nada sobre o futuro. Se tivéssemos bolas de cristal, ainda assim não experienciaríamos o futuro. Experienciaríamos uma *visão* do futuro. E tudo isso ocorrendo aqui e agora. Nós imaginamos, antecipamos o futuro porque não queremos ter um futuro. O mais importante dito existencial diz: Nós não queremos o futuro, nós temos medo do futuro. Nós preenchemos o vazio onde deveria existir um futuro com planos de seguro, *status quo*, rotina, *qualquer coisa* que não seja a experiência da possibilidade de abertura em relação ao futuro. Mas também não suportamos o nada, a abertura do passado. Não queremos ter a idéia da eternidade — "Sempre tem sido assim"; desta forma temos que preenchê-la com a história da criação. O tempo começou de alguma forma. As pessoas perguntam: "Quando o tempo começou?". O mesmo acontece em relação ao futuro. Parece inacreditável que possamos viver sem objetivos, sem preocupações com o futuro, que possamos estar abertos e prontos para o que possa acontecer. Não. Temos que estar certos de que não temos futuro, de que o *status quo* deve permanecer, apenas que deve ser um pouco melhor. Mas não devemos correr riscos, não devemos estar abertos para o futuro. Alguma coisa poderia acontecer, seria novo e excitante, e contribuiria para o nosso crescimento. É perigoso demais correr o risco do crescimento. Antes andar por aí como cadáveres vivos do que viver perigosamente e compreender que esta vida perigosa é muito mais segura que esta vida de seguros e de não correr riscos, a que a maioria de nós escolhe.

O que seria esta coisa engraçada, correr risco? Alguém tem uma definição do que é correr risco? O que está envolvido no correr risco?

A — Machucar-se.

B — Ousar.

C — Ir longe demais.

D — Uma tentativa perigosa.

E — Desafiar o perigo.

Notem que todos vocês vêem a expectativa catastrófica, o lado negativo. Vocês não vêem o possível ganho. Se existisse apenas o lado negativo, vocês simplesmente evitariam correr riscos, não é? Correr risco é o suspense entre expectativas catastróficas e anastróficas. Vocês devem ver *ambos* os lados da figura. Vocês podem ganhar, e podem perder.

Um dos momentos mais importantes de minha vida foi depois de ter escapado da Alemanha, quando havia um lugar disponível para um analista de treinamento na África do Sul, e Ernest Jones queria saber quem queria ir. Éramos quatro: três queriam garantias. Eu disse que correria o risco. Todos os outros três foram apanhados pelos nazistas. Eu corri o risco e ainda estou vivo.

Uma pessoa absolutamente sadia está inteiramente em contato consigo mesma e com a realidade. A pessoa louca, o psicótico, está mais ou menos completamente *fora* de contato com ambos, mas principalmente, *ou* consigo *ou* com o mundo. Nós estamos entre o psicótico e o ser sadio, e isto baseia-se no fato de termos *dois* níveis de existência. Um é a realidade, o real, o nível realista, no qual estamos em contato com qualquer coisa que aconteça agora, em contato com nossos sentimentos, em contato com nossos sentidos. A realidade é a tomada de consciência da experiência que se processa, o tocar, o mover, o fazer real. Como não temos uma boa palavra para o outro nível, escolho a palavra indiana *maya*. *Maya* significa alguma coisa como ilusão ou fantasia, ou, filosoficamente falando, o *como se* de Vaihinger. *Maya* é uma espécie de sonho, uma espécie de transe. Freqüentemente esta fantasia, este *maya*, é chamado mente, mas se observarem melhor verão que aquilo que chamamos "mente" é fantasia. É o palco de ensaio. Freud disse uma vez: "Denken ist prober Arbeit" (pensar é ensaiar, testar). Infelizmente, Freud nunca aprofundou esta descoberta, pois ela seria inconsistente, com sua abordagem genética. Se ele tivesse aceito esta sua frase "Pensar é ensaiar", teria compreendido como nossa atividade de fantasia está voltada para o futuro, porque nós ensaiamos para o futuro.

Vivemos em dois níveis: o nível que é o nosso *fazer*, que é observável, verificável; e o palco privado, o palco do pensamento, o palco do ensaio, no qual nos preparamos para os futuros papéis que queremos representar. O pensamento é um palco privado onde você tenta. Você conversa com alguém desconhecido, conversa consigo mesmo, prepara-se para um acontecimento importante, conversa com a pessoa amada antes de um encontro ou desencontro, qualquer coisa que você espera acontecer. Por exemplo, se eu perguntar "Quem quer subir aqui para trabalhar?", vocês provavelmente começariam rapidamente a ensaiar — "O que eu farei lá?", e assim por diante. É claro que, provavelmente, ficariam com medo frente a audiência, porque deixariam a realidade segura do agora para dar um salto para o futuro. A psiquiatria faz muito alarde em torno do sintoma *ansiedade*, e nós vivemos na era da ansiedade, mas a ansiedade nada mais é do que a tensão entre o *agora* e o *depois*. Poucas pessoas conseguem suportar esta tensão; assim elas preenchem o vazio ensaiando, planejando, "tendo certeza", tendo certeza de que não têm futuro. Elas tentam se ater à monotonia, e, é claro, isto impedirá qualquer possibilidade de crescimento e espontaneidade.

P: É claro que o passado também traz ansiedade, não é?

F: Não. O passado traz... ou digamos, ainda está presente com situações inacabadas, ressentimentos ou coisas assim. Se você sente ansiedade pelo que fez, não é ansiedade pelo que você fez, mas ansiedade pela punição que virá no futuro.

Freud disse uma vez que a pessoa que está livre da ansiedade e culpa é sadia. Eu já falei sobre ansiedade, não falei ainda sobre culpa. No sistema freudiano a culpa é muito complicada. Na Gestalt-terapia, a culpa é muito mais simples. Nós vemos a culpa como um *ressentimento* projetado. Sempre que você sentir culpa, descubra do que você se ressente, a culpa desaparecerá e você tentará fazer com que outra pessoa sinta culpa. Qualquer coisa que você queira expressar, e que não expressa, pode fazê-lo sentir-se desconfortável. E uma das experiências não expressas mais comuns é o ressentimento. Esta é uma situação inacabada *par excellence*. Se você estiver ressentido, estará preso. Não poderá ir para a frente e pôr para fora, expressar sua raiva, mudar o mundo para obter satisfação, nem poderá se livrar e esquecer o que o perturba. O ressentimento é o equivalente psicológico da comida entalada no meio da garganta. Ela não pode ser engolida, ou empurrada, e tampouco pode ser esquecida. No ressentimento você não consegue nem esquecer e deixar que o incidente ou a pessoa recue para o *background*, nem consegue enfrentá-la ativamente. A expressão do ressentimento é uma das formas mais importantes para ajudá-lo a facilitar um pouco sua vida. Agora quero que todos vocês façam o seguinte experimento coletivo:

Quero que cada um de vocês faça isto. Primeiro, evoquem uma pessoa, como o pai ou cônjuge, chamem esta pessoa pelo nome — seja quem for — e digam em poucas palavras: "Clara, eu me ressinto". Tentem fazer com que a pessoa os ouça, como se realmente existisse comunicação e vocês se ressentissem de tal coisa. Então, tentem falar com a pessoa e estabeleçam que esta pessoa deveria ouvi-los. Tomem consciência do quanto é difícil mobilizar sua fantasia. Expressem o ressentimento apresentando-o na cara desta pessoa. Tentem perceber ao mesmo tempo que vocês não ousam realmente expressar sua raiva, e nem são suficientemente generosos para desculpar, esquecer. Muito bem. Comecem...

Existe outra grande vantagem em se usar o ressentimento na terapia, no crescimento. Atrás de todo ressentimento existem exigências. Então quero que agora todos vocês falem diretamente com a mesma pessoa de antes, e expressem as exigências que estão por trás dos ressentimentos. A exigência é a única forma de comunicação real. Expressem suas exigências abertamente. Façam isto também com a auto-expressão — formulem suas exigências na forma imperativa, como uma ordem. Acho que vocês conhecem bastante gramática para saber o que é imperativo. O imperativo é como "Cale-se!", "Vá para o inferno!", "Faça isto!"...

Agora voltem aos ressentimentos expressos em relação àquela pessoa. Lembrem-se *exatamente* de que ressentimento tiveram. Tirem a palavra eu me *ressinto* e digam eu *aprecio*. Apreciem o que ressentiram antes. Depois continuem a dizer para essa pessoa o que apreciam nela. Novamente, tentem sentir que estão realmente se comunicando...

Vejam, se não existisse apreço vocês não estariam presos a essa pessoa e poderiam simplesmente esquecê-la. Existe sempre o outro lado. Por exemplo, o meu apreço por Hitler: Se Hitler não tivesse chegado ao poder, agora provavelmente eu estaria morto, como todo bom psicanalista que vive às custas de oito pacientes para o resto da vida.

Se vocês tiverem qualquer dificuldade de comunicação com alguém, procurem sempre os ressentimentos. Os ressentimentos estão entre as piores situações inacabadas — *gestalts* inacabadas. Se vocês estiverem ressentidos, não conseguem nem deixar de lado, nem pôr para fora. O ressentimento é uma emoção de importância central. O ressentimento é a expressão mais importante de um impasse — do estar preso. Se vocês se ressentirem, sejam capazes de expressar isto. Um ressentimento não expresso freqüentemente é experienciado como sentimento de culpa, ou então se transforma num sentimento de culpa. Sempre que vocês se sentirem culpados, descubram o motivo pelo qual estão ressentidos, e expressem-no, tornando explícitas suas exigências. Só isto já ajudará muito.

A tomada de consciência engloba, por assim dizer, três camadas ou três zonas: a tomada de consciência de *si mesmo*, a tomada de consciência do *mundo*, e a tomada de consciência do que está na zona intermediária da fantasia, que impede a pessoa de entrar em contato consigo mesma ou com o mundo. Esta é a grande descoberta de Freud, de que existe alguma coisa entre você e o mundo. Existem tantos processos ocorrendo na fantasia de uma pessoa. É o que ele chama de complexo, ou preconceito. Se vocês tiverem preconceitos, então seu relacionamento com o mundo estará muito abalado e destruído. Se você quiser se aproximar de alguém, e tiver um preconceito, você nunca chegará a esta pessoa. Você estará sempre em contato apenas com o preconceito, com a idéia fixa. Assim, a idéia de Freud de que a zona intermediária, esta terra-de-ninguém entre você e o mundo, deveria ser eliminada, esvaziada, sofrer uma lavagem cerebral ou qualquer outro nome que vocês queiram dar, é perfeitamente correta. O único problema é que Freud analisou apenas esta zona intermediária. Ele não considerou a autoconsciência ou a consciência do mundo; ele não considerou o que podemos fazer para estarmos em contato novamente.

Esta perda de contato com o nosso *self* autêntico, e a perda de contato com o mundo, são devidas a esta zona intermediária, a grande área de *maya* que temos conosco, ou seja, existe uma grande área de fantasia que absorve tanto do nosso excitamento, tanta energia, tanta força vital, que sobra muito pouco de energia para estarmos em contato com a realidade. Agora, se quisermos fazer da pessoa um todo, temos primeiramente que entender o que é fantasia e irracionalidade, e temos que descobrir onde se está em contato e com o quê. E, freqüentemente, se trabalharmos e esvaziarmos esta zona intermediária da fantasia, este *maya*, ocorrerá a experiência do *satori*, do despertar. De repente o mundo está *aí*. Você acorda de um transe como acorda de um sonho. Você está todo aí novamente. E o objetivo da terapia, o objetivo do crescimento, é perder cada vez mais sua "mente" e aproximar-se mais dos seus *sentidos*. Entrar cada vez mais em contato com o mundo, ao invés de estar apenas em contato com fantasias, preconceitos, apreensões, etc.

Se uma pessoa confundir *maya* e realidade, se assumir fantasias como sendo realidade, então esta pessoa será neurótica, ou mesmo psicótica. Vou dar um caso extremo de psicose, o esquizofrênico, que imagina que o médico o persegue, e então decide bater nele, dar-lhe um soco e atirar, sem verificar a realidade. Por outro lado, existe outra possibilidade. Ao invés de estarmos divididos entre *maya* e realidade, podemos integrá-los, e se *maya* e realidade estiverem integrados chamaremos essa integração de arte. A grande obra-de-arte é real e, ao mesmo tempo, ilusão.

A fantasia pode ser criativa, mas ela só será criativa se você tiver a fantasia, qualquer que seja ela, no *agora*. No *agora* você usa o que está disponível, e é obrigado a ser criativo. Observe crianças brincando. O que estiver disponível será usado, e então alguma coisa acontece, alguma coisa surge do seu contato com o *aqui* e *agora*.

Existe uma única maneira de favorecer este estado saudável de espontaneidade, de salvar a genuinidade do ser humano, ou, para falar em termos religiosos banais, existe uma única maneira de recuperarmos nossa alma; ou ainda, falando em termos americanos, de ressuscitar o cadáver americano e devolvê-lo à vida. O paradoxo é que, a fim de obtermos esta espontaneidade, precisamos, como no Zen, de uma disciplina rígida. A disciplina é simplesmente entender as palavras *agora* e *como*, e colocar parênteses ou deixar de lado tudo o que não estiver contido nas palavras *agora* e *como*. Agora, qual é a técnica que estamos usando na Gestalt-terapia? A técnica é estabelecer um *"continuum" de tomada de consciência*. Este *continuum* de tomada de consciência é exigido de forma que o organismo possa trabalhar de acordo com o princípio saudável da *gestalt*: que a situação inacabada mais importante sempre emergirá e poderá ser trabalhada. Se nós nos impedirmos de completar esta formação gestáltica, funcionaremos mal e carregaremos conosco centenas e milhares de situações inacabadas, que exigirão sempre uma complementação.

Este *continuum* de tomada de consciência parece ser muito simples; apenas tomar consciência do que se passa segundo após segundo. A não ser que estejamos dormindo, estamos sempre conscientes de alguma coisa. Entretanto, assim que esta tomada de consciência se torna desagradável, ela é interrompida pela maioria das pessoas. Então, estas, repentinamente, começam a intelectualizar, usar palavreado do tipo blablablá, voar em direção ao passado, voar para as expectativas, boas intenções ou usar esquizofrenicamente as associações livres, saltando como um louva-a-deus, de experiência em experiência, e nenhuma destas experiências chega a ser *experienciada*, são apenas uma espécie de *flash*, que deixa todo o material disponível não-assimilado e sem utilidade.

Agora, como procedemos na Gestalt-terapia? O que está na moda atualmente, já foi muito desprezado quando eu comecei a idéia de que *tudo é tomada de consciência*. A abordagem puramente verbal, a abordagem freudiana na qual eu tive minha formação, leva a um caminho errado. A idéia de Freud era que, com um determinado procedimento chamado associação livre, você conseguiria liberar a parte negada da sua personalidade, e colocá-la à disposição da pessoa, e então a pessoa desenvolveria o que ele chamou de ego forte. Aquilo que Freud chamou de associação livre eu chamo de *dis*sociação, dissociação esquizofrênica para evitar a experiência. É um jogo de interpretar-computar que impede a experiência daquilo que *é*. Você pode falar até o dia de São Nunca, pode perseguir suas memórias de infância até o dia de São Nunca, e nada vai mudar. Você pode associar — ou dissociar — centenas de coisas a um evento, mas você só pode experienciar uma realidade.

Assim, em contraste com a idéia de Freud que dá a maior ênfase às resistências, coloquei a grande ênfase na *atitude fóbica*, no *evitar*, no *fugir de*. Talvez alguns de vocês saibam que a doença de Freud era que ele sofria de um imenso número de fobias, e, pelo fato de ter esta doença, é claro que evitava lidar com o ato de evitar. Sua atitude fóbica era tremenda. Ele não conseguia olhar para um paciente, encarar o fato de ter um encontro com o paciente — assim fazia-o deitar-se num divã; e este sintoma de Freud tornou-se a marca registrada da psicanálise. Ele não conseguia sair para ser fotografado, e assim por diante. Mas, geralmente, se pensarmos melhor sobre isto, a maioria de nós evita situações desagradáveis, mobilizando armaduras, máscaras, e assim por diante, um procedimento que é geralmente conhecido como "repressão". Desta forma eu tenho de descobrir o que o paciente *evita*.

A fobia da dor é a inimiga do desenvolvimento — a relutância em sofrer um mínimo que seja. Vocês vêem, a dor é um sinal da natureza. A perna dolorida, o sentimento doloroso grita: "Preste atenção em mim — se você não prestar atenção as coisas vão piorar". A perna quebrada grita: "Não ande tanto. Fique parado". Nós utilizamos isto na Gestalt-terapia ao compreendermos que o *continuum* de tomada de consciência se interrompe — que você se torna fóbico logo que começa a se sentir desconfortável. Logo que isto ocorre, você desvia sua atenção.

Assim, o agente terapêutico, o meio para o desenvolvimento, é a integração da *atenção* e *da tomada de consciência*. Freqüentemente a psicologia não diferencia a tomada de consciência da atenção. Atenção é a maneira deliberada de escutar a figura emergente do primeiro plano, o que, neste caso, é alguma coisa desagradável. Assim, o que eu faço enquanto terapeuta é trabalhar como catalisador de duas maneiras: provocando situações nas quais a pessoa possa experimentar estar presa — o desagrado — e frustrando ainda mais seus atos de evitar, até que ela queira mobilizar seus próprios recursos.

Autenticidade, maturidade, responsabilidade pelos próprios atos e pela própria vida, capacidade para responder e viver no agora, ter a criatividade do agora disponível, é tudo uma única e mesma coisa. Só no agora você está em contato com o que está acontecendo. Se o agora se torna doloroso, a maioria das pessoas está pronta para jogar fora o agora e evitar a situação de dor. A maioria das pessoas não consegue nem suportar a si própria. Assim, na terapia, a pessoa pode tornar-se fóbica e simplesmente fugir, ou pode fazer jogos que levarão nossos esforços *ad absurdum*, fazendo a situação parecer tolice, ou fazendo o jogo da armadilha do urso. Vocês provavelmente conhecem os armadores de armadilhas de urso. Eles o atraem e o convidam para entrar, e quando você estiver lá dentro, a grade desce e você fica lá com o nariz ensangüentado, ou a cabeça ou qualquer outra coisa. E se você for tolo o bastante para bater sua cabeça contra a parede até começar a sangrar, e ficar exasperado, então o armador da armadilha se divertirá, e gozará o controle que tem sobre você, por tê-lo tornado inadequado e impotente, e desfrutará seu eu vitorioso, o que fará muito bem para sua frágil auto-estima. Ou você terá o sorriso da Mona Lisa. O indivíduo sorri, sorri, pensando o tempo todo em "Como você é tolo". E nada penetra. Ou você terá aquele sujeito que nos deixa loucos, cujo único interesse na vida é deixar louco a si mesmo ou a seu cônjuge, ou o seu ambiente, para então ir pescar em águas turbulentas.

Mas, com estas exceções, qualquer pessoa que tenha um pouco de boa vontade se beneficiará da abordagem da *gestalt*, pois a simplicidade desta é o fato de prestarmos atenção ao óbvio, à superfície. Nós não examinamos a região da qual não sabemos nada, o assim chamado "inconsciente". Não acredito em repressões. Toda a teoria da repressão é uma falácia. Nós não podemos reprimir uma necessidade. Nós reprimimos apenas expressões destas necessidades. Nós bloqueamos de um lado, e então a auto-expressão surge em algum outro lugar, em nossos movimentos, na nossa postura, e principalmente na nossa voz. Um bom terapeuta não escuta o conteúdo do blablablá que o paciente produz, mas o som, a música, as hesitações. A comunicação verbal é geralmente uma mentira. A comunicação real está além das palavras. Existe um livro muito bom, *A Voz da Neurose*, de Paul Moses, um psicólogo de São Francisco* recentemente falecido. Ele podia dar-lhes um diagnóstico pela voz melhor do que o teste de Rorschach.

Assim, não escutem as palavras, escutem apenas o que a voz lhes conta, o que os movimentos contam, o que a postura conta, o que a imagem conta. Se você tem ouvidos, então sabe tudo sobre a outra pessoa. Você não precisa escutar o que a pessoa diz: escute os sons. *Per sona* — "através do som". Os sons contam tudo. Tudo o que uma pessoa quer expressar está lá, não nas palavras. O que dizemos é na maior parte mentira ou blablablá. Mas a voz existe, os gestos, a pos-

---

* São Francisco: cidade da Califórnia. — (N. do T.)

tura, a expressão facial, a linguagem psicossomática. Estará tudo lá se você aprender a deixar o conteúdo das sentenças mais ou menos no segundo plano. E se você não fizer o erro de misturar sentenças e realidade, e se souber usar seus olhos e ouvidos, então verá que todo mundo se expressa de uma forma ou de outra. Se você tiver olhos e ouvidos, o mundo estará aberto. Ninguém poderá ter segredo porque o neurótico só engana a si mesmo e a mais ninguém — exceto por um momento talvez, se ele for um bom ator.

Freqüentemente, na psiquiatria, o som da voz não é notado, apenas o contato verbal é abstraído da personalidade total. Movimentos, vejam como quanta coisa este jovem aqui expressa estando inclinado para a frente — a personalidade total expressa por movimentos, posturas, sons, silhuetas, revela tanto material de valor incalculável, que não temos que fazer nada além de obter o óbvio, a superfície extrema e devolver isso de forma a tornar consciente o paciente. O *feedback* foi a contribuição de Carl Rogers para a psiquiatria. Na maioria das vezes ele apenas devolve as sentenças, mas existe muito mais para ser devolvido: alguma coisa da qual vocês podem não estar conscientes, e aqui a atenção e consciência do terapeuta podem ser úteis. Assim, temos mais facilidade do que os psicanalistas, porque nós vemos a pessoa total à nossa frente; e isso acontece porque a Gestalt-terapia usa olhos e ouvidos e o terapeuta permanece inteiramente no agora. Ela evita a interpretação, a produção de palavras e todos os outros tipos de masturbação mental. Mas, masturbação mental é masturbação mental. É também um sintoma que pode estar encobrindo alguma outra coisa. Mas, o que está aí, está aí. A Gestalt-terapia é estar em contato com o óbvio.

IV

Agora quero falar alguma coisa sobre como vejo a estrutura de uma neurose. É claro que não sei como a teoria vai estar daqui a algum tempo, porque estou sempre desenvolvendo e simplificando mais o que faço. Atualmente vejo a neurose consistindo em cinco camadas.

A primeira delas é a camada dos "clichês". Se você se encontra com alguém, você se envolve numa troca de clichês: "Bom dia", aperto de mão, todos estes *símbolos* sem significado usados num encontro.

Agora, atrás dos clichês acha-se a segunda camada, que eu chamo de camada Eric Berne ou Sigmund Freud: a camada em que fazemos jogos e desempenhamos papéis — a pessoa importante, o fanfarrão, o bebê-chorão, a menina boazinha, o menino bonzinho, seja lá qual for o papel escolhido para ser desempenhado. Assim, estas são camadas superficiais, sociais, são camadas *como-se*. Nós fingimos que somos melhores, mais ríspidos, mais fracos, mais educados, etc. do que realmente nos sentimos. Essencialmente é aqui que a psicanálise fica. Ela trata o *fazer o papel* de criança como se fosse verdade; eu chamo isto de infantilismo, e tento obter todos os detalhes do papel de criança.

Agora, este nível sintético é o primeiro que deve ser trabalhado e ultrapassado. Eu o chamo de nível sintético porque ele se adapta muito bem ao pensamento dialético. Se traduzirmos a dialética — tese, antítese e síntese — para *existência*, poderemos dizer: *existência*, *anti*-existência e existência *sintética*. A maior parte da nossa vida é uma existência sintética, um meio-termo entre a anti-existência e a existência. Por exemplo, hoje tive a sorte de conhecer uma pessoa que não tem essa camada falsa, que é uma pessoa honesta e relativamente direta. Mas, a maioria de nós dá aparência daquilo que *não* é, aparência para a qual não temos nosso suporte, nossa força, nosso desejo genuíno, nossos talentos genuínos.

Agora, se trabalharmos com a camada do desempenho de papéis, se acabarmos com os papéis, o que é que a gente experiencia? Experienciamos então a *anti*-existência, experienciamos o nada, o vazio. Este é o *impasse* do qual falei antes, a sensação de estar preso e perdido. O impasse é marcado por uma atitude fóbica: evitar. Nós somos fóbicos, evitamos o sofrimento, especialmente o sofrimento de frustração. Somos mimados, e não queremos passar pelo inferno do sofrimento: conservamo-nos imaturos, continuamos a manipular o mundo, em vez de sofrer a dor do crescimento. É isso que acontece. Nós preferimos sofrer com o constrangimento (*self-conscious*), com o ser olhado de *cima para baixo*, do que perceber nossa cegueira e recuperar a visão. E esta é a grande dificuldade que vejo na autoterapia. Existem *muitas* coisas que uma pessoa pode fazer consigo mesma: ela pode fazer sua própria terapia; mas, quando se chega às partes difíceis, especialmente o impasse, a pessoa tem medo, entra num redemoinho, num carrossel, e não quer ultrapassar a dor do impasse.

Atrás do impasse repousa uma camada muito interessante, a camada da *morte* ou camada *implosiva*. Esta quarta camada se mostra ou como morte ou como medo da morte. Ela não tem nada a ver com o instinto de morte, de Freud. Apenas se mostra como morte por causa da paralisia causada por forças em oposição. É uma espécie de paralisia catatônica: nós nos agregamos, nos contraímos e comprimidos, nos *implodimos*. Uma vez que tomamos contato com o sentimento mortal desta camada implosiva, acontece algo muito interessante. Esta *implosão* se torna uma *explosão*. A camada da morte volta à vida, e esta explosão é o elo com a pessoa autêntica, capaz de experienciar e expressar suas emoções. Existem quatro tipos básicos de explosões da camada da morte. Existe a explosão em *pesar* genuíno, se trabalharmos com uma perda ou morte que não tenha sido assimilada. Existe a explosão em *orgasmo*, em pessoas sexualmente bloqueadas. Existe a explosão em *raiva*, e também a explosão em *alegria, riso, alegria de viver*. Estas explosões se ligam à personalidade autêntica, ao verdadeiro *self*.

Agora, não se apavorem com a palavra *explosão*. A maior parte de vocês sabe dirigir um carro. Existem milhares de explosões por minuto, dentro do cilindro. Isso é diferente da violenta explosão do catatônico: esta seria como a explosão num tanque de gasolina. Outra coisa, uma única explosão não quer dizer nada. As assim chamadas quebras de couraça da terapia reichiana têm tão pouca utilidade quanto o *insight* da psicanálise. As coisas ainda precisam ser trabalhadas.

Como vocês sabem, a maior parte do nosso desempenho de papéis é destinada a consumir um bocado desta energia simplesmente para controlar estas explosões. A camada da morte, o medo da morte é que achamos que, se explodirmos, não poderemos mais sobreviver: morreremos, seremos perseguidos, seremos punidos, não seremos mais amados, e assim por diante. Então todo o jogo de ensaios e autotortura prossegue; nós nos contemos e nos controlamos.

Deixem-me dar um exemplo. Havia uma moça, uma mulher, que tinha perdido o filho há pouco tempo, e ela não conseguia estar muito bem em contato com o mundo. Nós trabalhamos um pouco e descobrimos que ela estava se apegando ao caixão. Agora compreendam, enquanto ela não quisesse encarar este buraco, este vazio, este nada, não poderia voltar à vida, aos outros. Existe tanto amor atado a este caixão que ela prefere dedicar sua vida à fantasia de ter um filho, mesmo que seja um filho morto. Quando ela puder encarar seu nada e sua experiência de dor, poderá voltar a ter contato com a vida e com o mundo.

Toda a filosofia do nada é muito fascinante. Na nossa cultura, o "nada" tem um significado diferente do que tem nas religiões orientais. Quando nós dizemos "nada", existe um buraco, um vazio, algo como a morte. Quando o oriental diz "nada" ele quer dizer *nada há*, não há *coisas**. É apenas um processo, um acontecer. O nada não existe para nós no sentido mais estrito, porque se baseia na percepção do nada, e se há a percepção do nada, existe alguma coisa. E quando aceitamos e *entramos* neste nada, no vazio, descobrimos que o deserto começa a florescer. O vazio estéril torna-se o vazio fértil. O vazio vazio (*empty void*) ganha vida, se enche. Estou me aproximando cada vez mais do ponto de escrever alguma coisa sobre a filosofia do nada. Eu me sinto assim, como não sendo nada, apenas funcionando. "Eu estou cheio de nada." *Nada* é igual a *realidade*.

P: Fritz, quando eu estava explodindo lá fora, você pareceu me cortar, você foi meio espirituoso, gozou de mim, e me parece que é isto que eu faço — que eu expludo, que eu me solto, e que você faz troça de mim.

---

* Trocadilho impossível de ser traduzido. Perls usa a palavra **nothingness** para designar "nada". **Nothingness** é a substantivação de **nothing** — "nada" (o advérbio), que pode ser desmembrado em **no thing** — "coisa nenhuma". Ao fazer o jogo de palavras ele diz que **nothingness** equivale a **no thingness**, "nada" equivale a "ausência de coisas" ou "ausência de 'coisidade'". Embora em português possamos manter o sentido, o trocadilho perde a sua força original. — (N. do T.)

F: É sim. Você não percebeu o que eu percebi. Ontem nós começamos com você tendo medo. Hoje de manhã você liberou um monte de energia apaixonada, e eu coloquei mais e mais obstáculos no seu caminho, para que você pudesse ficar mais "quente", mais convincente. Você está vendo o que eu fiz por você? (Fritz ri).

P: Bem, eu interpretei mal... eu...

F: É claro. Se você soubesse, não teria funcionado. Eu vi que você começou a se divertir tanto com a sua cor e a sua salvação do mundo. Foi *lindo*.

P: De onde vem toda esta energia da camada implosiva?

F: (Dobra os dedos das duas mãos, engancha-os e puxa.) Você viu o que eu fiz? Você viu quanta energia gastei sem fazer nada, simplesmente puxando a mim mesmo com a mesma força? De onde vem esta energia? Do não permitir que o excitamento chegue aos nossos sentidos e aos nossos músculos. Em vez disso, o excitamento vai para a vida de fantasia, para a vida de fantasia que tomamos por real. Você poderia pensar: "Não há possibilidade de eu fazer isso. Eu sou incapaz. Preciso da minha mulher para me confortar"; e você não está querendo acordar e perceber que poderia ser capaz de criar seu próprio conforto, e até mesmo confortar outras pessoas.

Nossa energia de vida vai apenas para as partes da personalidade com as quais nos identificamos. Na nossa época, muita gente se identifica quase só com seu computador. Esta gente pensa. Algumas pessoas falam da grandeza do *homo sapiens*, o pedacinho que pensa, como se nosso intelecto liderasse o animal humano, uma noção que saiu de moda com Freud. Hoje em dia falamos de uma integração do ser social com o ser animal. Sem o apoio da nossa vitalidade, da nossa existência física, o intelecto não passa de mera masturbação mental.

A maioria das pessoas faz dois tipos de jogos intelectuais. Um deles é o jogo da comparação, o jogo do "mais que" — meu carro é maior que o seu, minha casa é melhor que a sua, eu sou maior do que você, minha miséria é maior que a sua, e assim por diante. Agora, o outro jogo, que é de extrema importância, é o jogo da adaptação. Vocês conhecem o jogo da adaptação sob muitos aspectos. Se quiserem desempenhar um certo papel, digamos que queiram ir a uma festa, e queiram ser a bela do baile, é preciso que vistam uma roupa adequada para o papel. Vai-se a um alfaiate de primeira, e lá se joga o jogo da adaptação. A roupa se adapta a mim, me serve, o alfaiate tem que fazer a roupa me servir. Agora, o jogo da adaptação pode ser jogado em dois sentidos. Um deles é: nós olhamos para a realidade e vemos onde ela se adapta às nossas teorias, nossas hipóteses, nossas fantasias *sobre* o que a realidade deve ser. Ou pode-se trabalhar em sentido contrário. Tem-se fé num certo conceito, numa certa escola, seja a escola psicológica, a escola freudiana ou a escola de condicionamento. Agora procura-se adaptar a realidade a este modelo. É como Procrustes, que punha todas as pessoas numa cama do mesmo tamanho. Se fossem muito compridas, ele cortava as pernas; se fossem muito curtas, ele as esticava até que coubessem na cama. Este é o jogo da adaptação.

Uma teoria, um conceito, é uma abstração, um aspecto de qualquer fato. Se vocês pegarem esta mesa, vocês podem abstrair dela a forma, vocês podem abstrair a substância, vocês podem abstrair a cor, vocês podem abstrair seu valor monetário. Vocês não podem juntar as abstrações para formar um todo, porque o todo existe em primeiro lugar, e a abstração somos nós que fazemos, seja qual for o contexto do qual necessitamos.

Vamos dar uma olhada para a psicologia; quero assinalar algumas das abstrações que podem ser feitas da Gestalt-terapia. Uma delas é a comportamentalista;

aquilo que fazemos: nós observamos a identidade da estrutura e função nas pessoas, o organismo, e assim por diante, o que encontrarmos. O que há de bom com os comportamentalistas é que eles realmente trabalham com o aqui e o agora. Eles olham, observam o que está acontecendo. Se pudéssemos retirar dos atuais psicólogos americanos a sua compulsão de condicionar, e simplesmente mantê-los como observadores; se eles pudessem perceber que as mudanças que nos são exigidas *não* devem ser obtidas por condicionamento, que o condicionamento sempre produz resultados artificiais, e que as verdadeiras mudanças ocorrem por si mesmas, de um modo diferente, então poderíamos fazer muito no sentido de uma reconciliação entre os comportamentalistas e os psicólogos da experiência.

Os psicólogos da experiência, os psicólogos clínicos, têm uma grande vantagem sobre os comportamentalistas. Eles não vêem o organismo humano como algo mecânico que simplesmente está em funcionamento. Eles vêem que o meio de comunicação está no centro da vida, ou seja, na tomada de consciência. Agora, pode-se chamar esta tomada de consciência (*awareness*) simplesmente de "consciência" (*consciousness*), ou sensibilidade, ou percepção de algo. Eu acredito que a matéria tenha, além de extensão, duração, etc., também *capacidade de perceber*. É claro que ainda não somos capazes de medir as quantidades infinitamente pequenas, por exemplo, como as desta mesa aqui, mas sabemos que todo animal, toda planta, é capaz de perceber; vocês podem chamar isto de tropismo, sensibilidade, sensibilidade protoplásmica, ou seja o que for, mas a percepção ali está. De outra forma, não poderiam reagir à luz do sol, ou, para dar outro exemplo: Se vocês tiverem uma planta, e puserem fertilizante em alguma parte, a planta fará as raízes crescerem em direção ao fertilizante. Se vocês tirarem o fertilizante, e o puserem em algum outro lugar, as raízes crescerão nesta nova direção.

Assim, o que eu quero ressaltar é que na Gestalt-terapia nós começamos com *o que é*, e vemos que abstração, que contexto, que situação existe para ser encontrada; e relacionar a figura, a experiência do primeiro plano, com o fundo, com o conteúdo, com a perspectiva, com a situação; e juntos eles formam a *gestalt*. O significado é a relação da figura em primeiro plano com o seu fundo. Se vocês usarem a palavra "rei", vocês precisam ter um fundo para entenderem o significado dela, para saberem se é o Rei da Inglaterra, o rei do jogo de xadrez, a galinha "à la rei"; nada tem significado sem um contexto. O significado não existe. É sempre criado depois.

Nós possuímos dois sistemas com os quais nos relacionamos com o mundo. Um é o chamado sistema sensorial; outro é o sistema motor. Agora, infelizmente os behavioristas esculhambaram tudo, com seu arcoreflexo idiota. O sistema sensorial é para a orientação, a sensação de tato, onde entramos em contato com o mundo. Todos nós temos o sistema motor, o sistema da ação, por meio do qual fazemos alguma coisa com o mundo. Assim, uma pessoa realmente sadia deve ter tanto uma boa orientação quanto habilidade de agir. Agora, às vezes acontece uma falta extrema de um lado ou de outro, como nos casos extremos de esquizofrenia. Os casos extremos de esquizofrenia são as pessoas completamente retraídas, às quais falta ação, e os tipos paranóicos, aos quais falta sensibilidade. Se não houver equilíbrio entre o sentir e o agir, então você está desregulado.

Muita gente prefere se apegar, com sua atenção, à uma situação infrutífera, até esgotá-la. Este se apegar ao mundo, esta fixação, este contato super-extensivo, é tão patológico quanto o retraimento completo, a torre de marfim do estupor catatônico. Em ambos os casos, contato e retraimento não fluem, o ritmo é interrompido. A doença, fazer papel de doente, que é grande parte desse enlouquecer, nada mais é do que a busca de apoio ambiental. Se você está doente, alguém vem e toma conta de você, traz comida, traz calor, você não precisa sair e ganhar a vida; assim, existe uma regressão completa. Mas a regressão não é um fenômeno puramente patológico, como Freud pensava. A regressão significa um recuo para uma posição na qual se pode conseguir apoio, onde a pessoa se sente segura. Aqui a gente vai trabalhar um pouco com regressão deliberada, retraimento deliberado, para vocês descobrirem qual é a situação em que se sentem confortáveis, em contraste com a situação que não podem suportar. Vocês descobrirão com que vocês *estão* em contato, já que não conseguem estar em contato com o mundo e com o ambiente.

Assim, vamos fazer outro experimento, que pode ser bastante útil para vocês. Se você estiver confuso, aborrecido ou se sentindo preso, tente o seguinte: Balance entre o *aqui* e o *lá*. Agora quero que todos façam isto. Fechem os olhos e imaginem que estão indo embora, daqui para algum outro lugar que gostem...

Agora o passo seguinte é voltar para a experiência *aqui*, o aqui e o agora... E agora comparem as duas situações. Provavelmente a situação *lá* era preferível à situação *aqui*... E agora fechem os olhos de novo. Partam mais uma vez, para onde quiserem ir. E notem se há qualquer mudança...

Agora voltem novamente para o aqui e o agora, e mais uma vez comparem as duas situações. Aconteceu alguma mudança?... Vão embora de novo... continuem a fazer isto por si mesmos até que se sintam realmente confortáveis na situação presente, até que vocês cheguem aos seus sentidos e comecem a ver, ouvir e estar neste mundo; até que vocês realmente comecem a existir... Alguém quer falar sobre esta experiência de vaivém?

P: No começo eu fui para a casa de um amigo, estava muito bom. Eu voltei. Na segunda vez eu fui para um lugarzinho nas montanhas, para onde costumo ir. Então voltei. Agora estou aqui, e percebo que, para mim, é desnecessário trabalhar no futuro. Agora é mais importante estar aqui. O futuro se arranja sozinho.

Q: Eu estava escalando uma montanha com alguém, e estava dando e recebendo muito amor, e quando eu voltei ainda não estava satisfeito, porque isto ainda não está acabado na minha vida. Então vou tentar fechar a situação.

R: Eu fiquei alternando entre três lugares no meio da natureza, que são meus lugares favoritos; eu estava sozinho. E cada vez que eu voltava me sentia mais calmo.

S: Fritz, estou impressionado pelo fato de que, quando vou embora, estou mais vivo do que aqui. Aqui eu não atuo com tanta emoção ou tanta vitalidade — meu corpo físico se mexe muito menos, está bem menos na realidade do que quando eu vou.

F: Você não conseguiu trazer nada de vitalidade para o aqui e o agora?

S: Sim, mas não tanto assim. Ainda existia uma grande discrepância entre as duas situações.

F: Ainda existe um reservatório tampado.

T: Eu sinto a mesma coisa que sinto quando volto para a sala-de-estar, lá em casa. Ah!, da primeira vez que eu fui não senti muita coisa, e eu voltei para cá e senti uma certa tensão. E quando voltei para lá a segunda vez, foi a mesma coisa, eu voltei para cá e senti mais tensão. Fui de novo e senti na sala lá de casa a mesma tensão que sinto aqui.

U: Eu fui para uma ilha deserta, que era um lugar para onde eu fugia nos meus sonhos quando era criança. E eu gostei da liberdade que eu tinha lá. Eu não usava roupa nenhuma e podia nadar nua naquela água, muito clara. Eu gostei muito disto, mas ao mesmo tempo eu... eu percebi que preciso de gente, estou mais consciente da minha necessidade de gente do que estava antes. Ah!, acho que, quando voltei, trouxe um pouco do desejo de ser livre. Então, o outro lugar que eu fui foi uma excursão de alpinismo do Monte Tamalpais, com meu marido; isto aconteceu na época em que a gente estava namorando. E os sentimentos que vieram junto com isto foram que ele me amava mais do que ele ama agora, e houve uma grande euforia com a nossa relação. Eu também trouxe um pouco dela comigo, mas queria voltar para lá, e voltei. A gente estava subindo de novo o Monte Tamalpais, mas eu comecei a gostar do fato de que eu não estava... que ele estava carregando parte de... parte de mim no relacionamento e acho que também trouxe de volta um pouco desta tomada de consciência, para a situação presente... tanto a alegria quanto a compreensão de que eu preciso para me carregar sozinha.

F: Bem, acho que alguns de vocês experimentaram um pouquinho de integração destes dois opostos, *aqui* e *lá*. Se vocês fizerem isto com qualquer situação desagradável, vocês poderão descobrir exatamente o que está faltando na situação aqui-e-agora. Muitas vezes a situação *lá* dá uma pista do que está faltando no agora, o que é diferente no agora. Assim, sempre que vocês se aborrecerem ou estiverem tensos, retraiam-se — especialmente os que forem terapeutas. Se vocês adormecerem quando o paciente não trouxer nada de interessante, isto poupará a força *de vocês*, e o paciente, ou acorda vocês, ou traz algum material mais interessante. E se não, vocês pelo menos têm tempo de dar uma cochilada.

Retrair-se para uma situação da qual se pode obter apoio, e depois voltar com novas forças para a realidade. Vocês sabem que Hércules é o famoso símbolo do autocontrole. Vocês sabem, aquele personagem obsessivo que limpou os estábulos de Augias, e assim por diante. Agora, a estória mais importante talvez seja a tentativa de Hércules de matar Anteus. Assim que Anteus tocava o solo, ele recuperava sua força, e isto é o que ocorre no retraimento. É claro que o melhor retraimento é o retraimento para dentro do próprio corpo. Entrar em contato consigo mesmo. Voltar a atenção para a existência física. Mobilizar os recursos interiores. Mesmo que você entre em contato com uma fantasia de estar numa ilha deserta ou numa banheira de água quente, ou com qualquer situação inacabada, isto lhe dará um bocado de apoio quando você voltar à realidade.

Agora, normalmente o *élan vital*, a força vital, se energetiza por meio da sensação, da escuta, da observação, da descrição do mundo como o mundo é *lá*. Agora, esta força vital aparentemente mobiliza primeiro o centro, *se* você tiver um centro. E o centro da personalidade é aquilo que costumava ser chamado de alma: as emoções, os sentimentos, o espírito. As emoções não são um incômodo que deve ser descarregado. As emoções são a força motora mais importante para o nosso comportamento: emoção no sentido amplo, tudo que você sente: a espera, a alegria, a fome. Agora, estas emoções, ou esta energia básica, esta força vital, aparentemente é diferençada no organismo pelo que eu chamaria de diferenciação hormônica. O excitamento básico é diferençado, digamos, em raiva e medo pelas glândulas supra-renais, pelas glândulas sexuais, em libido. No caso de um ajuste a uma perda, poderia ser transformado em pesar. Então este excitamento emocional mobiliza os músculos por meio do sistema motor. Então, cada emoção se expressa no sistema muscular. Não se pode imaginar a raiva sem movimento muscular. Não se pode imaginar a alegria, que é mais ou menos igual ao dançar, sem movimento muscular. No pesar existem soluços e pranto, e no sexo também há certos movimentos, como todos vocês sabem. E estes músculos são usados para se mexer, para tirar coisas do mundo, para tocar o mundo, para estar em contato, para estar *com tato*. Qualquer perturbação deste metabolismo de excitamento diminui a vitalidade. Se as excitações não puderem ser transformadas nas atividades específicas, e ficarem estagnadas, então temos o estado que chamamos de ansiedade, que é uma tremenda excitação contida, engarrafada. *Angoustia* é a palavra latina para estreiteza; você estreita, encolhe o peito para passar pelo caminho estreito; o coração acelera para suprir o oxigênio necessário para a excitação, e assim por diante. Se a excitação não puder fluir para a atividade por intermédio do sistema motor, então procuraremos dessensibilizar o sistema sensorial para reduzir a excitação. Assim, encontramos todos os tipos de dessensibilização: frigidez, bloqueio dos ouvidos, e assim por diante; todos os furos da personalidade dos quais falei antes.

Assim, se o nosso metabolismo estiver perturbado, e nós não tivermos um centro a partir do qual podemos viver, temos que fazer algo, queremos fazer algo para recobrar a fonte, o fundamento do nosso ser. Não existe isso a que chamam de integração total. A integração nunca se completa; a maturação nunca se completa. Ela é um processo sempre em andamento. Não se pode dizer: "Acabei de comer o bife e estou satisfeito; não tenho mais fome", e para o resto da vida não há mais fome. Existe sempre alguma coisa a ser integrada; sempre algo a ser aprendido. Existe sempre uma possibilidade de enriquecer a maturação, de assumir cada vez mais responsabilidade por si mesmo e pela própria vida. É claro que assumir responsabilidade pela própria vida e ser rico em experiência e habilidade é a mesma coisa. E é isto que espero fazer aqui neste seminário: fazer vocês compreenderem o quanto ganham assumindo responsabilidade perante cada emoção, cada movimento feito, cada pensamento — e não jogar a responsabilidade em cima de mais *ninguém*. O mundo não está aí para atender às suas expectativas, e tampouco você precisa viver de acordo com as expectativas do mundo. Nós nos tocamos uns aos outros sendo honestamente aquilo que somos, e não *produzindo* contato intencional.

Num certo contexto a responsabilidade dá a idéia de obrigação. Se eu assumo responsabilidade por outra pessoa, eu me sinto onipotente; tenho que interferir na vida desta pessoa. Tudo o que isto significa é que eu tenho uma obrigação — eu acredito que tenho o dever de apoiar esta pessoa. Mas a palavra responsabilidade pode ser também *habilidade de responder**: de ter pensamentos, reações, emoções numa determinada situação. Agora, esta responsabilidade, esta habilidade de *ser* o que se *é*, se expressa através de palavra "eu".

Muitos concordam com Federn, um amigo de Freud, que sustentava que o ego é uma substância; eu sustento que o ego, o *eu*, é meramente um símbolo de identificação. Se eu digo que agora estou com fome, e daqui a uma hora digo que não estou com fome, não existe contradição. Não se trata de uma mentira porque neste meio tempo eu almocei. Eu me identifico com meu estado agora, e me identifico com meu estado depois.

Responsabilidade significa simplesmente querer dizer "eu sou eu" e "eu sou o que eu sou — eu sou Popeye, o marinheiro"**. Não é fácil abandonar o conceito ou fantasia de ser uma criança necessitada, a criança que quer ser amada, a criança com medo de ser rejeitada,

---

* A palavra **responsability** (responsabilidade) é transformada em **responseability** (habilidade de responder por). A impossibilidade de tradução exata faz com que o sentido de "responsabilidade" não tenha a conotação exata que Perls lhe atribui. — (N. do T.)

** Palavras da canção do desenho animado do referido personagem. — (N. do T.)

mas todos estes são os fatos pelos quais não queremos assumir responsabilidade. Exatamente como falei com relação ao constrangimento, nós não queremos assumir responsabilidade por sermos críticos e de que projetamos o criticismo nos outros. Nós não queremos assumir a responsabilidade de que descriminamos, então projetamos isto e vivemos fazendo eternas exigências de aceitação, com medo de sermos rejeitados. E uma das responsabilidades mais importantes, e esta é uma passagem *muito* importante, é a de assumirmos responsabilidade pelas nossas projeções, reidentificarmo-nos com estas projeções e nos tornarmos aquilo que projetamos.

A diferença essencial entre a Gestalt-terapia e a maior parte dos outros tipos de psicoterapia é que nós *não* analisamos. Nós *integramos*. O que nós queremos evitar é o velho erro de misturar compreensão com explicação. Se nós explicamos, interpretamos, isto poderia ser um jogo intelectual muito interessante, mas é uma atividade boba, e uma atividade boba é pior do que não fazer nada. Se a gente não faz nada, pelo menos a gente *sabe* que não está fazendo nada. Se a gente se envolve numa atividade boba, apenas investe tempo e energia num trabalho improdutivo, e possivelmente fica mais e mais condicionado a fazer estas atividades fúteis, perdendo tempo, e entrando cada vez mais fundo no pântano da neurose.

Seria maravilhoso se pudéssemos ser tão sábios e inteligentes que a nossa racionalidade pudesse dominar nossa vida biológica. E esta polaridade, mente *versus* corpo, não é a única. O ser humano tem outras coisas além destes dois instrumentos. Esta identificação com o intelecto, com a explicação, deixa de fora o organismo total, deixa de fora o corpo. Você *usa* o corpo, em vez de *ser* um corpo, alguém (*somebody*). E quanto mais pensamentos vão para o computador, para a manipulação, menos energia sobra para o *self* total. Uma vez tendo colocado o corpo entre parênteses, o resultado é que você se sente sendo ninguém (*nobody*), já que você não tem corpo (*no body*). Não há corpo em sua vida. Não é à-toa que tanta gente entra na "neurose de domingo", quando está fora da rotina diária e é obrigada a se defrontar com a chatice e o vazio da sua vida. A Gestalt-terapia é uma abordagem existencial, o que significa que não nos ocupamos somente em lidar com os sintomas ou estrutura de caráter, mas com a existência total da pessoa. Esta existência, e os problemas da existência, na minha opinião, são claramente indicados em sonhos.

Uma vez Freud chamou o sonho de *via regia*, o caminho real para o inconsciente. E eu acredito que seja realmente o caminho real para a integração. Eu nunca sei o que o "inconsciente" é, mas sabemos que o sonho é decididamente a nossa criação mais espontânea. Ele surge sem a nossa intenção, desejo, deliberação. O sonho é a expressão mais espontânea da existência do ser humano. Não existe nada tão espontâneo quanto o sonho. O sonho mais absurdo não nos perturba por ser absurdo enquanto sonhamos: nós o sentimos real. Em todas as outras coisas que você faz na vida, você ainda tem algum tipo de controle ou interferência deliberada. Isto não ocorre com o sonho. Todo sonho é uma obra-de-arte, mais do que uma novela ou um drama bizarro. Se a arte é *boa* ou não, isto é outra coisa, mas o sonho sempre está cheio de movimento, luta, encontros, e todos os tipos de coisas. Agora, se minha alegação estiver certa, e eu obviamente acredito que esteja, todas as diferentes partes do sonho são fragmentos das nossas personalidades. Uma vez que o nosso objetivo é nos tornarmos pessoas inteiras, o que significa pessoas unificadas, sem conflitos, o que temos a fazer é juntar os diferentes fragmentos do sonho. Temos que *reassumir* estas partes projetadas, fragmentadas da nossa personalidade, e *reassumir* o potencial oculto que aparece no sonho.

Por causa da nossa atitude fóbica, evitando a tomada de consciência, muito material pertencente a nós mesmos, que é parte de nós mesmos, tem sido dissociado, alienado, rejeitado, jogado fora. O restante do nosso potencial não está à nossa disposição. Mas eu acredito que a maior parte dele *está* à disposição, porém como projeções. Eu sugiro que partamos do impossível pressuposto de que tudo que acreditamos ver em outra pessoa ou no mundo não passa de uma projeção. Talvez isto seja louco demais, mas é simplesmente incrível o quanto projetamos, e como somos cegos e surdos para o que está realmente acontecendo. Assim, o reassumir os sentidos e a compreensão das projeções andam de mãos dadas. A diferença entre realidade e fantasia, entre observação e imaginação — esta diferenciação exige um pouquinho de ação.

Nós podemos reassimilar, recuperar nossas projeções, projetando a nós mesmos completamente nesta outra coisa ou pessoa. O patológico é sempre a projeção *parcial*. A projeção *total* é chamada de experiência artística, e esta projeção total é uma identificação com a coisa em questão. Para dar uma idéia, por exemplo, no Zen não se tem a permissão de pintar um único galho enquanto a pessoa não tiver se tornado o galho.

Assim, quero começar com um experimento simples, de se criar u'a mágica, de nos transformarmos em alguma coisa — de nos metamorfosearmos em alguma coisa que aparentemente não somos, de aprendermos a nos identificar com algo que não somos. Comecemos com algo bem simples. Observem-me. Eu vou fazer algumas caretas e expressões, e quero que vocês, sem palavras ou sons, copiem minhas expressões e vejam quando conseguem realmente sentir que se tornaram eu e minhas expressões. Agora olhem. Acompanhem. O principal é a expressão facial...

Agora vou lhes contar o que fiz. Eu imaginei uma situação e entrei nela, e tive uma impressão; acho que a maioria de vocês obteve pelo menos um pouco de sentimento de identificação, não tanto pensando, apenas acompanhando. Agora vamos dar mais um passo. Você, venha até aqui e fale comigo — diga o que quiser. (Enquanto a pessoa fala, Fritz imita suas palavras, sua inflexão de voz, e suas expressões faciais.) Agora formem pares e façam isto, e tentem realmente ter a sensação de ser a outra pessoa... Agora quero que cada um de vocês se transforme em algo um pouquinho diferente. Transformem-se numa rua... Agora se transformem num carro... Agora se transformem num bebê de seis meses... Agora se transformem na mãe deste bebê... Agora se transformem de novo no mesmo bebê... Agora na mesma mãe... Agora no bebê... Agora tenham dois anos de idade... Agora se transformem na sua idade atual, na idade que vocês têm... Todo mundo consegue realizar esse milagre?

Agora, quero mostrar a vocês como usar esta técnica de identificação com os sonhos. É bem diferente daquilo que os psicanalistas fazem. O que geralmente se faz com os sonhos é cortá-los em pedaços, seguindo-se uma associação de significados, e interpretação. Bem, talvez pudéssemos chegar a alguma integração com este procedimento, mas eu não creio muito, porque na maior parte dos casos não passa de mero jogo intelectual. Muitos de vocês receberam lavagem cerebral dos psicanalistas, mas se quiserem tirar alguma coisa real de um sonho, *não* o interpretem. *Não* façam jogos de *insights* intelectuais, nem façam associações ou dissociações livres ou presas.

Em Gestalt-terapia nós não interpretamos sonhos. Fazemos com eles algo muito mais interessante. E em vez de analisar e contar o sonho, nós queremos trazê-lo de volta à vida. E o jeito de trazê-lo de volta à vida é reviver o sonho como se ele estivesse ocorrendo agora. Em vez de contar o sonho como uma estória do passado, encene-o no presente, de modo que ele se torne parte de você, de modo que você realmente se envolva.

Se você compreender o que pode fazer com os sonhos, poderá fazer muita coisa por você mesmo, sozinho. Pegue um velho sonho ou fragmento de sonho, não importa. Enquanto você ainda se lembra dele, ele ainda está vivo e é acessível, e ainda contém uma situação inacabada, não assimilada. Quando trabalhamos com sonhos, geralmente pegamos apenas um pedacinho do sonho, porque se pode tirar muito de cada pedacinho.

Assim, se você quiser trabalhar sozinho, eu sugiro que você escreva o sonho e faça uma lista de *todos* os detalhes. Ponha cada pessoa, cada coisa, cada sensação, e trabalhe com elas para *se tornar* cada uma delas. Envolva-se, e procure realmente transformar-se em cada um dos diferentes itens. *Torne-se* mesmo esta coisa — seja lá o que for — *torne-se* a coisa. Use sua magia. Transforme-se naquele sapo feio, ou no que lá estiver — a coisa morta, a coisa viva, o demônio, e pare de pensar. Cada pedacinho é uma peça de um quebra-cabeças, e, juntos, todos os pedacinhos formarão um todo maior, mais forte, mais feliz, uma personalidade mais completamente *real*.

Em seguida, pegue cada um destes diferentes itens, personagens e partes, e faça com que eles se encontrem. Escreva um roteiro. Quando digo "escreva um roteiro" quero dizer faça com que as partes opostas mantenham um diálogo, e você descobrirá (especialmente se pegar os opostos certos) que eles sempre acabam brigando entre si. Todas as diferentes partes, de qualquer parte do sonho, são você mesmo, uma projeção de você, e se existem lados inconsistentes, lados contraditórios, e você os utiliza para se combaterem mutuamente, você tem sempre o eterno jogo do conflito, o jogo da autotortura. À medida que o processo de encontro se desenvolve, há um aprendizado mútuo até chegarmos a uma compreensão e apreciação das diferenças, até chegarmos à unidade e integração das forças opostas. Então, a guerra civil terá terminado, e as energias estarão prontas para as batalhas com o mundo. Cada bocadinho de trabalho que você fizer significará um pouco de assimilação de algo. Em princípio, você pode passar por toda a cura — vamos chamá-la de cura ou maturação — se tiver feito isto com *todas* as partes de um único sonho. Tudo está aí. Os sonhos se modificam, de várias formas, mas quando você começa deste jeito, você descobre que cada vez aparecem mais sonhos e que a mensagem existencial se torna cada vez mais clara.

De agora em diante, portanto, eu gostaria de colocar a ênfase sobre o trabalho com sonhos. Nós encontramos tudo que precisamos no sonho, na periferia do sonho, no ambiente do sonho. A dificuldade existencial, a parte da personalidade que está faltando, tudo está aí. É uma espécie de ataque central, bem no meio da sua não-existência.

O sonho é uma excelente oportunidade de descobrir os furos da personalidade. Eles aparecem como vazios, espaços em branco, e quando se chega à vizinhança de tais buracos, fica-se confuso ou nervoso. Há uma experiência apavorante, a expectativa: "Se eu me aproximar haverá uma catástrofe. Eu serei *nada*". Eu já falei um pouco sobre a filosofia do nada. Este é o impasse, quando você evita, quando você vira fóbico. De repente você fica com sono, ou se lembra de alguma coisa muito importante que precisa fazer. Assim,

102

se você trabalhar com sonhos é melhor trabalhar junto com outra pessoa, que pode indicar quando você está evitando. Compreender o sonho significa perceber quando você está evitando o óbvio. O único perigo é que esta outra pessoa poderia vir muito depressa em seu socorro, e lhe dizer o que está se passando dentro de você, em vez de lhe dar a chance de descobrir por si só.

E se você descobre o significado, cada vez que se identifica com um pedacinho do sonho, cada vez que você transforma um *isso* em *eu,* você aumenta a sua vitalidade e o seu potencial. Como um colecionador de dívidas, você tem o dinheiro investido em todo lugar; então, pegue-o de volta. E, por outro lado, comece a entender as atividades bobas nas quais você desperdiça suas energias, como quando você se aborrece, por exemplo. Em vez de dizer: "Estou chateado" e descobrir em que você está realmente interessado, você permanece com aquilo que o chateia. Você tortura a si mesmo ficando parado, e, ao mesmo tempo que tortura a si mesmo, tortura o seu meio ambiente. Você vira um "curtidor de fossa". Se você *gosta* de "curtir fossa", se você *aceita,* tudo bem, porque então tudo vira uma experiência positiva. Então você assume responsabilidade pelo que está fazendo. Se você gosta de autotortura, muito bem. Mas sempre existe a questão de aceitar e não aceitar, e aceitar não é apenas tolerar. Aceitar é ganhar um presente. O equilíbrio é sempre gratidão pelo que *é.* Se for pouco, você fica ressentido; ser for demais, você se sente culpado. Mas, se você obtém o equilíbrio, você cresce agradecido. Se você faz um sacrifício, você se sente ressentido; se você dá um presente, você dá a mais e se sente bem. É um fechamento: completar uma *gestalt.*

P: Vivendo junto com outras pessoas nós praticamos o que alguns chamam de delicadeza. Você poderia traçar uma linha entre assumir responsabilidade e praticar delicadezas?

F: Posso. Você assume a responsabilidade de desempenhar um falso papel. Você representa o bem-educado para deixar a outra pessoa contente. Sempre que você usa as palavras *agora* e *como*, e tomar consciência disto, você cresce. Sempre que você usa a pergunta *por que?*, você diminui de estatura. Você se preocupa com informação falsa, desnecessária. Você apenas alimenta o computador, o intelecto. E o intelecto é a prostituta da inteligência. É uma pedra no seu caminho.

Assim, a verdade simples é que contra — desculpem a expressão — o mal da auto-alienação, do auto-empobrecimento, existe apenas o remédio da reintegração, de recuperar o que é seu por direito. Toda vez que você mudar um *isso* ou um *substantivo* num *eu* ou num *verbo* você recebe de volta, digamos, um décimo de milésimo do seu potencial, e ele se acumulará. Toda vez que você conseguir integrar algo, este algo lhe dará uma base melhor, e mais uma vez você poderá facilitar o seu crescimento, a sua integração.

Não tente fazer disto um programa perfeccionista, que você *deve* engolir cada bocado que está comendo, que você *deve* fazer uma pausa entre as diferentes mordidas para completar uma situação antes de começar uma outra; que você precisa mudar todo *substantivo* e todo *isso* para *eu*. Não se torture com estas exigências, mas perceba que esta é a base da nossa existência e descubra que é assim que a coisa é. É assim que deveria ser e deveria ser como é.

SEMINÁRIO DE TRABALHO COM SONHOS

INTRODUÇÃO

Basicamente o que eu estou fazendo é uma terapia individual em contexto de grupo, mas não se limita a isto. Muitas vezes, o que acontece num grupo acontece por acontecer. Geralmente eu só interfiro se aquilo que estiver acontecendo se torna mera masturbação mental. A maior parte da terapia de grupo não passa de masturbação mental. Jogos de pingue-pongue, "quem tem razão?", trocas de opinião, interpretações, toda essa baboseira. Se as pessoas estiverem fazendo isto, eu interfiro. Se estiverem compartilhando a sua experiência, se forem honestas em sua expressão, é maravilhoso. Freqüentemente o grupo dá muito apoio, mas se o pessoal simplesmente "ajuda", eu corto. Gente que ajuda de verdade é gente que se opõe, que interfere. As pessoas precisam crescer por meio da frustração — por meio de uma frustração habilidosa. De outra forma, elas não recebem incentivo para desenvolver seus próprios meios e caminhos de lidar com o mundo. Mas, às vezes ocorrem coisas muito lindas, e basicamente não há muitos conflitos, todo mundo que está no grupo participa. Às vezes aparecem pessoas que não dizem uma única palavra durante todas as cinco semanas de *workshop,* e vão embora dizendo que tiveram mudanças tremendas, que fizeram a sua própria terapia particular, ou chamem como quiserem chamar. Assim, qualquer coisa pode acontecer. Enquanto você não a planeja, enquanto você trabalha com sua intuição, seus olhos e ouvidos, alguma coisa está prestes a acontecer.

Dois anos atrás, li um trabalho na Associação Psicológica Americana. Eu alegava que toda terapia individual é obsoleta, e ressaltava as vantagens do *workshop*. Eu acredito que no *workshop* se aprende muito, compreendendo o que se passa com a outra pessoa; percebendo que muitos dos conflitos dela são também os da gente, e aprendendo por identificação. Aprendizagem equivale a descoberta. Você descobre por si mesmo, e a tomada de consciência é o meio de descoberta.

Agora estou começando aos poucos a perceber que os *workshops* e a terapia de grupo também são obsoletos, e no ano que vem nós vamos dar início ao primeiro *gestalt-kibutz*. Até agora o *gestalt-kibutz* é apenas uma fantasia, embora já tenhamos algum material real à nossa disposição. Eu espero contar com um número permanente de pessoas, cerca de trinta. A divisão entre a equipe e os participantes será superada. O principal é o espírito de comunidade propiciado pela terapia — vamos chamá-la assim por enquanto, na falta de uma expressão melhor. Pretende-se que tudo seja uma experiência de crescimento, e que possamos criar pessoas *reais,* pessoas dispostas a assumir uma posição, pessoas dispostas a assumir responsabilidade pelas suas vidas.

Aqui em nosso trabalho com Gestalt-terapia, fazemos distinção entre dois tipos de trabalhos: um é o seminário; o outro é o *workshop*. O *workshop* é com um número muito limitado de pessoas, no máximo quinze, e ali nós *trabalhamos.* O grande seminário de fim-de-semana tem outro propósito: fazer com que vocês se familiarizem com aquilo que estamos fazendo, e eu espero, apesar disso, que vocês ainda aprendam alguma coisa. Agora, estes seminários com palestras e demonstrações não são *workshops* terapêuticos. São uma espécie de situação de amostra, e qualquer experiência terapêutica ou de crescimento será pura coincidência. No sentido de dar alguma idéia do que é Gestaltterapia sempre existem algumas pessoas que se dispõem a trabalhar comigo, e eu quero esclarecer a minha posição. Eu sou responsável apenas por mim mesmo e por mais ninguém. Eu não assumo responsabilidade por nenhum de vocês — vocês são responsáveis por vocês mesmos. Feliz ou infelizmente, ultimamente eu ganhei tal reputação como terapeuta que possivelmente não posso corresponder a ela. Foi há três anos atrás que eu pude finalmente aceitar o que as pessoas sempre me disseram: que eu era um gênio. Isto durou apenas três meses, e eu descobri que ser gênio não estava em mim. De qualquer jeito não importa. Eu não sou Deus, eu sou um catalisador. Sou suficientemente versado em compreender projeções e, deste modo, ser capaz de diferenciar quando se trata de observação ou se tenho que assumir um papel na vida da pessoa — se ela quer fazer de mim um muro de lamentos, ou um pai, ou um canalha, ou um sábio. Minha função como terapeuta é ajudar vocês a tomarem consciência do aqui e do agora, e frustrar vocês em qualquer tentativa de fugir disto. Esta é a minha existência como terapeuta, no papel do terapeuta. Ainda não consegui fazer isto com outras partes da minha vida. Vocês percebem que, como qualquer outro psicólogo ou psiquiatra, eu resolvo meus problemas em grande parte do *lado de fora*. A verdade é que eu estou tão feliz com os meios de integração que a minha própria integração é incompleta.

Assim, se vocês quiserem ficar loucos, cometer suicídio, melhorar, se "ligar", ou ter uma experiência que modifique a sua vida, isto depende de vocês. Eu estou "na minha" e vocês estão "na sua". Qualquer pessoa que não queira assumir responsabilidade por isto, por favor, não assista a este seminário. Vocês vieram para cá por vontade própria. Eu não sei o quanto vocês estão crescidos, mas a essência da pessoa crescida é que ela é capaz de assumir responsabilidade por si mesma, seus pensamentos, sentimentos, e assim por diante. Qualquer objeção?... Muito bem.

Eu diria que basicamente nós encontramos dois tipos de clientes ou pacientes; grosseiramente falando, existem os que vêm com boa vontade, e os outros, que são espertos. As pessoas espertas geralmente são identificadas por um tipo específico de sorriso, um tipo de sorriso afetado, que diz: "Você é um idiota! Eu sei mais, eu posso sobrepujar e controlar você". E tudo que se tentar fazer será perdido, como água num barril sem fundo, nada fica lá dentro. Estas pessoas dão um bocado de trabalho. Muitas pessoas não querem trabalhar. Qualquer pessoa que vá a um terapeuta tem algo escondido. Eu diria que aproximadamente noventa por cento não vão a um terapeuta para serem curadas, mas para se adaptarem melhor à sua neurose. Se a pessoa é louca por poder, ela quer mais poder. Se é intelectual, ela quer mais cocô-de-elefante. Se é um ridicularizador, quer ter mais veneno para ridicularizar, e assim por diante.

Agora, alguns destes vão aparecer por aqui, e, no pouco tempo que temos a nosso dispor, muitas vezes vou jogá-los fora deste lugar quente (*hot seat*). Mas, quando se encontra alguém que esteja realmente sofrendo e chateado com a aridez da sua existência, então, com a sua cooperação, se pode fazer um trabalho relativamente rápido.

Duas semanas atrás tive uma experiência maravilhosa; não que tivesse sido uma cura, mas pelo menos foi um abrir-se. O homem era gago e eu pedi a ele que aumentasse a sua gagueira. Enquanto gaguejava, pergunte· a ele o que estava sentindo na garganta, e ele disse: "Eu sinto como se estivesse me sufocando". Então lhe dei o meu braço e disse: "Agora, sufoque a mim". "Pelo amor de Deus, eu poderia matá-lo!", ele respondeu. Ele realmente entrou em contato com seus sentimentos, e falou alto, sem qualquer dificuldade. Então mostrei a ele que ele tinha uma escolha existencial: ser um homem bravo, ou um gago. E vocês sabem muito bem como um gago pode torturar a gente, manter a gente sob tensão. Qualquer raiva que não saia, que não flua livremente, se transformará em sadismo, instinto de poder, e outros meios de tortura.

Assim, não precisamos mais das terapias que duram anos. Por outro lado, freqüentemente sou superestimado pelo que faço. Eu não sou perfeito, eu não sou um bastardo, às vezes sou muito "legal", não sou onipotente, não sei fazer mágicas, sei muito bem as minhas limitações, e muitas vezes acho alguém que vem com o único objetivo de mostrar que eu não passo de um bobalhão. De qualquer maneira, eu sei que, em certas situações, sou impotente, incapaz, e que eu não *preciso* ganhar.

Assim, além destas limitações, por causa das quais eu me reservo o direito de interromper qualquer coisa que esteja sendo feita — às vezes até jogo pessoas fora; mas dentro destas limitações, eu estou *disponível*, e, por favor, estou disponível apenas nas horas de trabalho. Fora destas horas de trabalho, não estou disponível. Eu sei que algumas pessoas têm a compulsão de se intrometer na vida dos outros, tendo que representar a sua própria vida, que deve ser muito interessante, tendo que irradiar as suas tragédias, e assim por diante. Estas pessoas devem procurar outras vítimas para os seus objetivos. Fora disto, estou aberto para trabalhar, e prefiro trabalhar especialmente com sonhos. Eu creio que, em sonhos, nós recebemos uma clara mensagem existencial do que está faltando na nossa vida, o que evitamos fazer e viver; e nós temos material de sobra para reassimilar e recuperar as partes alienadas de nós mesmos. Em Gestalt-terapia nós escrevemos *self* com *s* minúsculo, e não *S* maiúsculo. O *S* maiúsculo é uma relíquia do tempo em que tínhamos uma alma, ou um ego, ou algo extra, especial; *self* significa apenas "si mesmo": por melhor ou pior que seja, doente ou sadio, e nada mais. Eu uso seis instrumentos para poder funcionar. Um é a minha habilidade; outro é o lenço de papel. E há o lugar quente (*hot seat*). É para aí que vocês estão convidados, se quiserem trabalhar comigo. E há a cadeira vazia, que trará consigo um bocado da personalidade de vocês e de outros — vamos chamar assim, por enquanto — encontros interpessoais. Então, tenho meus cigarros, agora mesmo estou com um muito bom, é um Shaman; e o meu cinzeiro. Finalmente, preciso de alguém com vontade de trabalhar: alguém com vontade de ficar no *agora,* fazendo algum trabalho com sonhos. Estou à disposição. Quem quer realmente trabalhar comigo, e não simplesmente fazer de mim um palhaço?

SAM

Sam: (Falando depressa.) Meu nome é Sam...*

Fritz: Eu já conheci o Sam antes. Já nos conhecemos.

S: Na mesa, comendo.

F: É. Mas você nunca trabalhou comigo.

S: Não...

F: Agora, por favor, não mude sua postura. O que você nota na postura dele?

X: Ele está bem contraído.

---

* Reticências (...) indicam pausa de cinco segundos ou mais. — (N. do A.)

F: Ele é um sistema fechado. E não somente um sistema fechado, mas o lado direito cai para a esquerda e o lado esquerdo para a direita. Então, até que ponto você consegue se embaralhar? Ele ainda não disse nada, mas vocês podem ver o quanto ele expressa com a sua postura...

S: É, eu me sinto muito seguro. (Risos.)

F: Você pode me fazer um favor? Veja como você se sente quando você se abre. Isso...

S: Eu sinto meu coração batendo forte.

F: Ah! Agora apareceu o medo frente a audiência. Não está tão seguro assim. E — às vezes vou fazer alguns comentários no meio — a ansiedade, como é chamada em psiquiatria, é considerada um problema muito difícil. Na verdade, nada mais é do que medo diante da platéia. Se você está no *agora,* você tem segurança. Assim que você pula para fora do agora, por exemplo, para o futuro, o intervalo entre o agora e o depois se enche de excitamento contido, que é experienciado como ansiedade...

S: Eu ainda sinto meu coração batendo forte.

F: É. Feche os olhos e entre no agora, ou seja, na experiência do seu coração batendo forte, e assim por diante. Fique com seu corpo. O que você está experienciando agora?

S: Uma... Todo meu corpo, posso sentir meu coração batendo... Posso me sentir respirando...

F: É? O que você está experienciando?

S: Vamos em frente.

F: Qual é a sua objeção contra ficar no agora? "Vamos em frente" significa, mais uma vez, em direção ao futuro. Qual é a sua objeção contra ficar aí sentado?... Você está com alguma experiência de se sentir preso, ou se sentindo impaciente, aborrecido, ou qualquer coisa assim?

S: Eu sinto que esta vai ser a minha única oportunidade com você e eu quero tirar o máximo proveito dela, e não perder tempo com a ansiedade.

F: Ah! Coloque o Sam na cadeira vazia e fale com ele: "Sam, esta é a sua única oportunidade. Tire o máximo proveito que puder". (Risos.)...

S: É... Você está aí sentado todo tenso... Para que foi que você subiu?

F: Troque de lugar. Agora, o termo que eu uso é "Escreva um roteiro". Invente um roteiro ou diálogo entre dois opostos. Isto é parte da integração dos fragmentos da sua personalidade, e, em geral, elas aparecem como opostos — por exemplo, o dominador e o dominado. Então, responda a ele. Quem está sentado aí é ele ou ela?

S: (Na defensiva.) É ele.

F: Você não imagina quantas pessoas têm uma "ela" como dominador, quando há uma "mamãe judia"*.

S: Bem, eu não estou mais tão certo. (Risos.) Eu não sei por que subi aqui. Só para ver se... se você conseguia mexer comigo, acho...

**Esta é uma atitude horrível. (Risos.) Você acha que está aqui para brigar com o Fritz?...

Não, não, eu não quero brigar com o Fritz... Eu não sei por que estou... Quem é você, falando nisso?... Qual é a sua?... Qual é a sua?... (Suspiro.)...

F: Notem que eu sempre deixo o "paciente" fazer todo o trabalho. O que é que a sua mão direita está fazendo?

---

* Expressão inicialmente empregada nos meios judaicos, e que posteriormente foi incorporada ao linguajar popular americano. Refere-se basicamente ao caráter super-protetor da mãe judia. — (N. do T.)

** Um espaço maior no início do parágrafo indica que houve uma troca de lugares entre o "lugar quente" (**hot seat**) e a "cadeira vazia", quando a pessoa dialoga consigo mesma — (N. do A.)

S: Brincando com a mão esquerda.
F: Muito bem. Você pode inventar um diálogo entre a sua mão direita e a sua mão esquerda? Faça com que elas conversem.
S: Vou segurar você, mão esquerda. Isto me faz sentir bem.
Eu também quero segurar você.
Bem, não solte.
"Tá legal".
Eu só... hei, olhe, mão esquerda. Acabei de ver o pé esquerdo se mexer. (Risos.) Pergunto-me o que isto quer dizer.
Hei, ah!, dedão direito, olhe para o dedão esquerdo. Eu vou tocar você. E eu o amo.
Isto é muito confortador.
Sabe, mão... mão esquerda, ah!, eu vou segurar você.
Isto é muito bom.
Eu não estou mais com vontade de segurar você. Olhe o que você está fazendo. Você está pressionando o dedão de encontro aos outros dedos. Parecem olhos. Não é, mão esquerda?
É. Você parece mais um olho do que eu.
É.
F: Você pode agora fazer o papel dos olhos? Vá para a audiência. Você tem olhos? Ou a audiência tem olhos? Você sente que está sendo olhado, ou você está com os seus olhos e pode ver? Ou, como eu chamo esses caras, muitos são "curtidores" de espelho. Sempre carregam os espelhos consigo, e usam as outras pessoas para se refletir. Geralmente eles não têm olhos próprios...
S: Hum... Eu não me sinto dirigido, ahn, por todos os olhos de vocês.
F: O que você está vendo?
S: Mas eu também não estou olhando de verdade para vocês. É uma espécie de... é gostoso olhar para

lá e ver todo mundo. Mas, na verdade, eu não estou olhando para vocês. Correndo os olhos... Ali está a minha mulher... Eu acho que todos vocês estão meio curiosos... É, e mesmo assim vocês se importam... Mas não muito.

F: Agora faça o papel deles. Pegue esta cadeira. "Estou curioso, mas não me importo muito com você."

S: Estou curioso mas não me importo muito com você. Na verdade, o que eu estou fazendo é esperar chegar a *minha* vez de vir para cá. Mesmo assim, você é um tipo interessante. Um pouco fechado. Não parece que você se solta muito... Provavelmente, do jeito que você está agindo, vai ser difícil conseguir fazer algum trabalho. Mas eu acho que você não sabe nenhum outro jeito de agir.

F: Troque de lugar de novo.

S: Eu não diria que o seu comentário foi de alguém que se importa.

F: O que você diria?

S: (Baixinho.) Eu não acho que vocês estão do meu lado, é como eu sinto. Vocês apenas se importam com o primeiro lugar. Eu diria que foi um comentário egoísta.

(Impaciente.) Bem, você está usando um bocado de tempo. Não está acontecendo nada. Vamos lá com... logo vai chegar a minha vez. Eu sou mais ou menos o vigésimo da lista. Quanto tempo você ainda vai demorar aí?

Pô, não encha o saco! /F: Diga de novo./*

**Espera aí. / F: Mais alto./

Espera aí! / F: Mais alto!/

---

* A instrução dada por Fritz para que a sentença fosse repetida está entre barras (/ /), imediatamente após a sentença. — (N. do A.)

** O espaço maior no início do parágrafo também é usado na repetição e não indica uma troca de lugar, neste contexto. — (N. do A.)

Espera aí! / F: Mais alto!/
ESPERA Aí!...
Por que é que você está tão alvoroçado? (Riso.)
Ninguém quer pegar você. Relaxe...
F: Como você se sente agora?...
S: (Suspiro.) Hum. Estou segurando a respiração.
F: Como é que o mundo lhe parece? A audiência...
S: Curiosa, interessada, se importando, atenta.
F: Você vê alguma coisa?...
S: Alguns rostos sorrindo...
F: Algo mais? Você vê alguma cor?
S: Agora eu vejo. / F: Depois que eu...*. Depois
que você mencionou.
F: Ah! Você vê alguma luz?
S: Agora sim.
F: Mas antes não.
S: Não, antes, antes eu via um monte de gente
interessante.
F: Eu acho que você viu de novo a sua imagem.
Você os usou para se espelhar. Eles existem apenas
enquanto estão interessados em você.
S: É. Pode ser.
F: Muito bem. Vocês já notaram alguma coisa aqui no
Sam... uma coisa muito interessante... que ele não tem
olhos. No decorrer de um desenvolvimento nós esta-
belecemos um jogo, um papel, em vez de nos realizar-
mos; durante este processo, a maioria das pessoas
desenvolve furos na personalidade. A maioria das pessoas não tem ouvidos. No melhor dos casos elas apenas
escutam as abstrações, o significado das sentenças.
Geralmente não ouvem nem mesmo isso. Muitas não
têm olhos. Outras pessoas não têm coração. Muita
gente não tem os órgãos genitais. E muita, muita gente

---

* As barras (/ /) também são usadas para separar palavras ditas por uma
pessoa enquanto outra está falando. — (N. do A.)

não tem centro; e, sem um centro, a gente cambaleia pela vida. Bem, isto já é um pouco mais difícil de investigar, mas tenho certeza de que vamos nos deparar com estes furos na personalidade durante o nosso trabalho.

LINDA

Linda: Eu sonhei que estou olhando... um lago... que está secando, e no meio há uma pequena ilha, e um círculo de... botos... são como botos, só que podem ficar em pé; então são como botos que são como pessoas, e estão num círculo, uma espécie de cerimônia religiosa; e é muito triste... eu me sinto triste porque eles conseguem respirar, eles estão dançando em torno do círculo, mas a água, o elemento deles, está secando. Então, é como morrer... como ver uma raça de gente, uma raça de criaturas, morrendo. E a maioria são fêmeas, mas alguns têm um pequeno órgão masculino, então há alguns machos, mas eles não vão viver o suficiente para se reproduzir, e o seu elemento está secando. E um deles está sentado aqui ao meu lado e eu estou falando com este boto, e ele tem espinhos na barriga, uma espécie de porco-espinho, e os espinhos não parecem que fazem parte dele. Eu acho que há uma coisa boa nessa água secando, eu penso... bem, pelo menos quando a água secar, no fundo provavelmente haverá algum tesouro, porque no fundo do lago deve haver coisas que caíram, como moedas ou coisas assim; mas eu olho com cuidado e tudo que consigo encontrar é uma placa de carro velha... Este é o sonho.

Fritz: Por favor, seja a placa de carro.

L: Eu sou uma placa de carro velha, jogada no fundo do lago. Eu não sirvo para nada porque não tenho valor — mesmo que eu não esteja estragada —, eu já estou vencida, e então não posso ser usada como placa de carro... e eu estou simplesmente jogada num monte de lixo. Foi isto que eu fiz com uma placa de carro, joguei-a num monte de lixo.

F: Bem, e como você se sente com relação a isto?

L: (Baixinho.) Não gosto. Não gosto de ser uma placa de carro... é inútil.

F: Fale sobre isto. Foi um sonho tão comprido até você chegar a encontrar a placa; estou certo que ela deve ter muita importância.

L: (Suspiros.) Inútil. Vencida... A utilidade de uma placa de carro é permitir... dar permissão para um carro... e eu não dou permissão a ninguém porque estou vencida... Na Califórnia, eles só colam... a gente compra um rótulo... e gruda no carro, em cima da placa velha. (Pálida tentativa de humor.) Então talvez alguém pudesse me colocar no carro, e grudar o rótulo em mim, não sei...*

F: Muito bem. Agora seja o lago.

L: Eu sou um lago... eu estou secando, e desaparecendo, sendo absorvido pela terra... (com um toque de surpresa) *morrendo*... Mas, quando eu penetro na terra, viro parte dela... então talvez eu molhe a área que está em volta, então... mesmo no lago, mesmo no meu leito, podem crescer flores (suspiros)... Pode crescer uma vida nova... de mim (chora)...

F: Você captou a mensagem existencial?

L: Sim. (Triste, mas com convicção.) Eu posso pintar... eu posso criar... eu posso criar beleza. Eu não posso mais reproduzir, eu sou como o boto... mas eu... eu estou... eu... continuo querendo dizer que eu sou *alimento*... eu... como a água se torna... eu mo-

---

* A tentativa de humor se refere a um trocadilho intraduzível. Em inglês, o verbo to stick quer dizer enfiar, colocar, apegar; sticker é algo que se coloca, um rótulo adesivo, por exemplo; mas também quer dizer algo que se enfia, que se coloca dentro. A frase assume então um duplo sentido, com uma conotação nitidamente sexual, mas que não se faz presente na tradução. — (N. do T.)

lho a terra, e dou vida... coisas que crescem, a água... precisam tanto da terra quanto da água, e o... e o ar e o sol, mas assim como a água do lago, eu posso participar em alguma coisa, e produzir... alimentar.

F: Veja o contraste: Na superfície você acha algo artificial — uma placa de carro, você artificial — mas quando você chega mais fundo, você descobre que a morte aparente do lago, na verdade, é fertilidade.'..

L: E eu não preciso de uma placa, de uma permissão, de uma licença para...

F: (Delicadeza.) A natureza não precisa de uma placa para crescer. Você não será inútil, se conseguir criar organismicamente, o que significa, se você se envolver.

L: E eu não preciso de licença para ser criativa... Obrigada.

LIZ

Liz: Eu sonhei com aranhas e tarântulas se arrastando por cima de mim. E o sonho é bem real.

Fritz: Muito bem. Você pode imaginar que eu sou Liz e você é a aranha? Você pode se arrastar por cima de mim agora? Como você faria isto?

L: Subiria pela sua perna...

F: *Faça, faça...* (Riso.)

L: Eu não gosto de aranhas.

F: Agora você é uma aranha. É o seu sonho. Você produziu este sonho...

L: (Bem baixinho.) Toda esta gente, eles estão me encobrindo.

F: É. Agora, existe alguém aqui que gostaria de fazer o papel de aranha?

X: Você quer dizer, ser uma aranha por cima dela? / F: É./...

L: Eu não vejo ninguém aqui que me faça lembrar uma aranha. (Riso.)

F: Neste caso, vamos nos satisfazer com o diálogo. Coloque a aranha nesta cadeira e fale com ela...

L: (Suspiros.) Eu não sei o que dizer a não ser me largue.

F: Agora seja a aranha...

L: Eu quero chegar a algum lugar e você está no meu caminho, então vou passar por cima de você... Isto foi muito simbólico. (Risinhos.)...

F: O que você diz?...

L: Eu sinto como se você fosse inanimada, e não importa que eu passe por cima de você. / F: De novo./ Eu sinto como se você fosse inanimada e não importa que eu passe por cima de você.

F: Diga isto para o grupo...

L: Eu não sinto isto em relação ao grupo.

F: Você sente isto em relação a Liz?... Em relação a quem você sente isto?...

L: Eu não sinto isto. Eu acho que a aranha sente isto.

F: Oh, você não é a aranha.

L: Não.

F: Você pode dizer isto mais uma vez: "Eu não sou a aranha"?

L: Eu não sou uma aranha.

F: Continue: "Eu não sou uma aranha".

L: Eu não sou uma aranha.

F: O que significa que você não é o quê?

L: Agressiva.

F: Continue.

L: Eu não sou agressiva.

F: Dê todas as negações; tudo que você não é: "Eu não sou uma aranha, eu não sou agressiva".

L: Eu não sou... feia, eu não sou preta e brilhante, eu não tenho mais do que duas pernas.

F: Agora diga tudo isto para a Liz...

L: Você não é preta e brilhante, você só tem duas pernas, você não é agressiva, você não é feia.

F: Troque de lugar. Responda.

L: Por que você se arrasta por cima de mim?

F: Continue, troque de lugar sozinha, e escreva um diálogo.

L: Porque você não é importante. Mas isto não é verdade. Eu sou importante.

F: Agora continue. Agora alguma coisa está começando a se desenvolver.

L: Quem foi que disse que você é importante? (Baixinho.) Todo mundo me diz que eu sou importante, e portanto eu devo ser... É sadio ser importante e se sentir digno de alguma coisa. / F: Hein?/ É mentalmente sadio ser... sentir-se auto-importante e digno.

F: Soa como um *programa*, e não como uma *convicção*. (Risos.)

L: (Dando risadinhas.) É um programa.

F: Troque de lugar de novo.

L: Quando é que você vai *acreditar* que você é bonita e sadia e todas estas coisas? Algum dia, quando alguém como o "Mr." Fritz me der uma pílula e eu me sentir melhor.

F: Agora faça a aranha dizer o mesmo: "Eu sou feia e quero ser bonita". Faça a aranha dizer a mesma coisa.

L: Eu sou feia e quero ser bonita. Para um amante de aranhas provavelmente eu sou... Mas muita gente não gosta de aranhas.

F: Muito bem. Volte e diga à aranha alguma coisa que você aprecia nela.

L: As aranhas são necessárias porque acabam com os insetos... com os insetos voadores. (Risos.) As aranhas são fantásticas por causa das teias que sabem construir.

F: Fale diretamente com a aranha em termos de *você*. "Você é importante porque você..."

L: Você é importante porque você acaba com os insetos, e você é importante porque você constrói teias lindas... e você é importante porque você está viva.

F: Agora troque de lugar mais uma vez... Eu gostaria que você tentasse fazer com que a aranha retribuísse ao elogio.

L: Você é importante porque você é um ser humano, e há cinqüenta milhões de vocês, e o que torna você tão importante? (Risos.)

F: Agora, vocês já notam que aqui existe um furo na personalidade dela: auto-apreço; falta de autoconfiança. Outras pessoas têm um sentimento de valor ou algo assim. Ela tem um furo, um buraco...

L: Mas depende dela preencher este buraco.

F: Não, depende da aranha.

L: O que é que a aranha pode fazer?

F: Bem, descubra. Faça com que a aranha exprima algum apreço a ela...

L: As aranhas não conseguem pensar em nada.

F: A aranha banca a estúpida, não é?

L: Não, não. Ela faz algumas coisas boas, mas estas coisas não são... ela não faz as coisas tão bem quanto quase todo mundo de quem ela se lembra.

F: Será que, por acaso, você não está sofrendo da maldição do perfeccionismo?

L: É *sim!* (Risadinhas.)

F: Então tudo que você faz nunca está bom, nunca é suficiente.

L: Certo.

F: Diga isto para ela...

L: Você faz as coisas com jeito certo, mas nunca totalmente certo, nunca é perfeito.

F: Diga a ela o que ela *deve* fazer, como ela deve ser.

L: Ela deve...

F: "*Você* deve...". Nunca fale de ninguém que esteja presente, especialmente se for você mesma. (Risos.) Provoque sempre um encontro. Fale *para* ela.

L: Você deve ser capaz de fazer qualquer coisa, e fazer perfeitamente. Você é uma pessoa muito capaz, você tem inteligência para fazer, e você é muito preguiçosa.

F: Ah! Você recebeu a primeira apreciação — você é capaz. Pelo menos até aí ela admite.

L: Bem, ela nasceu com isso. Ela não... (Risos.)

F: Logo depois que você diz alguma coisa boa a seu respeito, vem a aranha e joga merda por cima. Você consegue ver isto?

L: Bom, eu acho que é verdade.

F: É. Agora nós temos aqui uma típica situação dominador-dominado. O dominador sempre se julga com a razão — às vezes ele está certo, mas não muito freqüentemente, mas *sempre* se julga certo. E o dominado tem vontade de acreditar no dominador. Agora, o dominador é um juiz, um fanfarrão. O dominado geralmente é muito astuto, e controla o dominador por outros meios, tais como "Amanhã...", "Você tem razão", "Vou fazer o melhor que posso", "Eu me esforço tanto" ou "Esqueci", e outras coisas assim. Você conhece este truque?

L: Conheço.

F: Muito bem, agora faça o jogo do dominador-dominado. O dominador está sentado aqui e o dominado ali.

L: Por que você *nunca* faz alguma coisa perfeita? Porque eu procuro fazer muita coisa. (Risos.) Eu não tenho tempo de andar por aí, e eu gosto de ler...

F: Que dominador *fraco*. (Risos.)

L: É, mas também é para eu melhorar a minha cabeça. (Risos.)... Eu preciso ter alguma alegria na vida, além de ser perfeita...

F: Diga isto de novo. Diga isto de novo... Diga isto de novo... Eu desafio você...

L: Eu preciso ter alguma alegria na vida, além de ser perfeita.

F: Desta vez eu quero introduzir um elemento novo. O dominador vai continuar falando com ela, e eu quero que cada vez ela responda "foda-se", e veja o que acontece.

L: Você tem uma responsabilidade consigo mesma, você deve se realizar e tirar da vida o máximo que puder, experienciar todas as coisas, e assim por diante...

Foda-se... Mas o dominador tem razão...

F: Diga isto para ele...

L: Mas você tem razão.

F: Quem é ele? O papai, a mamãe, ou ambos?

L: A vovó.

F: A vovó. Ah! Então coloque a vovó na cadeira...

L: Tudo que você diz é verdade... mas eu não quero...

F: Eu gostaria de trabalhar em cima de um palpite, e posso estar completamente errado. Diga: "Vovó, você é uma aranha...".

L: (Convincente.): Vovó, você é uma aranha...

F: Troque de lugar...

L: (Com jeito de avó.) Não, querida, eu não sou não. Eu só quero o melhor para você. (Risos.)

F: Esta frase é um chavão do dominador, vocês provavelmente a reconhecem... Troque de lugar de novo. Agora eu gostaria que você fechasse os olhos e entrasse em si mesma. O que você está experienciando agora? Começou a sentir alguma coisa?

L: Parece uma aranha.

F: O que você está sentindo? O que você está experienciando pessoalmente?

L: Você quer dizer fisicamente?

F: Fisicamente, emocionalmente, até agora tivemos quase só pensar-pensar, falar-falar coisas...

L: Eu me sinto como... como se houvesse uma aranha sentada em cima de mim e eu quero fazer alguma coisa.

F: O que você sente quando a aranha está sentada em cima de você?

L: Tudo por aqui parece preto.

F: Não há reação nenhuma contra a aranha?... Se uma aranha realmente passasse por cima de você agora, o que você sentiria?

L: Adrenalina, um pulo e um grito.

F: Como? (Liz afasta a aranha sem muita convicção.) Mais uma vez. A aranha ainda está aí...

L: (Monotonamente.) Eu pularia para lá e para cá, e gritaria para o Walter vir tirar a aranha.

F: Você consegue ouvir a sua voz morta? Você tem consciência de que está num blablablá? Diga isto de novo e vamos ver se dá para acreditar em você...

L: Eu gritaria e...

F: Como?... Como você gritaria?

L: Eu... Eu não sei se consigo. Quando eu grito, eu consigo ouvir. A coisa simplesmente sai.

F: Como?...

L: (Suspira.) Eu me sinto estruturada demais para gritar.

F: Diga isto à sua avó.

L: Eu me sinto estruturada demais para gritar.

F: Muito bem, aparentemente nós teríamos que trabalhar um bocado para romper este seu bloqueio, esta sua armadura. Mas eu gostaria de passar alguns minutos num jogo falso. Você está a fim de cooperar? Eu quero escrever um roteiro, uma menina boazinha e uma menina má conversando. "Eu sou uma menina boazinha, eu faço tudo que minha avó quer que eu faça", e assim por diante. A menina má diz "foda-se" ou qualquer outra coisa que uma menina má diria.

L: Eu sou uma menina boazinha e uso ao máximo todos os meus potenciais: todas as minhas — como diria a vovó — habilidades criativas que Deus me deu, toda a inteligência e aparência e o resto das coisas que Deus me deu. E eu sou simplesmente uma pessoa "legal" e me dou bem com todo mundo... Isto é muito bom para você, mas você não vai tirar nada de bom da vida porque eu vivo muito bem e você pode ir se foder. (Para Fritz.) Eu só consigo pensar em coisas que meninas más fazem para se divertir. Mas eu não...

F: Diga isto para *ela*, não para mim.

L: Você está vendo o que você fez?... Você não se diverte e eu não me divirto, e nós ficamos mergulhadas nisso. Eu não consigo ser má, e você não consegue ser boa...

F: Bem, este é o ponto que nós chamaríamos de impasse. É aí que ela está presa. Muito bem, seja de novo a menina boazinha.

L: Bem, se você me escutasse, a gente pelo menos tiraria alguma coisa boa, sendo boazinhas. Você não tem nenhuma autodisciplina, e as maiores alegrias da vida são alegrias produtivas... As maiores alegrias da vida devem ser aquelas em que a gente simplesmente experiencia... Viva um pouco aqui e agora...

F: Posso ter uma conversinha em particular com você? A sua menina má — ela é realmente tão má assim?

L: Acho que outras pessoas pensariam que ela é.

F: Ah, é? Pergunte a elas...

L: Walter, você acha que a minha menina má é tão má assim?

W: Pergunte a eles. Não me pergunte. (Risos.)

L: Bobão.

X: Eu quero saber em qual das duas você se sente melhor aí.

L: Nenhuma delas.

F: É. Isto é o impasse. Você está presa...

X: A sua menina má não é tão má assim.

L: É porque ela só está dizendo generalidades. (Riso.)

P: Eu acho que ela é ótima.

Q: Eu também acho.

R: A menina má dela é genial.

S: Eu acho que a menina boazinha é uma chata.

T: É terrível como ela se julga com a razão. Seria mais fácil se dar bem com a menina má.

U: A menina má seria muito mais divertida.

V: A menina má quase não consegue ser má. Na verdade, ela é boa demais para ser chamada de má.

W: Eu estava com esperança de que você se sentisse melhor sendo a menina má aí em cima.

L: Bem, a menina má realmente não se julga muito com a razão, que é uma coisa que a menina boa gostaria de abandonar.

X: O que é mau?

Y: Ou bom, para você?

L: Não ser produtivo e usar o máximo do potencial...

F: Ahn! Mau é aquilo que a avó desaprova, e bom é aquilo que a avó aprova. Quando a vovó se sente mal, ela chama você de má, quando ela se sente bem, ela chama você de boazinha. Ela simplesmente matou a sua alma, e todo o potencial da sua alma está faltando. É tudo cabeça.

L: Minha alma?

F: Não, há apenas cabeça. Então existe apenas uma pequena parte do seu potencial que é usado. Eu não vejo qualquer uso das suas emoções, da sua feminilidade, da sua alegria, da sua alegria de viver. Até agora tudo isto são coisas abandonadas. Você é uma "menina boazinha"! E atrás da menina boazinha sempre existe um moleque rancoroso. É o pior diagnóstico possível, pois, para ser boazinha, você precisa ser hipócrita — para ser a criança boazinha, a criança obediente —, e toda a oposição vai para um rancor contra você mesma. A vida sempre funciona com polaridades como esta. Superficialmente você é aberta e dócil, ao passo que internamente você me sabota, me odeia. A menina boazinha é a menina que agrada ao papai, à mamãe, à sociedade. A menina má é aquela que *des*agrada. Então, a única maneira de uma criança boazinha se afirmar é por meio do rancor. O rancor, neste caso, é *identidade*: idêntico a ser alguém, a ser alguma coisa. Então, é aí que você está presa, entre a docilidade e o rancor. Muito bem.

L: Obrigada, Fritz.

F: Notem que tudo trata do presente. Todo falar *sobre* cai fora, toda interpretação, toda a masturbação mental é desencorajada. O que é, é. Uma rosa é uma rosa é uma rosa. Estritamente falando, fenomenologicamente falando, ela está em contato consigo mesma, ela está em contato com o ambiente, ela está em contato com sua fantasia? E aí vocês notam algo mais — esta troca de lugares. Eu acredito que nós todos estamos fragmentados. Estamos divididos. Estamos separados em muitas partes, e a beleza de se trabalhar com um sonho é que, num sonho, cada parte — não somente cada pessoa, mas cada parte — é você mesmo.

CARL

Carl: O sonho é um sonho que se repetiu duas vezes.

Fritz: Estes são os melhores, são os sonhos mais importantes — os sonhos repetidos. Vou falar alguma coisa a respeito deles. Freud cunhou o termo "repetição compulsiva". Ele ensinou que esta compulsão de repetir leva a uma petrificação e ao instinto de morte. E eu acho que é exatamente o contrário. Se alguma coisa volta mais e mais vezes, significa que uma *gestalt* não foi fechada. Existe um problema que não foi terminado ou completado, e portanto não pode se retirar para o fundo. Então, se tiver algum significado, é uma tentativa de se tornar vivo, de se chegar a um termo com as coisas. E muitas vezes estes sonhos repetidos são pesadelos. Mais uma vez, é o contrário de Freud, pois ele acreditava que os sonhos são desejos. Nos pesadelos você sempre descobre como você se frustra. Muito bem.

C: Bem, é um sonho que eu tive quando era menino — eu tinha uns onze anos —, e foi depois de uma injeção contra tifo, que me deu uma febre muito alta. Naquela noite eu tive esse pesadelo. E também tive o mesmo sonho há pouco tempo atrás, três ou quatro dias depois da morte de um cachorro que eu gostava muito — o mesmo sonho. E...

F: Conte o sonho no presente.

C: É muito difícil porque pensei nele algumas vezes, tentando ver onde eu estava localizado, mas vou tentar. A cena é uma cadeia de montanhas, do lado de cá, e um deserto plano, de areia branca. O céu é azul-escuro, quase preto; um céu muito escuro, com a lua lançando uma luz pálida. E uma linha de trem cruzando o deserto numa perfeita linha reta. E o trem vem vindo. E o som que eu ouço não é o som de um apito de trem, e sim um som constante, parecido com um assobio ou gemido muito agudo de uma central elétrica de alta freqüência. Não é possível descrever o som.

E eu sinto que estou na areia — não diretamente na frente do trem, mas na areia. Eu sinto que a minha cabeça está no nível da areia. Eu consigo ver. E tudo é muito rico e muitas vezes aterrador, principalmente por causa do som, que é uma espécie de infinito. E ele começa e nunca acaba. Simplesmente está aí. E chega a mim muito forte. E o trem é como se nunca acabasse. Eu tenho quase certeza que é algum tipo de morte que está representada. Mas não tenho certeza. Eu não sou uma pessoa positiva. Mas o medo — não sei se vou conseguir expressar isto — não é um pavor convulsivo de uma catástrofe iminente. Não é como aranhas ou tarântulas ou qualquer outra coisa que eu posso afastar. É um medo que penetra muito mais fundo, que é muito mais constante. E quando eu penso na minha vida, eu acho que estes dois sonhos são os únicos verdadeiros sentimentos de medo que eu já tive. E não sei se consigo elaborar o sonho de um jeito melhor do que este. Não consigo lembrar de nenhum outro objeto. Não há outras pessoas nos sonhos e...

F: Sei. Você pode fazer o papel do deserto? "Eu sou o deserto...". Que tipo de vida você levaria se fosse um deserto?

C: Se eu fosse um deserto, eu seria areia, eu não teria constituição. Eu seria apenas uma areia fluindo, o tempo todo ondulando e soprada pelo vento. Eu seria tórrido durante o dia e frio à noite. Ahn, e eu iria e iria e iria sem ter começo nem fim.

F: E se você fosse a cadeia de montanhas?

C: Se eu fosse a cadeia de montanhas, eu seria também tórrida durante o dia, e fria à noite. Eu teria mais forma e cons... constância. Eu seria mais ou menos uma espécie de coluna.

F: E se você fosse o trem?

C: É ele que eu realmente sinto — se eu fosse o trem, eu andaria, e andaria e andaria, com tremenda firmeza e direção certa, mas nunca chegaria — não para o fim estabelecido, *um* fim que é importante. Eu simplesmente andaria, e andaria, e andaria, como se...

F: Como um carrossel. /C: Sim./ Como eu disse antes, eu vejo a neurose consistindo em cinco camadas. Este sonho é *muito* típico da camada da morte ou camada implosiva, onde as pessoas se contraem e nada ocorre. O deserto, como ele mesmo interpretou, é a morte. Não há vida visível. Mas, pelo menos, vemos alguma coisa se agitando — a força do trem. Existe energia em algum lugar. Não está levando a nada, mas a energia aí está. Atrás da camada implosiva — quando passamos pelo impasse dela — acha-se a camada explosiva.

E existem pelo menos quatro tipos de explosões que uma pessoa — vamos chamá-la por enquanto de pessoa sadia — deve ser capaz de experienciar. São: *raiva, alegria, pesar* e *orgasmo*. Eu digo de propósito orgasmo, e não sexo, porque existe sexo de sobra sem explosão. Agora, estas explosões em si não são o significado da vida ou da existência. São uma espécie de energia que estoura, por assim dizer, uma represa, e constituem a ligação com a pessoa autêntica, de modo que o sentimento, a habilidade de participar, de se envolver emocionalmente, torna-se possível. Uma vez ultrapassada a camada explosiva, surge a pessoa autêntica, a pessoa real. Agora, vejam, ele está preso na camada implosiva. Também tenta entrar em contato com o verdadeiro perigo de morte. Então, seja o trem: "Eu sou um trem...".

C: Eu sou um trem e estou indo para algum lugar, mas não é lugar nenhum. Ele tem uma direção... /F: "*Eu* tenho uma direção"./ Eu tenho direção. Tenho uma direção *certíssima*, sempre na linha. Mas não há lar, não há lugar de descanso no fim. Sempre uma linha reta, e uma direção a ser seguida com energia... Eu sou um trem e um trem não se relaciona com gente. /F: "*Eu*..."./ *Eu* não me relaciono com gente quando sou trem. Eu sigo na linha...

X: Você leva gente?

C: Não.

F: Você reparou no júbilo que apareceu? (Riso.) Era quase uma risadinha. "Não, eu não levo gente...". Agora, eu estou interessado, o que é que o seu pé esquerdo está fazendo com o direito?...

C: Como se eu estivesse exercitando o joelho.

F: Você está exercitando o joelho... Dá para você ver se o seu joelho consegue fazer algum exercício por si só? /C: Está bem. (Carl exercita o joelho.)... Muito bem, agora seja os trilhos...

C: Eu sou os trilhos. Estou deitado de costas e a vida está correndo por cima de mim...

F: Então agora temos a palavra "vida" realmente pela primeira vez. Agora, tenha uma conversa entre os trilhos e o trem.

C: Eu sinto que posso deixar a minha imaginação voar e muitas coisas podem aparecer, mas não sinto que elas sejam certas. Mas, elas são certas? É isso que você quer, ou você quer que eu tente ficar aqui embaixo, em mim mesmo?

F: Você quer dizer que quer fazer associações? Eu não entendo...

C: Bem, o que eu estou fazendo é só brincadeira. Eu quero dizer que posso fazer ligações, mas elas simplesmente acontecem. Elas não parecem legítimas. Eu não sinto que elas tenham saído de mim — de mim mesmo.

F: Muito bem, em outras palavras, talvez você não esteja tão completamente morto. Talvez você seja um tanto criativo. Então vamos...

C: Bem, é isso aí. Não é nada mais que criação minha. Está certo. Eu sou o trem e aí está o trilho. Eu ando bem por cima de você e sigo aonde você me leva — bem em frente, em direção a nada...

Eu dirijo você, mas eu dirijo você passivamente. A sua força dirige você, mas eu indico aonde você vai — eu dirijo para onde a sua força vai.

Está certo. Você controla aonde eu vou, e toda a minha força é canalizada para onde você me manda ir. Mas eu sou a força. Eu sou a vida. Você é inanimado. Você é morto. Tudo que você faz é me dirigir...

Acabei de deixar entrar algumas pessoas. Deixo-as lá dentro e prossigo?

F: Isso é maravilhoso! (Alguns risos.) Então não está totalmente morto. Agora entram pessoas.

C: O que eu sinto é que...

F: Bem, você já recebeu a primeira mensagem existencial. Para mim, um sonho é uma mensagem existencial, de modo que aparentemente você já recebeu a primeira mensagem. Nós precisamos de gente. Coisas mecânicas não fazem tudo por si mesmas. Muito bem, deixe as pessoas aí dentro.

C: Bem, eu sinto que o trem sou eu e os trilhos são a minha mãe. Bom, de qualquer maneira, esta foi a associação. E isto seria... fazer o papel dos trilhos ou da minha mãe...
Eu dirijo você. Eu sou inanimada, eu estou morta, mas mesmo assim eu dirijo a sua força vital. E mesmo que você seja a vida, eu dirijo você de tal jeito que você não é de si mesmo, você não se pertence...

F: Sabe de uma coisa? Eu não reconheço a voz da sua mãe. Eu acho que você está no blablablá. Faça o papel da sua mãe.

C: Eu dirijo você.

F: É assim que ela fala?...

C: Eu não consigo falar como ela fala.

F: Agora volte e diga isto a ela.

C: Eu não consigo reviver ou reconstruir a sua fala, mamãe.

F: O que ela responde?... Vejam, nós pegamos toda a experiência e a espelhamos (*feedback*). Carl Rogers foi quem descobriu a técnica do espelhamento (*feedback*), mas ele geralmente só espelha sentenças. Nós espelhamos toda a experiência — a parte que está viva.

C: Eu não posso reconstruir a... sua fala, mamãe.

F: O que ela diria?

C: (Acusador.) É porque você nunca me ouve. (Risos e aplausos.)
Não, é porque você nunca falou comigo. Você sempre falou *por cima* de mim — tentando me desviar de mim mesmo.

F: Vejam, o deserto começa a florescer... algo vivo, algumas coisas reais começam a aparecer.

C: (De novo como mãe.) Eu nunca tento dirigir você. É isto que você sempre diz. Você nunca quer escutar o que eu digo. Você não passa de um egoísta. Eu só quero o melhor para você. (Risadinhas.)

F: Diga isto de novo.

C: Eu só quero o melhor para você.

F: Responda.

C: Sei, mas você está tão longe de saber o que é o melhor para mim como ahn, você está muito longe de saber o que é o melhor para mim. Mas você nunca concorda comigo. Você nunca faz o que eu digo, nunca. Se eu digo alguma coisa, é a morte. Você sempre faz o contrário.
Isso deveria ensinar você a ficar com a boca fechada. (Risos.) Ahn, você tem que tentar entender onde *eu* estou, ou quem eu sou, e deixar eu levar a minha vida, e não tentar controlá-la.

F: Diga isto de novo.

C: E não tentar controlá-la. É isso aí.

F: Agora vamos voltar para o sonho. E o que aconteceria se o trem deixasse o caminho reto e estreito... se descarrilasse?

C: Bem, o deserto estaria em volta dele, e no deserto não é noite o tempo todo. Mas, a cena é diferente. A cena simplesmente é de criatividade. O problema que acabou de me vir à cabeça é que não é sempre que eu me sinto contrito. Mas eu me senti. Eu sinto que estou desligado de... que eu sou criativo, eu faço as minhas coisas. Eu não me sinto preso. Eu vejo como tudo isso aconteceu, mas é assim que eu via quando era menino, e então saí de casa cedo e desenvolvi técnicas contra a "mamãe judia"; e estas técnicas eram igualmente devastadoras quando eu as aplicava contra o mundo. Mas funcionavam.

F: Agora eu percebi... você diz que não é restrito... mas todos os movimentos que você faz geralmente são só com as mãos. Uma ou duas vezes você fez um pequeno passeio, mas, por outro lado... ahn, eu não entendo muito bem a sua postura. Parece-me um cruzamento de uma tartaruga com um atacante de futebol americano. (Risos.) /C: Um médio./ É. Parece que você sempre luta com a cabeça na frente.

C: É. Eu sento inclinado para frente. É mais confortável. Eu realmente me conduzo com a cabeça.

F: Sei... Então vamos terminar com uma discussão entre a sua cabeça e o resto do corpo...

C: Corpo, você... você está separado de mim. Você não me representa de verdade. Mas, às vezes, eu represento você completamente. Às vezes eu sou quem você é, e não há nada de você. É verdade, mas é branco ou preto. Não há união entre nós. Ou nós somos um corpo ou somos uma cabeça. Quando nós jogávamos futebol, você era o corpo. Era isto que a gente era.

F: Você jogava futebol?

C: Jogava. E quando jogamos bridge nós somos só cabeça. Somos uma máquina — uma máquina de cabeça.

F: Bom, eu tenho uma sugestão a fazer. Você deveria fazer duas coisas. Uma, é fazer expressão corporal para se mobilizar. Outra, é um tratamento com Ida Rolf ou algum dos discípulos dela. Ela tem um método de reestruturar o corpo, chamado integração estrutural. É demais ser um médio de futebol, um atacante, um trem, uma energia cega. É claro que é isto que o atacante faz — não existe diferenciação do corpo. Se você dançasse, não seria tão eficaz como um jogador de futebol. Mas o fato é que você escolhe. Então, para se tornar de novo inteiro, para ser alguém, para sair da camada da morte — se você puder reassumir seu corpo — acho que isto terá muito valor. Veja, a quarta camada — a camada implosiva — é o oposto da explosiva. Na implosiva nós implodimos, contraímos, nos apertamos e nos tornamos uma *coisa*. /C: Um trem./ É, uma coisa, em vez de algo vivo. Muito bem.

NORA

Nora: No meu sonho eu estava numa casa incompleta e a escada não tinha corrimão. Eu subo, subo a escada e chego muito alto, mas ela não chega a lugar nenhum. Eu sei que, na verdade, seria terrível subir a escada até aquela altura. No sonho é bastante ruim, mas não é tão terrível assim, e eu sempre me admiro de como consigo agüentar.

Fritz: Muito bem. Seja esta casa incompleta, e repita o sonho mais uma vez.

N: Bem, eu subo a escada e a escada não tem corrimão.

F: "Eu sou uma casa incompleta, eu não tenho...".

N: Eu sou uma casa incompleta e estou subindo a escada e...

F: Descreva que tipo de casa você é.

N: Bem, ela tem...

F: "Eu sou...".

N: Eu sou a casa?

F: Sim, você é a casa.

N: E a casa é...

F: "*Eu sou*".

N: Eu sou a casa e sou incompleta. E eu tenho só a estrutura, as partes, e mal tenho chão. Mas a escada está aí. E não tenho corrimão para me proteger. E mesmo assim eu subo e...

F: Não, não. Você é a casa. Você não sobe.

N: E mesmo assim sobem em mim. E eu termino em algum lugar lá em cima e... ela não leva a lugar nenhum e...

F: Diga isto para a Nora. Você é a casa e fale com a Nora.

N: Você está subindo em mim e não está chegando a lugar nenhum. E você pode cair. Em geral se cai.

F: Você vê? É isto que eu tento fazer — subir em você e não chego a lugar nenhum. Levou um tempão até você chegar a conseguir se identificar com a casa. Agora diga a mesma coisa para as pessoas que estão aí, sendo a casa: "Se vocês tentarem subir em mim...".

N: Se vocês tentarem subir em mim, vocês cairão.

F: Você pode me dizer mais daquilo que você faz com eles, se eles estão tentando morar dentro de você, e assim por diante?... (Nora suspira.) Você é uma casa confortável de se morar?

N: Não, eu sou aberta e desprotegida e há vento soprando para dentro. (A voz se reduz até um sussurro.) E se vocês subirem em mim, vocês cairão. E se vocês me julgarem... eu cairei.

F: Você está começando a experienciar alguma coisa? O que você está sentindo?

N: Eu quero brigar.

F: Diga isto para a casa.

N: Eu quero brigar com você. Eu não me importo com você. Eu me importo *sim*. Eu não *quero*. (Chorando.)... Eu não quero chorar e eu não quero você... eu nem quero que você me veja chorando. (Chora.) ... Eu tenho medo de você... Eu não quero que você tenha pena de mim.

F: Diga isto outra vez.

N: Eu não quero que você tenha pena de mim. Eu sou bastante forte sem você. Eu não preciso de você e... eu, eu *quero* não precisar de você.

F: Muito bem, faça a escada ter um encontro com o corrimão que não existe: "Corrimão, onde você está para a gente se segurar?".

N: Corrimão, eu posso viver muito bem sem você. Eu sou fácil de subir. Mesmo assim, é melhor ter você. Seria melhor ser completa, ter alguma coisa lá no topo do concreto, e ter um corrimão bonito e brilhante.

F: Que tipo de chão você tem?

N: Concreto. Chão de concreto, descoberto...

F: Bem grosseiro, hein? Com fundações sólidas.

N: É.

136

F: Você pode dizer isto para o grupo, que você tem fundações sólidas?

N: Vocês podem andar e é bastante seguro, e vocês podem viver aqui se não se importam que seja um pouco desconfortável. Eu inspiro confiança.

F: Então, o que você precisa para ser completa?

N: Não sei. Eu... eu não *acho* que preciso, eu... eu apenas sinto que eu... eu quero mais.

F: Ah! Como nós podemos tornar a casa um pouco mais quente?

N: Bem, cobrindo, fechando, colocando janelas; colocando paredes, cortinas, cores bonitas... cores bonitas e aconchegantes.

F: Muito bem, seja todos estes complementos, tudo que está faltando, e fale com a casa incompleta: "Eu estou aqui para completar você, para complementar você".

N: Eu estou aqui para completar você. Você é bastante boa, mas poderia ser muito melhor e mais gostosa de morar se você me tivesse... você seria mais quente e mais macia e mais aconchegante... você teria cores bonitas, talvez tapetes e cortinas, algumas coisas macias e gostosas, e talvez aquecimento.

F: Troque de lugar. Seja a casa incompleta.

N: Bem, você é luxo. Pode-se viver sem luxo também... E eu não sei se posso me permitir ter você.

Bem, se você acha que eu valho a pena, então você pode... então você vai tentar me conseguir. E eu vou fazer você se sentir melhor, mais gostosa.

Mas, você não é falsa? Quero dizer, na verdade você não é apenas cobertura?...

Você é a estrutura.

Sou.

Bem, se você acha que pode dar um jeito de viver sem mim, vá em frente. Por que você não vive?

F: O que é que a mão esquerda está fazendo? Você notou? Isso, faça isso um pouco mais. Vejam, nós temos algo parecido também na psicose. O psicótico tem uma linguagem que nós muitas vezes não entendemos, uma linguagem própria. Agora, numa pessoa não-psicótica nós entendemos quase todo o movimento que ocorre. Mas, melhor ainda é se deixarmos a "paciente" exprimir o que significa.

N: Bem...

F: Não, era a sua mão esquerda.

N: Eu não estou afastando você. Estou acariciando você...

F: Ahn... Agora troque de lugar outra vez...

N: Eu realmente sinto que sou teimosa, sou persistente e acho que não preciso de você. Quero dizer, seria bom se você estivesse aqui... talvez mesmo que você esteja aqui eu tente lembrar como era antes...

Eu quero convencer você, preciso tentar mais...

Todos nós poderíamos morar em casas de concreto sem paredes.

F: O que você está fazendo com a sua mão esquerda? (Fritz esfrega o rosto.) Era isto que você estava fazendo, não é?

N: Esfregando o rosto.

F: Faça os dedos falarem com o rosto.

N: Eu estou esfregando você... para chamar a sua atenção...

Quem é você?... Eu estou pensando demais.

F: Você está pensando demais. Muito bem. Nora, o que você está sentindo com relação a este pouco de trabalho que nós fizemos aqui? Aterrorizada? /N: Não./ Você recebeu alguma mensagem existencial?

N: Foi incrível.

F: Você captou alguma coisa, não é? Mas eu quero dizer algo mais sobre o sonho. Veja, toda a idéia de repressão é sem sentido. Se você olhar, tudo estará aí. Agora, a coisa mais importante que deve ser compreendida é a idéia de projeção. Todo sonho e toda estória contém todo o material que precisamos. O difícil é entender a idéia de fragmentação. Todas as diferentes partes estão distribuídas por todos os lados. Por exemplo, uma pessoa que perdeu os olhos — que tem um furo em vez de olhos — sempre descobrirá os olhos no seu meio ambiente. Ela sempre vai sentir que o mundo está olhando para ela.

Agora, a projeção de Nora é a casa incompleta. No começo, ela não experiencia a si mesma como uma casa incompleta. A coisa é projetada tal como se ela vivesse nessa casa. Mas, a casa incompleta é ela mesma. O que falta são cores e calor. Logo que ela se torna a casa, ela admite que tem fundações sólidas, e assim por diante. Se a gente for capaz de se projetar totalmente em cada pedacinho de sonho — e realmente *se tornar* essa coisa — então a gente começa a reassimilar, a recuperar o que havia rejeitado, jogado fora. Quanto mais a gente rejeita, mais pobre a gente fica. Aqui temos uma oportunidade de pegar de volta. Freqüentemente a projeção aparece como algo desagradável — uma aranha, ou um trem, ou uma casa morta, uma casa incompleta. Mas, se a gente percebe que "Este é o meu sonho. Eu sou responsável pelo sonho. Eu pintei o quadro. Cada parte sou eu", então as coisas começam a funcionar e a se juntar, em vez de ficarem incompletas e fragmentadas. E muitas vezes a projeção nem chega a ser visível, mas é óbvia. Se eu tenho uma escada sem corrimão, é óbvio que o corrimão está em algum lugar do sonho, mas está faltando. O corrimão não está presente. Onde deveria estar o corrimão, há um buraco. Onde deveria haver cor e calor, há um buraco. Então temos aqui uma pessoa muito corajosa, talvez teimosa, que pode conseguir. Muito bem.

Eu gostaria de ressaltar um dos problemas mais difíceis de se lidar em terapia; este problema se caracteriza pelo objeto, pelo substantivo*. "Minha memória está ruim", "O pensamento me fugiu", "É preciso fósforos para acender os cigarros" — o que acontece com o objeto, com o substantivo? Há pouco mencionei a camada da morte, e embora eu até certo ponto discorde do instinto de morte da forma como Freud o utiliza, esta petrificação muitas vezes ocorre de maneira a se tornar algo morto: um organismo vivo se torna uma coisa, um processo vira um substantivo, algo altamente congelado, algo previsível, uso fácil de palavras em vez de processos vivos de experienciação. Esta é uma das formas de estarmos mortos sem saber. Se fosse só isso, nós ainda poderíamos lidar com isso com um certo conforto, ainda poderíamos lidar com nós mesmos. Mas, a coisa vai além. O objeto, o substantivo, se transforma em projeção. Ele se externaliza. Então, primeiramente ele foi morto e em seguida jogado fora do nosso organismo. Assim, fica parecendo que nós o perdemos, que perdemos completamente esse pouco de vida. E uma vez que uma projeção ocorre, uma vez que nós tenhamos projetado algum potencial, este potencial se volta contra nós. Como eu disse antes, em vez de termos olhos, nós *somos vistos*. Nós nos sentimos observados: ou nós nos sentimos perseguidos pelos olhos — especialmente por olhos que julgam — ou, se isto estiver ligado à atenção, em vez de ter nossa atenção livre para observar, explorar e descobrir o mundo, nós *necessitamos* de atenção; nós queremos a atenção voltada para nós. Em vez de escutar, nós projetamos a escuta. Nós falamos e esperamos que as pessoas nos escutem, mas nem nós estamos querendo escutar a nós mesmos. Em vez de ter nossa excitação mobilizada, esperamos que o mundo seja excitante.

---

* Todo o pensamento que se segue refere-se à partícula it, que é o pronome pessoal da terceira pessoa, de gênero neutro, empregado em relação a coisas e objetos. Foram introduzidas pequenas modificações no texto original para melhor adaptá-lo à língua portuguesa, sem alterar seu sentido, uma vez que tal pronome inexiste em português. — (N. do T.)

Então, vocês vêem como nos objetos estas dificuldades se combinam. E ambas têm a função de nos livrar da nossa propriedade mais valiosa. Esta propriedade é uma palavra muitas vezes empregada de maneira errada — *responsabilidade* ou *habilidade de responder*. Responsabilidade significa habilidade de responder: a habilidade de estar vivo, de sentir, de ser sensível. Agora, nós freqüentemente transformamos a responsabilidade numa idéia de obrigação, que equivale a ser megalomaníaco, onipotente. Nós assumimos responsabilidade por outra pessoa. Mas, responsabilidade simplesmente significa: "Eu sou eu; eu aceitei e desenvolvi em mim mesmo aquilo que eu posso ser". Em outras palavras, responsabilidade é a habilidade de responder, de ser totalmente responsável por si mesmo e por *mais ninguém*. Eu creio que esta é a característica básica da pessoa madura.

Agora, May quis subir aqui e trabalhar. Ela me disse que há um muro entre ela e o mundo. É claro que temos um objeto com que trabalhar. Ela diz que tem uma *coisa*: alguma coisa do lado de fora, alguma coisa pela qual May não é responsável. Acontece simplesmente que ela é uma vítima das circunstâncias.

Se nós alienamos algo que realmente nos pertence — meu próprio potencial, minha vida — então ficamos mais pobres: a excitação, o viver, se torna cada vez menor até que viramos cadáveres ambulantes, robôs, estúpidos. E eu tenho certeza que vocês conhecem muita gente que se identifica mais com seus deveres do que com suas necessidades, mais com os negócios do que com a família.

Agora vejamos o que podemos fazer com estas idéias. Assim, temos que verificar se você consegue se reidentificar com a parte que alienou. Este muro é parte da auto-alienação, da rejeição de algo, de algum potencial, e nós temos que realizar o oposto da alienação — a identificação. Quanto mais você se tornar de novo esta coisa, mais fácil será assimilar e recuperar aquilo que foi jogado fora. Então, por favor, você poderia fazer o papel do muro que está entre você e eu? Espere um momento. Você não está preparada. Eu posso ver que você está preocupada com sintomas psicossomáticos; então não podemos esperar que ocorra um envolvimento total, porque existe alguma coisa acontecendo *dentro* da May. Então, retire-se para os seus sintomas e descreva o que você está experienciando agora. Comece com o contínuo da tomada de consciência, ficando no *aqui* e no *como*.

MAY

May: (Tom fraco e monótono.) É. Eu estou com medo, eu estou tremendo e meu rosto está quente, e está sendo difícil respirar, e quando eu comecei a falar eu fiquei mais tensa.

Fritz: Feche os olhos e fique tensa. Assuma responsabilidade pela sua tensão. Veja como você se tensiona. Quais músculos se retesam?

M: É na parte de cima do corpo e no peito, nos braços e nas mãos. E a minha voz fica apertada.

F: Você pode se retesar ainda mais?... Isso... Muito bem, agora interrompa, pelo menos um pouco. Agora, você vê o que está fazendo consigo mesma? Muitas vezes nós fazemos muita coisa com nós mesmos, em vez de fazer com o mundo. Vamos fazer um experimento. Levante-se, por favor, May. Agora você pode me apertar — *me* tensionar, como você tensionou a si mesma. Aperte-me... aperte-me... (May aperta Fritz, e então suspira.) Agora sente-se... Como você está se sentindo?

M: (Respirando forte.) Eu não *agüento*.

F: É? O que aconteceu?

M: Havia luzes faiscando nos meus olhos e eu fiquei tão tensa que simplesmente agarrei.

F: Fique com as suas mãos.
M: Elas estão tremendo.
F: Deixe que tremam... O que mais você está sentindo?
M: Eu me sinto entorpecida.
F: Diga isto de novo.
M: Eu não sinto nada. Eu me sinto entorpecida.
F: Agora feche os olhos e entre no torpor... Como você se sente entorpecida?
M: (Sussurrando.) Eu me sinto cinza, um frio cinzento... Eu ainda me sinto fechada... Tudo é cinza...
F: Você parece que está num transe hipnótico. Você já foi hipnotizada alguma vez?
M: Se eu já fui hipnotizada alguma vez? /F: É./... Já.
F: Você pode voltar ao momento em que foi hipnotizada? Quem estava hipnotizando você?
M: Eu não consigo voltar.
F: Você não consegue voltar. Quem impede?...
M: Eu sei que fui hipnotizada mas não consigo visualizar. Eu sei quem foi.
F: Você pode falar com essa pessoa?
M: (Suspira.) É muito difícil de enxergar. Posso.
F: Peça a ela que ajude você a se lembrar.
M: Doutor Peters, o senhor pode me ajudar a me lembrar de estar sendo hipnotizada?
F: O que é que ele responde?
M: Sim, May... Você veio para o meu consultório e você ia ter um bebê. Eu lhe perguntei se você queria ter o bebê estando hipnotizada, e você disse que sim. Então nós fizemos isto, e foi assim que o seu bebê nasceu.
F: E você não sabe como o seu bebê nasceu?...
M: Sei, eu consigo lembrar, mas foi com hipnose.
F: O que você está sentindo agora?...
M: Eu, minha cabeça está muito pesada. Existe uma pressão aqui em cima. Minhas mãos estão quase desligadas de mim.

143

F: Antes de nós entrarmos nisso, eu quero que você faça um jogo falso comigo. Eu quero que você faça o papel do hipnotizador, aquele médico, e me hipnotize agora. Como é que você faria isso?

M: Eu não sei como eu faria. Eu posso falar as palavras que ele usou.

F: Está bem. Você pode fingir quanto quiser, mas eu gostaria que você representasse esse médico, e eu sou a May. O que você faria comigo? "Doutor, eu quero parar de fumar. O senhor pode me hipnotizar? Acabe com a minha mania de fumar."

M: Está bem, May. Em primeiro lugar, jogue o cigarro naquele canto, recline-se, feche os olhos e relaxe... Agora, May, eu quero que você não pense em nada; apenas deixe a mente relaxar e o corpo relaxar... E relaxe, relaxe, mais, mais... Agora você está bem, bem relaxada... É assim que eu faria.

F: Como você se sente agora?

M: Mais relaxada. (Risos.)

F: Como estão as suas mãos?

M: Bem, elas estão tremendo um pouco, mas estão de volta. (Riso.) Eu consigo sentir as mãos...

F: Então, vamos voltar para o muro. Agora faça o papel do muro...

M: Eu não vou deixar você entrar em contato com ninguém.

F: Diga isto para mim. Você é o muro e eu sou a May.

M: May, eu não vou deixar você entrar completamente em contato com ninguém. Você pode conhecer gente e você pode ver gente, mas você nunca terá contato com eles como um ser humano, como uma pessoa, e eu me recuso a deixar você ter contato...

F: Por que não? (Banca o desanimado.) O que foi que eu fiz para merecer isso?

M: Você merece isso pelo simples fato de estar aí. Eu sou um muro muito mesquinho e não vou deixar você passar.

F: Muito bem. Agora troque de papel. Seja a May. O muro acabou de falar com ela.

M: Você me impede de gostar totalmente de qualquer coisa. Eu gostaria de... Eu preciso achar um jeito de passar por você, muro...

E o muro diz: Muito bem, eu vou recuar só um pouco; só o suficiente para fazer você se sentir mais confortável, mas eu sempre estou por aqui... E quando você menos esperar, vou ficar imenso e esmagar você.

F: Diga isto outra vez.

M: (Forte.) Quando você menos esperar, eu vou ficar *imenso* e vou *esmagar* você.

F: Você consegue representar uma bruxa?

M: Uma bruxa?

F: É. "Eu vou voltar e esperar por você e vou crescer e enfeitiçar você." Uma bruxa realmente má. (Risos.)

M: É para falar com eles?

F: Hum. Comigo também. Com o seu filho, com sua...

M: Não, eu só consigo falar comigo mesma.

F: Você só consegue falar com você mesma. Que tipo de pessoa é esta que está fazendo isto?

M: Uma pessoa forte... ah, forte e sábia, e controladora.

F: Feche os olhos e olhe para esta pessoa. Descreva esta pessoa. É ele ou ela quem você está representando?

M: É ela... sou eu.

F: De onde foi que você tirou este modelo?... Olhe, eu simplesmente não posso crer que você seja tão mesquinha por constituição...

M: (Baixinho.) Eu não sei de onde tirei, eu não vejo ninguém...

F: O que você está sentindo agora?... Você colocou o muro entre você e a sua memória?

M: Coloquei.

F: É... Então vamos voltar para o diálogo entre o muro e você...

M: Eu não consigo falar disso, ou eu não *consigo* falar com o muro. Eu não consigo falar...

F: Então temos que chamar de novo o meu assistente. Você acabou de bloquear o Fritz. Ele está impotente, ele está incapaz, você diz que não consegue, e então você me faz sentir absolutamente impotente e incapaz. E aqui está sentado o Fritz impotente e incapaz. Faça o papel dele agora...

M: Falar com ele, ou representar?

F: Primeiro representar, e mais uma vez desenvolver um diálogo.

M: May, veja se consegue... veja se consegue representar o muro. Oh, Fritz, eu não consigo representar o muro! Não... eu não consigo passar desse ponto...

F: Faça isto outra vez.

M: Eu não consigo passar deste ponto aqui. (Sussurrando.) Eu só posso chegar até aqui.

F: Fale com o muro, até aí. Fale com esse...

M: Bem aqui está o muro, e atrás do muro estou eu.

F: Diga isto ao muro — ou faça o muro dizer para você: "Eu estou aqui para protegê-la".

M: Muro, você está na minha frente para me proteger, e atrás de você eu estou segura. E o muro diz: Sim, e você nunca vai conseguir passar por mim. Se você passar, você estará vulnerável, e as pessoas vão poder entrar. E este muro mantém as pessoas lá fora.

F: *Eu* mantenho as pessoas lá fora...

M: Eu mantenho as pessoas lá fora com o meu muro. Eu mantenho as pessoas lá fora.

F: Agora, você acabou de me dizer alguma coisa. Você tem medo de ficar vulnerável. Você pode representar uma pessoa vulnerável?

M: Não sei.

F: Você não sabe. Qual seria o mal que isto poderia lhe causar?

M: Se eu fosse uma pessoa vulnerável, os outros poderiam me machucar.

F: Como?

M: Fazendo eu confiar neles, e eu... Ah!... me rejeitando se eu os amasse.

F: Como? Como eles estão rejeitando você?

M: Fazendo a mesma coisa que eu faria, me deixando de fora.

F: Como?

M: Dizendo: "Vá embora. Não me amole".

F: Diga isto outra vez.

M: (Mais alto.) Vá embora e não me amole.

F: Você acabou de dizer isto para as moscas. Diga isto a eles.

M: Vá embora e não me amole.

F: Diga isto para mim.

M: Vá embora e não me amole.

F: Diga isto para o seu filho.

M: (Mais baixo.) Vá embora e não me amole.

F: E agora?

M: Eles estão indo embora.

F: E depois?

M: Eu estou só.

F: E você está segura?

M: Eu estou segura... É, ele está aqui.

F: É? O muro ainda está aí.

M: Está.

F: Agora o muro está chegando mais perto, não está?

M: Às vezes ele chega muito perto.

F: Agora, de novo, fale com este muro que está perto.

M: (Suspira.) Você está tão perto que eu... eu às vezes não consigo respirar e começo a ficar com muito medo. E mesmo assim, e mesmo assim, eu não consigo passar por você... eu não me deixo passar... eu poderia ir em frente e me esmagar.

F: Muito bem. Agora chegue para cá e me esmague de novo... Seja *má*. Esmague-me.

M: Não, eu não quero esmagar você. Quero esmagar a mim mesma.

F: Eu quero que você me esmague... Você quer que eu a esmague?

M: Não...

F: Muito bem. Você ainda precisa se satisfazer consigo mesma. Continue. Como você se esmagaria?

M: Não sei. Eu, ahn, eu não sei o que estou fazendo...

F: É mentira. Você sabe muito bem o que está fazendo. Como é que você se esmaga?

M: Eu não... eu estou mantendo um muro aqui, e não estou me deixando passar por ele.

F: Como é que você se esmaga?... Como é que você se esmaga?...

M: Eu estou me fechando e não estou falando.

F: Como é que você se esmaga?... Ah, é? O que acabou de acontecer?

M: Eu não me esmago coisa nenhuma.

F: Você não se esmaga coisa nenhuma. Você fez um jogo.

M: É.

F: É. O que você está sentindo agora?... Eu notei que você parou de me torturar com o seu jogo...

M: (Com vida.) Bem, neste instante? Não sei, eu só me sinto meio boba.

F: Olhe para a audiência. (May ri.)... Olhe para eles.

M: Eles estão todos aí.

F: Diga isto para eles.

M: (Excitada, quase chorando.) Vocês estão todos aí, e eu posso ver os olhos de vocês, os rostos de vocês olhando para mim. E todos vocês têm rostos lindos...

F: Dá para você descer e tocar alguém que está vendo?

M: Eu posso tocar todos vocês (May desce, toca e abraça pessoas, e começa a chorar.)

F: Bem, você viu o que aconteceu no palco particular, no palco da imaginação, como a imaginação da auto-hipnose pode ser poderosa?... *Não há muro nenhum.*

M: (Rindo.) Você tem razão...

F: Está bem. Obrigado.

Vejam, May conseguiu um pouquinho de integração identificando-se com o muro dela. A próxima vez que ela fizer alguma coisa, este pouquinho de confiança aumentada irá ajudá-la, e ela vai precisar de menos apoio ambiental. E o jeito mais simples de conseguir isto realmente é escutar sempre que se usa um objeto. É o jeito mais simples. E reformular a sentença. Comece no nível verbal puro até que a experiência surja. Não é um *objeto*, sou *eu*.

MAX

Max: Eu tenho um pedaço de sonho, Fritz.

Fritz: Bem, vamos começar já. Até que você compreenda o significado do que estivermos fazendo você verá isto como uma espécie de técnica. E uma técnica que não é compreendida vira truque. Então agora nós vamos usar, no seu sentido, alguns truques. Agora, o truque que eu gostaria de usar é transformar *ter* em *ser*. Em vez de "Eu *tenho* um pedaço de sonho" você vai dizer "Eu *sou* um pedaço de sonho".

M: Eu sou um pedaço de sonho.

F: Agora fique com a sentença e procure assimilá-la. Faz sentido para você ser um pedaço de sonho?

M: Bem, eu sou o pedaço de um todo. /F: É./ Apenas uma parte de mim está aqui...

F: Você está se sentindo real; você não é um sonho...

M: Eu sinto a cadeira, eu sinto calor, eu sinto tensão no estômago e nas mãos...

F: *A* tensão. Aqui temos um substantivo. Agora, *a* tensão é um substantivo. Transforme o substantivo, a coisa, num verbo.

M: Eu estou tenso. Minhas mãos estão tensas.

F: Suas mãos estão tensas. Elas não têm nada a ver com você.

M: *Eu* estou tenso.

F: Você está tenso. Como é que você está tenso? O que é que você está fazendo? Veja a constante tendência de reificação — sempre tentando transformar um processo numa coisa. Vida é *processo;* morte é *coisa.*

M: Eu estou me tensionando.

F: É isso. Veja a diferença entre as palavras "Eu estou me tensionando" e "Existe uma tensão em mim". Quando você diz "Eu sinto tensão" você é irresponsável, você não é responsável por isso, você é impotente e não pode fazer nada. O mundo deveria fazer alguma coisa: dar uma aspirina ou seja lá o que for. Mas quando você diz "Eu estou me tensionando" você assume a responsabilidade, e nós podemos ver sair o primeiro pouquinho de excitamento, de vida. Então, fique com esta sentença.

M: Eu estou empurrando a cadeira para baixo com os meus braços.

F: Você tem certeza? Você está experienciando isto?... Faça isto até realmente sentir que *você* está fazendo, cem por cento, e que é totalmente responsável por isto.

M: E estou mantendo as minhas mãos rígidas... estou com o corpo todo rijo. Minhas costas estão rígidas... eu as estou mantendo rijas.

F: Você consegue imaginar que quantidade de energia é exigida para manter você assim tão rijo, bancando o cadáver?

M: Eu não posso continuar porque estou rijo.

F: Quem é responsável por sua rigidez?

M: *Eu* estou me mantendo rijo. Eu ainda não me relaxei.

F: Você ainda não se relaxou. Você percebe a divisão? "*Eu* estou *me* relaxando."

M: Mas ainda não estou.

F: Mas você sente que deveria relaxar.

M: Eu sinto que não posso continuar enquanto não relaxar.

F: Você não pode continuar. Quem disse para você continuar?

M: Eu estou dizendo a mim mesmo que quero continuar.

F: "Eu estou dizendo a mim mesmo". Você está manipulando a si mesmo. Você monta o esquema e depois quer destruir. Você se enrijece, enrijece, e depois diz a si mesmo para relaxar. Você percebe toda a energia que está desperdiçando com este jogo?

M: Acabei de me relaxar.

F: Você acabou de se relaxar?

M: Eu estou mais relaxado.

F: Foi você quem conseguiu, ou aconteceu?

M: Aconteceu.

F: É disso que estou falando. Qualquer mudança deliberada está condenada ao fracasso. A mudança tem que vir por si só, por meio da auto-regulação organísmica. Se você tem fome, você tem fome. Se você come quando não está com fome, então provavelmente acabará com uma úlcera no estômago... Eu noto que você está vivo do cotovelo para baixo. Você é como um bolinho, e só há uma coisa que salta para fora: as suas mãos. O resto você mantém para si mesmo. Tome consciência disso — como você é pouco expansivo em relação à vida. Agora, como você se sente quanto a estes meus comentários?

M: Eu não gostei da palavra bolinho, mas eu... é verdade.

F: Veja, quando você disse isso, você sorriu. Mas, você continua sentado no seu não-gostar. Já se produz uma certa quantidade de desconforto, mas você não consegue investir sua energia no que está acontecendo, porque está muito ocupado em se conter. E algumas pessoas são verdadeiras colecionadoras de desgostos, e não fazem mais nada na vida além de colecionar desgostos e não colocá-los para fora. Você pode imaginar quão pouca vitalidade elas têm para viver. O desconforto chega com bastante freqüência. O desconforto é sempre um sintoma de desonestidade. Se você não se expressa honestamente, você se sente desconfortável. No momento exato em que você se expressa da maneira adequada, o desconforto vai embora.

M: (Fala tensa e rápida.) Eu não sou assim, quase nunca. Quer dizer, você pegou uma coisa que aconteceu agora porque eu estou nervoso.

F: Você está nervoso. / M: Estou. / Você pode me contar os seus sintomas?

M: A sensação de que o sangue está correndo nas minhas veias. Eu as sinto... eu sinto o sangue correndo, e o meu coração batendo, e de repente sinto uma dor aqui nas costas, eu me sinto rijo, apenas rijo. Isto é nervosismo... Posso continuar com o sonho?

F: Pergunte para o Fritz. Coloque o Fritz naquela cadeira e pergunte a ele.

M: Fritz, posso continuar com o sonho?...

Você decide sozinho (Riso.)

Eu estou num campo aberto e lá longe eu vejo uma porção de coisas amontoadas. Eu chego perto, e é uma cidade em ruínas... quando eu chego perto é uma cidade em ruínas. Pedaços enormes de concreto, uns por cima dos outros. E o sonho tem algumas partes desligadas. Acho que tive o sonho numa noite complicada. Mas, na imagem seguinte, eu estou numa caverna e estou em pé na caverna. Eu não me vejo no sonho.

152

E há mais dois homens na caverna. E quando eu olho para eles, eles estão andando do lado de dentro... está muito escuro, muito sombrio... eles parecem macacos, eles andam como macacos, para a frente e para trás. De repente eu percebo que eles estão basicamente deformados. Existe alguma coisa muito deformada em cada um deles.

E no canto está sentada uma mulher, e então eu percebo que a mulher também está totalmente deformada. Ela não tem queixo, e o lado direito está completamente amassado por dentro. E os homens andam para a frente e para trás, e de repente, o que aparece depois é a mulher... ela deita no chão com as pernas abertas e os homens deitam por cima dela e metem nela. A cena fica cada vez mais grotesca, e aí eu sou arrastado para ela. E eu vou e também meto nela. E eu quase que abandono tudo. Alguma coisa estava me chocando.

E aí houve um silêncio. Não sei quanto tempo ele durou, e apareceu um outro sonho logo em seguida, e eu estava de novo num campo aberto. Eu estava andando com uma criança, com uma criança na mão. E eu estava tentando passear com ela e ensinar alguma coisa para ela. E eu tentava falar, e tentava falar, e de repente eu percebi que ela não entendia nada. Ela não tinha cérebro. E eu comecei a gritar com ela: "Você precisa entender! Você precisa entender!". Mas ela não entendia nada... (Baixinho.) É isso.

F: O que mais me interessou foi você ter dito que o lado direito estava mutilado e mesmo assim você falou o tempo todo só com a mão direita. A esquerda estava completamente passiva.

M: Minha mão esquerda é fraca. Eu consigo fazer muito pouco com ela. A mão direita é bem mais forte...

F: Muito bem, agora pegue de novo o seu próprio Fritz, e deixe ele dirigir o trabalho com o seu sonho.

153

M: Existe um conflito, porque eu estou mais interessado nos dois homens e na mulher. Eu estou interessado em saber o que eles são. Então, se eu fosse o Fritz, eu trabalharia com isso, eu faria isso.

X: Você pode falar um pouco mais alto?

M: (Falando asperamente.) Eu disse que eu não posso ser o meu próprio Fritz, eu disse... Você me fez uma pergunta impossível de responder. Eu não consigo. Eu tentei, dentro da cabeça, nas últimas vinte e quatro horas.

F: Diga isto ao Fritz.

M: Nas últimas vinte e quatro horas eu tentei me identificar e ser um dos dois homens ou a mulher, e falar comigo mesmo. E eu simplesmente não consegui. Eles se recusavam a dizer qualquer coisa. Simplesmente ficavam olhando para mim, totalmente quietos. Eu fui ficando louco da vida com eles. Eu gritava e eles não respondiam. Eu tentei fazer o papel deles; fiquei sentado, olhando para mim, em silêncio total, uma morte total.

F: E o que é que o Fritz diz disso?

M: Fritz, o Fritz diz: "Está bem, você pode falar com a morte?"... (Sussurra, com sentimento.) Que *merda!*

F: Diga isto de novo.

M: Eu disse, que merda. / F: Outra vez. /
Que merda. / F: Outra vez. /
Que *merda!* (Bate o braço na cadeira, com o punho fechado.)

F: O que você está experienciando agora? Alguma coisa está acontecendo.

M: Eu estou sentindo aquilo que sinto na noite antes do sonho. Eu ia passar por uma operação no cérebro. Era a primeira vez que eu estava totalmente, completamente apavorado com a morte. Eu tinha tido um acidente de carro, eu era um homem sadio e de repente eu ia passar por uma operação no cérebro. E eu estava totalmente apavorado. (Sussurrando.) E a sensação voltou toda, agora. É a primeira vez que tomo consciência dela com o algo total e no presente. Sabe, ela está bem ali, em qualquer canto. E eu estava com medo. Eu n... eu nunca tive medo antes. E a sensação voltou agora... Sensação de puro medo, só...

F: Fale com a morte...

M: Mas eles... eles... eles são a morte. Eu não sei o que dizer para eles.

F: Fale com a morte. Você disse que está com medo da morte. Eu não sei o que significa morte para você.

M: O que é que você vai fazer comigo? Está bem, vamos supor que você ganhe. O que você vai fazer comigo?

(Sorri delicadamente.) Eu vou esvaziar a sua cabeça. Você vai ser como aquela criança; você não terá cérebro...

Olha, ela me interrompeu. Ela interrompeu aqui... Eu comecei a pensar...

F: Você está usando a cabeça de novo?

M: Estou. Acabei de recair nisso.

F: Você pode representar uma pessoa sem cérebro?

M: A criança! (Vivaz.) Ela era *totalmente* cheia de alegria. Ela tinha alegria, ela corria e brincava. / F: .Seja ela. / Colhia flores...

F: Seja ela. (Riso.)

M: (Excitado.) Ela corria por todos os lados, colhia flores, se divertia, corria pelas montanhas, ela ria, sorria, fazia tudo isto.

F: Seja ela.

M: Eu sou uma criança.

F: *Seja* ela.

M: Um homem sem cabeça não fala, então eu posso apenas *fazer* coisas. Eu só posso fazer... (Suavemente.) Não, ela ria. (Riso.) Ela ria e sorria.

F: *Seja* ela. (Riso.)

M: (Excitado.) Não há lugar, não há lugar que chegue. Eu tenho que correr... eu tenho que correr, só isso. Para ser ela, eu tenho que correr, e subir a montanha e colher flores.

F: Você vê a diferença entre esta criança sem cabeça e o pensador?

M: Vejo sim. Eu percebo... É muito real no sonho, eu gritava no sonho. Eu gritava com a criança. Eu gritava: "Não há tempo. Não há tempo. Você precisa entender". E ela ia e pegava flores. (Risos e aplausos.)

F: Captou a mensagem? (Riso.) Bem, veja, é isto com que eu me preocupo. Eu, *este* Fritz não pode ir para casa com você. Você não me pode ter como terapeuta permanente. Mas você pode ter o seu próprio Fritz pessoal, e levar *este Fritz* junto com você. E ele sabe *muito* mais do que eu, porque ele é criação sua. Eu posso apenas adivinhar, ou teorizar, ou interpretar o que você está experienciando. Eu posso ver o machucado, mas eu não sinto a dor. Eu não estou dentro de você, e eu não sou suficientemente arrogante para ser um psicanalista e dizer que eu sei o que você está experienciando, o que você está sentindo. Mas se você entende a idéia deste Fritz puramente pessoal, você pode arranjar uma cadeira, um divã ou o que quiser, e sempre que estiver com algum problema, conversar com este Fritz imaginário.

MARK

Mark: Eu estou sentindo você como se você estivesse esperando eu começar. Eu tenho a sensação de que nós dois estamos aqui sentados esperando alguma coisa acontecer.

Fritz: E então, *como* você experiencia a *espera*? O que é o fenômeno chamado espera? O que está acontecendo enquanto você está esperando?

M: Quando eu estou esperando eu começo a pensar em, ah!... naquilo que você vai dizer ou fazer, para eu saber como agir.

F: *Como* você pensa?... Ou, como eu costumo dizer, como você ensaia?

M: Bem, eu tento imaginar o que você vai dizer... eu procuro escolher exatamente a resposta certa... Eu tento frases e palavras diferentes... digo-as para mim mesmo e vejo como soam.

F: Bem, você vê que este é um ótimo exemplo de ação *anti*-espontânea. Você se impede de ser espontâneo tendo que ensaiar, e ainda mais, dizendo a coisa certa, e assim por diante. Assim você mata qualquer possibilidade de ser espontâneo.

Agora, a primeira coisa que eu noto numa pessoa é se ela é um sistema aberto ou fechado. Vejam, Mark é um sistema fechado. As mãos dele estão fechadas, as pernas estão fechadas, então eu não sei se consigo ter alguma comunicação com ele. (Mark abre a sua postura.) Agora, assim que eu digo isto, ele destrói o fenômeno do fechamento, e apresenta uma aparência de abertura. Nós veremos quanto tempo vai durar esta aparência, vamos ver se ela volta ao fechamento. Eu duvido que alguém possa abrir um sistema fechado tão depressa, simplesmente mostrando que o fez.

M: O sonho... é só um pedacinho curto. Eu tenho vocação de escrever canções, e eu tinha um acordo com um certo cantor, que ele ia cantar uma das minhas músicas, e eu não soube mais nada dele desde que nós fizemos o acordo, mais ou menos um ano atrás, e no sonho...

F: Isto aí é o sonho?

M: Não. No sonho...

F: Ah! Você fez associações.

M: Bem, é apenas um prefaciozinho para o sonho. O sonho mesmo...

F: O que é que você sabe sobre a sua necessidade de colocar prefácios nas suas ações e nas coisas que você diz?

M: Para facilidade das pessoas, para elas terem... eu imaginei que elas gostariam de ter algum *background* para o sonho.

F: Ah!

M: O sonho mesmo... no sonho mesmo, ele estava falando comigo, e disse: "Bom, você sabe que nós tivemos um grande problema com o arranjo".

F: Está bem, eu já posso usar este pedacinho. Você pode fazer o papel dele, falando com você?

M: (Conciliador.) Bom, você sabe que nós tivemos um grande problema com o arranjo.

F: Agora troque de lugar. O que você responde?

M: Eu preciso inventar uma resposta, eu não tinha resposta no sonho.

F: Diga isto para ele.

M: Eu não tinha resposta no sonho. É só isto que eu lembro.

F: Agora sente-se aqui de novo. Fale com o Mark mais uma vez.

M: (Desafiador.) Você aceita o que eu disse?

F: Troque de papel. Agora, escreva um roteiro entre você e o seu amigo.

M: Não, não me parece uma resposta adequada. Você me prometeu que ia gravá-la. Eu acho que você está querendo "tirar o corpo fora".

F: Você não quer que ele caia fora tão depressa. (Riso.) Mas você percebe que o amigo já está querendo voltar atrás. E eu noto que sempre que eu digo alguma coisa que pareça uma desaprovação, você tenta modificar o que está fazendo... Muito bem.

M: Eu não sei... eu não... nós estávamos gravando, eu juro... eu sou uma pessoa ocupada e nós tivemos um problema que não conseguimos superar, e passamos para outras coisas.

F: Você está ouvindo a sua voz?
M: Estou.
F: Como é que a sua voz soa?
M: No final eu ouvi um gemido.
F: Ah! Você nota uma diferença desde o momento em que você começou.
M: Eu sei que você é uma pessoa ocupada, mas isto era muito importante para mim, e eu encaro uma promessa como um compromisso. Além disso, eu sei que você ficou muito comovido com a música e você... parece que o compromisso está indo por água abaixo. Eu quero uma explicação.
Olhe, se você quiser fazer um escândalo, pode fazer, mas não vou lhe dar mais nenhuma explicação.
F: O que é que a sua mão direita está fazendo?
M: Esfregando o espaço entre estes dois dedos. Eu sinto que acabei a conversa com esta última frase.
F: Diga isso para ele.
M: Eu sinto que acabei a conversa com esta última frase.
F: Você está sorrindo. (Riso.) O que há de tão engraçado neste final de conversa?
M: Dizer para você, e depois você me mandar dizer para ele, então, dizer para ele; me pareceu engraçado, Acho que me chamou a atenção porque foi engraçado.
F: Você pode dizer para mim: "Fritz, você é engraçado"?
M: Fritz, você é engraçado. Fritz, você *é* engraçado. (Riso.)
F: Você pode trabalhar com isto?
M: Bem, quando você foi anunciado como sendo Cyrano, você mexeu o nariz e teve muito prazer com a coisa. E quando Sally disse que ela ama homens que gostam de acariciar a barba, você deu um pulo e deu a maior esfregada na sua barba. Foi uma ampliação engraçada de cada um destes momentos. Por

falar nisso, você também é muito triste... E isto também é engraçado.

F: Por favor, faça o papel do Fritz triste. (Mark imita o Fritz triste com os risos da audiência, e então fica sentado, esperando.)...

F: Como a atmosfera mudou? Você nota a mudança de atmosfera?

M: Parece que é uma espécie de tentativa. Eu... eu estou esperando por você, e eles estão esperando por nós, eu acho.

F: Como você sabe que eles estão esperando?

M: Eu imagino que estejam. Aqui existe uma interação silenciosa, e...

F: Você *imagina*.

M: Eu imagino que eles estejam esperando a continuação. Eu estava só sentindo o silêncio da...

F: Eu só quero ressaltar a palavra *imagino*. Você não *sabe*.

M: Não. Eu não... depois eu disse que eu...

F: Por acaso, neste momento você experienciou alguma espera?

M: Espera? Eu não sei se era esperar, ou só observar você e eu olhando um para o outro, que poderia ser uma experiência por si só, sem esperar alguma outra coisa.

F: Muito bem, vamos voltar para o sonho. O que mais havia no sonho? Isto foi o sonho inteiro?... Até que ponto você reconhece a si mesmo no seu amigo? Faça o papel dele mais uma vez. Você pode dizer para o Mark: "Eu sou um cara assim e assim"?

M: Eu sou cantor e... numa situação social eu ouvi o Mark cantando a música dele, e a música me tocou muito, e eu demonstrei isto para ele, e ele disse: "Bem, se você sente isso, eu posso até deixar você cantar a música", e eu disse: "Eu vou gravá-la".

F: Bem, para mim esta é a questão básica de todo sonho: O que você está evitando?

M: Neste ano eu fiz uma pequena tentativa de entrar em contato com ele, mas eu acho que deveria ter feito um esforço maior para lembrá-lo do compromisso; e eu não fiz este esforço.

F: Então você está evitando fechar a situação, fechar a *gestalt*. Você ainda está por aí com seus negócios inacabados. Isto seria o que você evita a curto prazo. A longo prazo... bem, isto é... você pode cantar a música?

M: Posso.

F: Então, por favor, cante.

M: (Canta suave e devagar, em voz baixa.)
Rosas brancas, e rosas vermelhas
Cãezinhos para crescer
Desejos que venham a ser
Mas é preciso cuidar
Alimentar
Senão os desejos
E os cachorrinhos
Murcham e morrem, e então
O que se pode dizer?
O que se pode fazer?
Mas cante um pouco
E faça carinho
Rosas brancas, e rosas vermelhas.

F: (Delicadamente.) E para que é que você precisa dele? Você pode cantar as suas próprias músicas.

M: Eu posso cantar, e eu gosto de cantar. Eu gostaria que outras pessoas tivessem oportunidade de ouvir.

F: Você sabe mexer num gravador?

M: Sei.

F: Então para que você precisa dele? Você mesmo sabe mexer num gravador. Muito bem. Você pode *fazer o papel* da música? Você pode fazer o papel da rosa? "Eu sou uma rosa vermelha..." Ponha palavras na boca dela.

M: Eu sou uma rosa vermelha, crescendo perto de uma rosa branca. Eu preciso ser cuidada, como todas as coisas, eu preciso que tomem conta de mim.

F: Para quem você está dizendo isto? Com quem você está falando?

M: Não tenho consciência de estar falando com ninguém.

F: Faça-me o favor, e diga para *alguém*.

M: Eu sou uma rosa vermelha, e sou como um cachorrinho, e todas as outras coisas vivas. Eu preciso ser... bem, eu estou crescendo, preciso que cuidem e tomem conta de mim... e se você sabe disto, e se eu lhe pertenço, então a sua obrigação é cuidar de mim, e se você não cuidar, você vai ter de plantar outra rosa vermelha por cima de mim, ou uma rosa branca.

F: Quero que você troque mais uma vez de papel. Agora seja a pessoa que está fazendo exatamente o que Mark quer que ela faça. Seja esta pessoa, e tome conta do Mark. (Mark faz gestos de cuidar e regar uma flor, delicadamente.)

F: O que você está sentindo?

M: Eu cuido... disto. Eu estou fazendo a minha obrigação com relação a isto.

F: Agora troque de novo, seja de novo a rosa.

M: Uma sensação boa. Estou sem consciência de nada específico. De repente, estão cuidando de mim.

F: Muito bem, quero acabar aqui. Ainda há muito que fazer. Mark ainda precisa... Deixe-me dar uma breve idéia de Mark, porque ela apareceu de maneira *muito* linda. Como eu disse antes, crescimento e maturação são transcender o apoio ambiental, para o auto-apoio. A criança precisa que o ambiente tome conta dela, e, à medida que cresce, aprende cada vez mais a se sustentar sobre os próprios pés, a prover os próprios *meios-pelos-quais* para viver, e assim por diante. Agora, aqui ficou muito claro que Mark ainda precisa de gente para cuidar dele, precisa de apoio ambiental para as suas canções, para ser alimentado, e então ainda falta alguma coisa da pessoa madura. E onde está a parte que falta? Está naquilo que chamamos de projeção, ainda está no mundo externo. Mas notem que, quando ele cuidou da rosa, foi um cuidado muito amoroso. Ele tentou disfarçar, dizendo que estava fazendo por obrigação, mas eu vi nos seus movimentos algo *muito* suave, algo *muito* muito envolvido. É isto que eu vejo aqui.

JIM

Jim: Eu tenho um fragmento de sonho. Não há vozes no sonho.

Fritz: Agora, a primeira impressão é que Jim tem uma estrutura aberta, mas aqui ele é fechado — ele está cobrindo o órgão genital com as mãos. Esta é a primeira coisa que eu vejo. Agora, isto é muito importante, qual é a parte fechada, se toda a personalidade ou só a estrutura superior ou inferior. A estrutura inferior é basicamente para suporte, e a superior, para contato. Aqui é como ficamos em pé, e aqui é onde saímos em direção ao mundo, com as nossas mãos. Então eu já vejo um bocado, só olhando para o Jim aqui sentado: a postura dele, o jeito que ele mexe a cabeça, e assim por diante.

J: Você já conseguiu me balançar todo. (Riso.) Isto não tem nada a ver com o meu sonho, mas este é um comentário horrível de se fazer, porque...

F: Vocês notam a falta de ambidestreza em seus gestos? Ele só usa a mão direita e sempre aponta para si mesmo; ele relaciona ele mesmo com ele mesmo. É isto que Kierkegaard disse no começo: a relação do *self* com o *self*. Se você vive deste jeito, quanto você pode conseguir?

J: Estou com medo de me mexer.

F: Era exatamente isto que eu queria assinalar. (Riso.)

J: Agora eu sei por que meus sonhos são curtos.

F: Dá para você me explicar? Eu não sei por que os seus sonhos são curtos.

M: Eu tenho um sonho repetido típico, que eu acho que muita gente pode ter quando tem um problema de fundo, e não é nada que eu possa pensar em resolver. É uma roda distante — não sei bem como ela é — e ela vem na minha direção, e o tamanho dela aumenta, *sempre* aumenta. E finalmente ela está bem em cima de mim, ela é muito alta, não consigo determinar a altura dela. E...

F: Se você fosse esta roda, que tipo de vida você levaria, e o que você faria com o Jim?

J: Que tipo de relação eu teria, como roda?

F: Você acabou de descrever a roda aumentando de tamanho...

J: Certo. Eu estou prestes a rodar por cima do Jim.

F: Como é que você faria isto?

J: Como eu faria? Continuando no meu caminho... no meu caminho constante, eu continuaria a ir, e rodaria por cima do Jim.

F: Fale com o Jim.

J: Sendo a roda?

F: É.

J: Eu não sei o que a roda está tentando dizer para o Jim.

F: Muito bem. Eu vou tentar ajudar você a me dizer se eu estou entendendo corretamente a roda. Eu estou aqui, estou rodando, rodando, ficando cada vez mais forte, e nada pode ficar no meu caminho. Eu vou passar por cima de você, Jim, quer você goste, quer não... Esta seria a *minha* roda; agora, como seria a *sua* roda?

J: Eu diria, você não vai passar por cima de mim.

F: Diga isto para a roda.

J: (Timidamente.) Você não vai passar por cima de mim. E não vou deixar.

F: Você está escutando a sua voz? Se você fosse a roda, esta voz faria a roda parar? (Riso.)

J: Não.

F: O que a roda diz para esta voz do Jim?

J: Ai, *mau*. (Riso.)

F: O que o Jim diz?

J: Jim não tem instinto para, talvez... eu não sei. Meu primeiro impulso seria... que Jim falasse mais alto, ou... eu não sei. O primeiro impulso seria tentar...

F: Você notou quantas vezes apareceram as palavras "Eu não tenho certeza, eu não sei"? O tempo todo nós ouvimos: "Eu não sei, eu não tenho certeza, o que eu faria?" O fato de eu ter ouvido tanto estas expressões tem algum significado?

J: Tem algum significado?

F: Para você. É. O fato de eu ter ouvido tantas vezes este tipo de expressão.

J: Sim, tem muito significado na *minha* vida; eu sou muito indeciso, e não consigo assumir nenhum compromisso para agir.

F: Bem, onde está a sua força, no sonho?

J: Eu não vejo que força eu tenho, quando eu... ou seja, eu vejo um tamanho além de qualquer... além de qualquer... é como uma roda que é imensa demais para chegar a encarar qualquer oposição.

F: É. Agora, represente de novo a roda. Desta vez, tente se identificar com a roda, e faça o papel dela. Levante-se e seja a roda... E eu sou Jim...

J: Eu sou a roda, e eu... eu estou... você não tem chance. Eu vou passar por cima de você e eu... e... você não vai conseguir se mover.

F: Você sentiu alguma força? Você sentiu alguma indecisão agora quando você estava fazendo o papel da roda?

J: Não... Eu senti determinação.

F: Certo. É aqui que você tem investido e projetado as suas potencialidades; tanto que na sua personalidade consciente sobrou muito pouco. Agora represente a roda outra vez. Elabore. Ah! Agora você tem duas mãos. Note, você começou até mesmo a *usar* as mãos.

J: Eu sou uma roda, e neste instante eu não sinto que a roda é tão grande quanto eu pensei que fosse. (Riso.) Você está colocando um pouco de dúvida na cabeça do Jim quanto à força real da roda, e eu não consigo representar a roda...

F: Muito bem, agora sente-se... Agora converse com a roda outra vez.

J: (Hesitante.) Ahhhh... (Riso.)... Você faz muita onda. / F: Diga isto de novo./

Você faz muita onda. / F: Outra vez. /
Você faz muita onda. / F: Outra vez. /
Você faz muita onda.

F: Agora diga isto para a roda.

J: Você faz muita onda. Você parece grande, mas quando eu paro de avaliar o seu tamanho, você realmente não é tão determinada, tão forte quanto eu pensava.

F: Você percebe quanto da sua insegurança o abandonou? Quanto você já recuperou da projeção na roda?

J: É. Eu acho que eu... neste instante, por maior que ela seja, eu faria tudo que posso. Quer dizer, eu sempre tive a sensação de que... o que eu *posso* fazer... mas agora eu sei que pelo menos eu faria tudo que posso... para parar a roda... E, ah!... sobre isto aqui, eu sou estéril, e isto entrou no meu casamento... é disso que eu tinha vergonha, e você sabe, você disse que eu cobri meu órgão genital.

F: A roda grandona, não é?

PERGUNTAS I

P: E se a gente não se lembra de sonho nenhum? O que isto significa?

F: Eu tenho uma *teoria* sobre isto. Você não quer encarar a sua existência. Para mim, o sonho é uma mensagem existencial da parte da sua personalidade que está faltando, e no sonho você pode ver claramente como a evita. Muito típicos são os pesadelos, nos quais você foge. Você pode ter bastante certeza de que pessoas que não se lembram dos seus sonhos são pessoas fóbicas. E se você se recusa a lembrar-se dos seus sonhos, na realidade você se recusa a encarar a sua existência... de encarar o que há de errado com a sua existência. Você evita lidar com o que é desagradável. Geralmente estas são as pessoas que mais ou menos *pensam* que chegaram a um termo com a vida. Você sonha, mas você não se lembra. Você sonha pelo menos quatro sonhos por noite. Nós sabemos disso. Se uma pessoa não consegue recordar os seus sonhos, eu faço com que ela fale com os sonhos que faltam: "Sonhos, onde vocês estão?" e assim por diante.

P: O que acontece se a gente tem um sonho muito curto?

F: Freqüentemente eu peço para alguém contar um sonho. Ele é muito comprido e complicado, e antes que ele acabe, já passou uma hora, e a gente fica mais confuso do que estava quando começou a trabalhar. Assim, um sonho curto muitas vezes é melhor do que um sonho comprido. Se a pessoa tem um sonho comprido, eu pego só um pedaço.

Eu acredito que toda parte do sonho é uma parte de você mesmo — não só a pessoa, mas cada item, cada disposição, cada coisa que surge. Meu exemplo favorito é o seguinte: Um paciente sonha que está saindo do escritório e que está indo para o Parque Central. E ele vai, e passa pela trilha de cavalos, e entra no parque. Então eu peço: "Faça o papel da trilha de cavalos".

Ele responde indignado: "*O que?* E deixar todo mundo jogar merda em cima de mim?*'*. Vejam, ele realmente se identificou. Eu faço o paciente desempenhar todos estes papéis, porque só representando é que você consegue a total identificação, e a identificação é a ação contrária à *alienação*. *Alienação* significa: "Isso não sou eu, é outra coisa, alguma coisa estranha, algo que não me pertence". E freqüentemente você encontra um pouco de resistência para desempenhar esta parte alienada. Você não quer reaver, recuperar estas partes suas que você tirou da sua personalidade. Esta é a maneira pela qual você se empobreceu. Esta é vantagem do *role-playing* (desempenho de papéis); se eu faço o próprio paciente representar *todos* os papéis, a gente obtém uma figura mais clara do que quando usamos a técnica do psicodrama de Moreno, que envolve pessoas que sabem muito pouco a respeito de você, porque trazem as *suas próprias* fantasias, as *suas próprias* interpretações. O papel do paciente é falseado pela individualidade das outras pessoas. Mas se você mesmo fizer tudo, nós sabemos que estamos dentro de você mesmo. Outra coisa, no psicodrama você geralmente precisa se restringir a pessoas, enquanto a cadeira vazia pode ser usada para representar todos os tipos de coisas: rodas, aranhas, corrimões que faltam, dores de cabeça, silêncio. Existe muita coisa investida nestes objetos. Se nós conseguirmos trazê-los à vida, teremos mais material para assimilar. E minha técnica evolui cada vez mais no sentido de *nunca, nunca interpretar*. Apenas espelhar (*back-feeding*), provendo uma oportunidade para a outra pessoa descobrir a si mesma.

P: Eu gostaria de fazer um comentário sobre a sensação que fica como resultado do sonho, quando a gente acorda. Eu sei que sonho todas as noites, mas me lembro de muito poucos sonhos. Mas aprendi muita coisa com a sensação que fica no dia seguinte. Se eu me sinto ansioso e algo parecido, intuitivamente sinto que tive algum sonho que gerou a ansiedade; e algumas

168

vezes eu me sinto estimulado e exaltado, e me lembro vagamente de um sonho muito gratificante.

F: Sim. O que você está evitando é dizer: "Por causa de quê existe esta ansiedade?". Meu palpite seria que você tem que desempenhar algum papel naquele dia, e você não se permitiu ensaiar no sonho, preparar-se para o acontecimento, que falta a você espontaneidade no agir, que você precisa se preparar. A ansiedade é sempre resultado de deixar o agora.

P: No meu caso alguns sonhos se repetem anos e anos. Eu tinha um no qual não havia ação, somente cenários. Isto tem alguma mensagem?

F: Tem. Você evita a ação.

P: Pessoas não fragmentadas, bem integradas, também sonhariam?

F: Também. Mas aí você não encontra mais pesadelos. Aí você encontra tentativas de preencher os furos da personalidade, de lidar com as situações inacabadas de forma direta e imediata. Quanto mais fragmentada a pessoa é, mais os sonhos dela viram pesadelos. Uma idéia muito boa é sempre olhar para o que está sendo evitado no sonho, e então preencher os furos, ver o que deve haver ali.

Em geral as coisas acontecem desse jeito. Eu me lembro de um paciente que tinha cegueira visual — vejam, os olhos dele eram projetados. Ele sempre sentia que o Senhor estava olhando para ele. Então, é claro que não sobravam olhos, e ele não conseguia enxergar. Uma noite ele sonhou que estava na audiência, e havia este palco aqui — e não *havia* nada no palco. Eu fiz ele subir; ele vem e diz: "Não há nada aqui". Eu disse a ele para olhar um pouco mais, e ele diz: "Ah! Um tapete". Então pedi que ele descrevesse o tapete.

"Ah, cores! E cortinas!" E então ele acordou (estala os dedos) assim, com um mini-*satori*. "Ah, eu posso ver!" De repente ele ganhou olhos. Isto não quer dizer que os olhos vão *ficar* com ele, mas pelo menos ele descobriu que podia ver, que ele não precisa ser sempre objeto de observação. Este é um exemplo típico: Onde outras pessoas tinham os olhos, ele não tinha nada.

P: Você pode fazer alguns comentários sobre os problemas existenciais? O que são eles, exatamente? Você pode elaborar isto um pouco?

F: Vou dar um exemplo. Talvez ele possa demonstrar. Uma pessoa pode ficar embaraçada com certo ato. Correto? Mas, algumas pessoas possuem um *embaraço* existencial. Elas ficam embaraçadas em existir, em ser. Então, elas sempre precisam justificar a sua existência. Em outras palavras, a idéia de existência é muito mais ampla do que um simples tratamento de sintomas ou traços característicos. Muitas pessoas nem mesmo têm a sensação de realmente existirem, e para ir adiante teríamos de entrar em toda a filosofia do nada, e isso, eu penso que, está além dos objetivos deste seminário. Mas, por enquanto, vamos assumir a filosofia existencial como uma filosofia que se preocupa com o *ser*. A primeira pergunta, claro que é: Como existe o ser, em vez do não-ser? A maioria das filosofias estão interessadas em *explicar* a vida, ou criar certos ideais de como a pessoa *deve* viver.

Deixem-me dar um exemplo da filosofia do nada comparada com as outras filosofias. Nós não sabemos o que aconteceu no passado, e quando tentamos sondar como se deu o início do mundo, e outras coisas do tipo, não chegamos a nada. Agora, para muita gente este nada dá uma certa sensação de estranheza. Esta gente sente que há um vazio. Então, colocam algo ali; e toda religião rapidamente inventa como foi que o mundo surgiu. Geralmente este é o caminho da filosofia: explicar. Agora, é claro que todas estas explicações se interpõem no caminho da compreensão. Elas fornecem alguma razão, alguma justificativa, um pouco de cocô-de-elefante. Eu diria que a melhor definição de existencialismo foi dada com uma sentença de Gertrude Stein: "Uma rosa é uma rosa é uma rosa". O que é, é.

P: Existe um problema existencial — do ponto de vista psicológico. Em psicologia, o problema do aqui e do agora sem... eu estou tentando criar uma ponte entre a filosofia e a psicologia.

F: Não existe problema quanto ao aqui e ao agora. Você pode *fazer* disto um problema, esquecendo que está aqui e agora. *Você está aqui, agora?*... Não. Você está aqui, mas essencialmente você *não* está aqui. Você está no seu computador. Este está sendo o seu agora. Eu duvido que você esteja aqui respirando, ou me vendo, ou consciente da sua postura; então o seu ser está restringindo. A sua existência deve estar se revolvendo em torno dos seus pensamentos. Muita gente na nossa época existe apenas como computador. Esta gente pensa, e pensa, e pensa, e constrói uma explicação, e outra explicação; e falta compreensão. Vocês já leram o livro de Steinbeck, *The Grapes of Wrath*... (*Vinhas da Ira*)... No final do livro a mulher, a mãe... ela *compreendeu*. Ela estava *toda lá*.

P: Existe algum jeito de dizer se o sonho não é uma compensação, e o seu significado, o oposto? Ou ele é sempre uma mensagem direta?

F: É sempre uma mensagem velada. Se fosse uma mensagem direta, você não precisaria sonhar. Então você seria honesto, o que significa, você seria são. Você não pode ser honesto e neurótico ao mesmo tempo.

P: Você disse que o sonho é uma mensagem velada. Uma vez eu tive um sonho. Eu pensei que fosse uma mensagem muito simples e, no dia seguinte, a seqüência do sonho continha linhas muito específicas para eu seguir em termos da minha experiência; então, eu não acho que os sonhos sejam sempre velados, e eu encarei aquele sonho como uma preparação psicológica para o que iria acontecer; ou então, eu não entendi nada. Havia alguma outra coisa por trás disso?

F: Havia. Existe algo enterrado. Nós fazemos muitas coisas que na verdade são parte do *transe* em que vive-

171

mos. Veja, muito poucos de nós estão acordados. Eu diria que a maior parte do homem moderno vive num transe verbal. Ele não vê, não ouve, e leva um bocado de tempo até acordar. Primeiro, em terapia — você notou aqui alguns pequenos despertares; é isto que eu chamo de mini-*satori*. É possível que algum dia se esteja totalmente desperto, e então se experiencia um *satori*. Freqüentemente existe um despertar, e em seguida se escorrega de volta para o transe da perseguição, do verbalismo; e aquilo de que se fala decididamente é parte do transe, mesmo que você encene o sonho na realidade.

P: A encenação, eu posso aceitar... eu posso aceitar isto. Mas os fatos que ocorreram, eu era incapaz de controlá-los fisicamente. É isto que eu estou tentando dizer; que eu só me lembrei do sonho quando percebi o que estava acontecendo numa situação sobre a qual eu não tinha controle. Assim, eu não encarei o sonho como uma mensagem velada. É isto que estou tentando dizer. Eu o encarei como uma relação bem real, uma preparação para esta falta de controle.

F: Você está me olhando como se esperasse um argumento.

P: Eu estou argumentando comigo mesma, tentando decidir...

F: Ah!... ah! Decididamente eu estou ouvindo um desafio.

P: Muito bem. Você ainda pensa que todos os sonhos são mensagens veladas?

F: Penso.

P: Se uma criança é canhota de natureza, e os pais a forçam a usar a mão direita, isto tem algum efeito psicológico sobre a criança?

F: Tem. Decididamente. Porque então você coloca uma carga dupla sobre o lado direito. Freqüentemente o resultado é vacilação, gagueira.

P: Eu sempre notei que tenho insatisfação em mostrar o meu lado esquerdo para as pessoas. Freqüentemente eu me sento de modo que as pessoas olhem para o meu lado direito. Eu fiz uma operação no nariz para deixar os lados mais iguais, e minha sobrancelha direita é arqueada, meio severa, e isto sempre me incomodou. E eu estou bastante interessado em saber alguma coisa sobre isto. É uma resistência para aceitar o lado direito, o lado masculino?

F: Você me pergunta se você tem resistência. Qual é a *sua* opinião?

P: Minha opinião é que eu tenho.

F: Tudo bem.

P: Qual é a sua opinião sobre meditação?

F: Meditação não cheira nem fede.

P: É possível usar uma situação de vida não resolvida como se ela fosse um sonho, e trabalhar da mesma maneira?

F: É, é a mesma coisa.

P: O que a Gestalt-terapia tem a dizer sobre a psicose?

F: Eu tenho muito pouco, ainda, a dizer sobre a psicose. Nós trabalhamos sempre com opostos, polaridades. Mas eu vejo as polaridades na... vamos tomar o exemplo de uma psicose, a esquizofrenia, que é aquela na qual a maior parte das pessoas está interessada. Agora, nosso mundo consiste em três esferas. Entendam que isto é muito esquemático. A zona do *self*, a zona interna, que é essencialmente... vamos chamar, animal biológico. A zona externa — o mundo em volta; e entre a zona interna e a externa existe uma zona desmilitarizada, descoberta essencialmente por Freud sob o nome de *complexo*.

Em outras palavras, nesta zona intermediária existe uma vida de fantasia do consciente, chamada "mente", cheia de expectativas catastróficas, cheia de atividade de computador: verborréia, programas, planos, pensa-

173

mentos, elaborações. Esta zona intermediária consome toda a energia, todo o excitamento, de modo que muito pouco está livre para ter contato consigo mesmo e com o mundo.

Freud teve a idéia certa de esvaziar esta zona do meio; mas, na prática, na psicanálise, você *fica* na zona do meio. Você não tem permissão de tocar, de sair, de descobrir a si mesmo em toda a gama da experiência física, em estar em contato com o mundo, e assim por diante.

Agora, na esquizofrenia, eu descubro — especialmente por meio de investigação na minha própria zona esquizofrênica — que existem uma porção de escombros nos quais o excitamento não consegue chegar. O psicótico tem uma camada da morte muito grande, e esta zona morta não consegue ser alimentada pela força vital.

Uma coisa que sabemos ao certo é que a energia vital, energia biológica ou como quiserem chamá-la, torna-se incontrolável no caso da psicose. Em vez de ser diferenciada e distribuída, ela sai em jatos. Assim, geralmente o que nós tentamos fazer é cortar um pedaço do cérebro, ou matar a excitação com tranqüilizantes. Agora, se nós fazemos isto, nós obscurecemos o nível de excitação, de modo a obtermos um comportamento relativamente racional. Mas isto não cura realmente o paciente, porque então o seu *self* não recebe a quantidade de vitalidade necessária para lidar com as exigências da vida.

Parece-me que existem algumas semelhanças entre os sonhos e a psicose. Para o observador de fora, ambos são absurdos, e ambos parecem reais para a pessoa em questão. Enquanto você sonha, o sonho parece *absolutamente* real. O sonho mais absurdo, o sonho mais terrível, não traz dúvidas enquanto está ocorrendo. Nós não sabemos muita coisa sobre a psicose, mas sabemos um bocado sobre os sonhos.

174

Uma *diferença* muito interessante entre os sonhos e o comportamento e mentalidade do psicótico é a seguinte: Geralmente o psicótico nem mesmo *tenta* lidar com as frustrações; ele simplesmente nega as frustrações, e se comporta como se elas não existissem. Vocês provavelmente sabem que a maioria dos sonhos são pesadelos. O pesadelo é um sonho no qual você se frustra, e então tenta superar isto. Você não consegue, mas com o correr do tempo, especialmente trabalhando com estes sonhos, você é capaz de superar esta autofrustração, e aprender a lidar com ela. Estas são algumas relações entre os sonhos e a psicose, que eu acho que valem a pena serem investigadas. Talvez também valha a pena investigar como a linguagem absurda do psicótico pode ser tornada compreensível.

Nós sabemos com certeza que uma pessoa pode entrar num hospital de doentes mentais e melhorar, sair do hospital e piorar de novo. Isto mostra que um importante fator situacional ou ambiental deve estar envolvido. Não pode ser *apenas* química. E também a relação entre a química e o comportamento é muito pouco investigada. A loucura está na mente, apesar do que dizem os fisiólogos químicos. É claro que também está na fisiologia, mas basicamente qualquer coisa que nos perturbe está na nossa fantasia.

E então vemos no esquizofrênico exatamente a mesma polaridade que vemos na maioria das pessoas. Encontramos pessoas que estão em contato consigo mesmas, as pessoas retraídas, que estão fora de contato com o mundo. Elas possuem uma vida interior muito rica, mas estão fechadas para o mundo exterior. E temos também o esquizofrênico paranóico, que está fora de contato consigo mesmo, que está sempre em contato com o mundo. Ele está sempre vasculhando o mundo, porém dessensibilizado. Então, mais uma vez, há apenas uma pequena parte dele funcionando. E então não é possível uma relação racional. É só até aqui que eu quero chegar falando sobre isto.

JUDY

Judy: Posso perguntar, Dr. Perls, por que... ah... o senhor sabe, sempre dizem que a gente tem sonhos simbólicos. Eu nunca tive. Eu... /Fritz: E não sei o que são símbolos./ Eu revivia traumas. Bem, eu nunca sonhei nada que fosse imaginário. Eu passei por traumas que já tinha experimentado na realidade. E foi exatamente da mesma maneira. Qual é o significado disto? Ah! nos últimos anos eu tive... mudou... sabe, eu não sonho mais com isso, mas...

Fritz: Eu não estou recebendo mensagem alguma. Você está querendo dizer alguma coisa, mas eu não entendo... Você pode me fazer o favor de subir aqui?

J: Se o senhor não me fizer falar sobre o sonho. Eu não me lembro muito bem dele...

F: Eu posso ouvi-la... você está dizendo frases e eu gostaria de captar a mensagem.

J: (Nervosa.) Deixe eu me fortificar com um cigarro antes de ir. Alguém tem um fósforo? (Alguém lhe dá fogo enquanto ela sobe na plataforma.) Obrigada.

F: E o que é isso aí? (Fritz aponta para os fósforos que ela estava segurando na mão o tempo todo; ela ri.) E o que é isso aí? Você vê...

J: Eu li *Sex and the Single Girl* (*Sexo e a Moça Solteira*) e lá dizia para nunca levar os próprios fósforos...

F: (Delicadamente.) Fique quieta. Ela está apenas manipulando o ambiente para receber apoio. Ela leva os seus próprios fósforos, mas precisa sugar vocês para tomarem conta dela. Esta já é a primeira mensagem...

J: É?

F: É? *Você está* perguntando *para mim*?

J: (Convidativa, com pose e controle.) O espetáculo é seu, Doutor.

F: (Para o grupo.) Vocês notaram a virada? O espetáculo é meu. *Eu* quero algo *dela*.

J: (Risada nervosa, levemente em pânico.) Eu não acho que você vai conseguir.

F: Então, o palco está armado. Eu quero algo dela. Eu não vou conseguir.

J: Eu ouvi falar de você.

F: Ela está me atraindo, para depois poder fechar a armadilha.

J: Que armadilha, a minha ou a sua?

F: Por favor, transforme esta pergunta numa afirmação.

J: Transformar a armadilha numa afirmação? Hum... Quem é que vai sair ganhando, eu ou você?

F: Esta é uma ilustração muito boa. É isto que chamamos de caçador de ursos. Ela está fazendo o jogo de caçador. Preparando a armadilha e esperando que você caia, e então... psst!...

J: Eu não sou manhosa... (Fritz começa a acender um cigarro, mas intencionalmente risca o fósforo de modo que ele não acenda — fazendo o jogo de Judy.) (Muito riso.)

J: Você precisa de apoio, Doutor — você não consegue acender seu cigarro sozinho? (Fritz continua a riscar o fósforo sem que ele se acenda... finalmente Judy lhe acende o cigarro... Fritz parece aborrecido, fecha os olhos e finge dormir.)

J: Você está respirando muito fundo para alguém que está dormindo... (Fritz continua com os olhos fechados.)...

J: Não me faça chutá-lo! (Risadas fortes.)

F: Muito bem. Muito obrigado.

BEVERLY

Beverly: Eu acho que devo dizer alguma coisa. Eu não tenho sonhos interessantes. Os meus são meio patentes.

Fritz: Você está consciente de que está na defensiva?... Eu não pedi para trazer apenas sonhos.

B: Você pediu ontem à noite, e eu tive medo que isto me deixaria de fora. Se eu pudesse produzir alguns...

F: Agora, você tem uma postura muito interessante. A perna esquerda suporta a perna direita, a perna direita suporta a mão direita, a mão direita suporta a mão esquerda.

B: É; me dá algo em que me apoiar. E com tanta gente aí, eu fico com um pouco de medo da platéia. Tanta gente...

F: Você está com medo da platéia e há pessoas. Em outras palavras, você está no palco.

B: É, acho que me sinto assim.

F: Bem, o que você acha de entrar em contato com a sua audiência?...

B: Bem, eles parecem muito bem. Eles tem rostos maravilhosos.

F: Diga isto para eles.

B: Vocês tem rostos muito quentes, muito interessados, muito interessantes... com... com muito calor.

F: Então volte ao seu medo da platéia. O que você está experienciando agora?

B: Eu não estou mais com medo da platéia. Mas meu marido não olha para mim.

F: Então volte para o seu marido.

B: Você é o único que parece constrangido. Ninguém mais parece constrangido comigo. (Riso.) Você está se sentindo como se estivesse aqui em cima, não é? Ou como se algum dos seus filhos estivesse aqui?... Não é?

X: (Da audiência.) Responda!

Marido: Ela é quem está lá em cima, e ela está tentando me colocar lá.

F: (Para o marido.) É. Você teve que responder. (Para Beverly.) Você precisa saber o que eu sinto.

B: Bem, em geral ele não responde. Você queria que ele mudasse de caráter? (Muito riso.)

F: Então você é uma repressora.

B: Você precisa de um cinzeiro.

F: "Eu preciso de um cinzeiro". (Fritz levanta o cinzeiro.) Ela sabe o que *eu preciso*. (Riso.)

B: Ah! não... você tem. (Riso.)

F: Agora *eu* estou com medo da platéia. (Riso.) Eu sempre tenho dificuldade em lidar com "mamães judias".

B: Você não gosta de "mamães judias"?

F: Oh, eu as adoro! Especialmente a sopa de bolinhos que elas fazem. (Riso.)

B: Eu não sou uma mãe judia gastronômica, só uma mãe judia. (Risadinha.) Eu também não gosto de *gefilte fish* (peixe recheado). Eu acho que sou uma mãe judia bem óbvia. E não é ruim ser isso. Eu acho bom. Na verdade, é bom ser isso, uma mãe judia.

F: O que é que suas mãos estão fazendo?

B: Bem, minhas unhas estão se empurrando.

F: O que é que elas estão fazendo umas às outras?

B: Só brincando. Eu sempre faço isso. Veja, eu não fumo, então o que mais se pode fazer com as mãos? Não é bonito chupar o dedo.

F: Essa também é a mãe judia. Ela tem razões para tudo. (Riso.)

B: (Gozando.) E se eu não tenho, eu arranjo. (Risadinha.) É a ordem do universo. O que há de errado em ser uma mãe judia?

F: Eu disse que há alguma coisa errada em ser uma mãe judia? Eu só disse que *eu* tenho dificuldades em lidar com elas.

Existe a famosa estória do homem que era um excelente espadachim, tão bom que podia até mesmo acertar uma gota de chuva, e quando chovia ele usava a espada em vez de guarda-chuva. (Riso.) Agora, existem também espadachins intelectuais e comportamentais, que, em resposta a toda pergunta, afirmação ou seja o que for, devolvem o que receberam. Então, qualquer coisa que você fizer, imediatamente você é castrado ou nocauteado com algum tipo de resposta:

bancar o estúpido, ou coitadinho-de-mim, ou seja lá que jogo for. Ela é perfeita.

B: Eu nunca percebi isso.

F: Vocês vêem? Mais uma vez a espada. Bancando a estúpida. Eu quero reafirmar o que disse antes. Maturação é transcender o apoio ambiental em direção ao auto-apoio. O neurótico, em vez de mobilizar seus próprios recursos, coloca toda sua energia na manipulação do ambiente para receber apoio. E o que você está fazendo é, cada vez, de novo, me manipular. Você manipula seu marido, você manipula todo mundo para vir em socorro da "donzela em perigo".

B: Como foi que eu o manipulei?

F: Veja, outra vez. Por exemplo, esta pergunta. Isto é muito importante para a maturação: transforme as suas perguntas em afirmações. Toda pergunta é um anzol, e eu diria que a maioria das suas perguntas são invenções para você torturar a si mesma e aos outros. Mas, se você transforma a pergunta numa afirmação, você abre grande parte do seu *background*. Esta é uma das melhores maneiras de desenvolver uma boa inteligência. Então, transforme a sua pergunta numa afirmação.

B: Bem, a... isto implica que o erro é meu. Não foi isto que você quis dizer?

F: Coloque o Fritz naquela cadeira e faça a pergunta para ele.

B: Você não gosta de mães judias? Você tinha uma mãe judia e não gostava?

Bem, eu gosto delas. Só que é muito difícil lidar com elas.

Bem, o que as torna tão difíceis?

Bem, elas são muito dogmáticas, dão muitos palpites e são muito inflexíveis, e a caixa que elas constroem para si mesmas para crescerem dentro, é bastante estreita. A terapia delas é menos fácil.

180

Todo mundo precisa se sujeitar à sua terapia?
Não. (Riso.)
(Para Fritz.) Alguma vez você já trocou de lugar
consigo mesmo, deste jeito?
F: (Rindo.) Oh! sim... Oh! Até eu fui sugado! (Riso.)
B: Você disse que tinha problemas com mães judias.
(Riso.)
Marido: Agora vocês entendem por que eu não res-
pondi? (Risos e aplausos.)
F: Está certo, porque você percebe que uma mãe
judia não diz: "Você não devia fumar tanto". Ela diz:
"Você precisa de um cinzeiro". (Risos.) Muito bem.
Obrigado.

MAXINE

Maxine: Meu sonho é que eu estou em casa, na casa
dos meus pais e...
Fritz: Bem, primeiro represente a sua voz: "Eu
sou a voz de Maxine. Eu sou alta, mole, monótona,
musical, eu sou viva...".
M: Eu sou a voz de Maxine e sou muito sem vida...
com pouco sentimento, e eu me sinto bem diferente do
que a minha voz representa.
F: Muito bem, então tenha um encontro com a sua
voz. Coloque a sua voz aqui, e sente-se ali. Diga: "Voz,
eu não tenho relação com você. Você é diferente de
mim".
M: Voz, você é diferente de mim. Eu me sinto totalmente diferente do... do... do jeito que você soa. Eu
estou nervosa, estou tremendo, e estou morrendo de
medo.
F: É isto que você está sentindo.
M: Meu estômago está... meu estômago está...
pulando.
F: Muito bem, agora seja sua voz.

M: Eu... eu sei que você não... você não quer que...
que, ah!... eu expresse como você realmente se sente,
então eu estou ajudando você a encobrir.

F: Agora, escreva um roteiro, o que significa; troque de lugar a cada sentença ou sempre que você sentir que quer responder. Agora a voz diz para a Maxine: "Eu quero encobrir o que você sente"; certo?

M: Mas eu não quero que você encubra o que eu sinto. Eu quero que... eu quero que você deixe os meus sentimentos saírem, eu quero que...

F: Diga isto de novo: "Eu quero que você deixe os meus sentimentos saírem".

M: (Mais viva.) Eu quero que você deixe os meus sentimentos saírem, eu quero que você me deixe ser uma pessoa.

F: Outra vez.

M: Eu estou cansada e cheia de... de você me encobrir o tempo todo. Eu quero... eu quero ser eu mesma.

F: Diga isto outra vez: "Eu quero ser eu mesma".

M: Eu quero ser eu mesma. /F: Outra vez./
Voz, eu gostaria de ser eu mesma! Eu quero que você pare de me encobrir. /F: Outra vez./
Eu quero ser uma pessoa autêntica. /F: Outra vez./
Eu quero ser eu mesma! *Pare* de me cobrir!

F: Vou trabalhar com um palpite. Diga isto ao Brian. (Noivo.)

M: Pare de me cobrir...

F: Você sente?

M: Não. Estou com medo de dizer...

F: Diga isto para ele...

M: Não me cubra.

F: Muito bem, feche os olhos de novo. Feche os olhos de novo e entre no seu corpo. O que você está experienciando?

M: Estou muito nervosa. Minhas pernas estão tremendo, meus braços estão tremendo, e estou com um nervoso no estômago.

F: Dance o nervosismo. Expresse tudo que você sente por meio de movimentos.

M: Eu me sinto meio apertada, no meu...

F: É. (Fritz estende o braço.) Agora me aperte, aperte mais... mais... mais... mais. Faça eu implodir... E então, o que você está sentindo agora?...

M: Eu me sinto mais relaxada.

F: Ah! Porque você fez comigo o que você costuma fazer com você mesma. Esta é a regra de ouro da Gestalt-terapia: "Faça com os outros aquilo que você faz consigo mesmo". Acho que agora estamos prontos para o sonho. Conte.

M: Eu estava em casa, e eu... eu estou com a minha irmã, e... nós estamos nos divertindo muito.

F: No sonho? /M: É./ Como é que vocês se divertem?

M: Nós falamos, fazemos coisas juntas, nós...

F: O que é que vocês fazem juntas? Veja, eu não consigo entender linguagem abstrata. Você deve ter alguma coisa real para trabalhar.

M: Nós... nós fugimos juntas, nós...

F: Vocês fogem juntas.

M: Nós fugimos de pessoas, e...

F: Eu não entendo a palavra "pessoas". De quem vocês fogem?

M: Dos meus pais.

F: Ah! E isto é divertido?

M: É divertido. E nós nos entendemos. Eu posso falar com ela... eu posso jogar toda a minha hostilidade em cima dela, eu posso gritar com ela, posso brigar com ela. Eu não posso fazer isto com os meus pais. Com eles, eu só posso ser... só posso ser sem vida, só posso escutar o que eles dizem.

F: Muito bem. Tenha um encontro com a sua irmã.

M: Você é uma imbecil. Você não presta. Eu sou melhor do que você...

F: Troque de lugar. O que ela responde?

M: Eu não gosto de ser chamada de imbecil. /F: Diga isto outra vez./

(Mais alto.) Eu não *gosto* de ser chamada de imbecil. /F: Outra vez./
(Animada.) Eu não *gosto* de ser chamada de imbecil. /F: Outra vez./
Eu estou cansada e cheia de você me chamar o tempo todo de imbecil!

F: Agora você soa real. Você consegue ouvir?

M: Eu não gosto de você por causa disto (voz alta, petulante) e eu odeio você, eu não...

F: Eu não acredito no ódio: "Eu odeio você". Eu não ouvi ódio *nenhum* aí. Você está de novo na conversa fiada.

M: *Você* é a imbecil.

F: Ah! Diga isto outra vez.

M: Imbecil é *você*! Imbecil é *você*, eu não sou imbecil. É *você* que é imbecil.

F: Troque de lugar... O que você está experienciando agora?

M: Eu... eu sinto que eu gostaria de despedaçá-la. Eu gostaria de rasgar as roupas dela, e as pernas dela, e simplesmente cortá-la em pedacinhos.

F: Agora faça... dance isto. Encene.

M: Eu não consigo encenar.

F: Faça! Não venha com estória... Você me apertou muito bem. Nós temos alguma coisa que ela poderia rasgar? (Alguém arranja alguns jornais.) E respire enquanto faz isto, e faça barulhos. Faça barulhos.

M: Eu não posso despedaçar você, Norma... Eu gostaria, mas...

F: Ah, é? Qual é a sua objeção?

M: Eu... eu... Não é com você que eu realmente estou brava.

F: Ah!

M: Eu não quero machucar você.

F: Como você não quer machucá-la? (Risos.)

M: Não é você... eu não quero matar você. Eu não quero despedaçar você. Eu não quero... fazer você virar um *vegetal*. Não matar você fisicamente, mas eu não quero...

F: Quem você quer matar?

M: (Mole.) Eu gostaria de matar o meu pai.

F: Muito bem. Vamos deixar o papai entrar. (Fritz assobia.) É claro que você sabe que os pais *nunca* são bons, os pais *sempre* estão errados. Se eles são altos, deveriam ser baixos. Se são isso, deveriam ser aquilo. Então, desabafe. Como é que ele não atende às suas expectativas? Como é que ele deveria ser?

M: Ele deveria me deixar em paz.

F: Diga isto para ele.

M: (Petulante, queixosa.) Deixe-me em paz, papai. Fique longe de mim. Deixe-me em paz. Deixe eu levar a minha própria vida, pare de interferir, me deixe em paz.

F: Ele a ouve?

M: Não.

F: Então tente outra vez.

M: Eu... eu me sinto triste... quando eu digo isto.

F: Diga isto para ele.

M: Eu fico triste quando eu lhe digo isto, porque na verdade eu não quero machucá-lo. Eu me sinto culpada quando tento machucar você.

F: Na Gestalt-terapia nós traduzimos a palavra "culpado" para *ressentido*. Então vamos experimentar como é que fica. Como é que você o chama?

M: Papai.

F: "Papai, eu me ressinto disso e disso... eu me ressinto disso e disso".

M: Papai, eu me ressinto... eu me ressinto de você tentar fazer eu preencher as suas necessidades...

F: Tais como...

M: Eu me ressinto de você me dizer onde eu devo morar, o que eu devo fazer, porque eu sei que a única razão que faz você me dizer isto é porque... é por causa das suas próprias necessidades. Você quer que eu viva perto de você. Você quer que eu...

F: O que você está bloqueando neste instante?

M: Estou tentando pensar... estou tentando pensar como dizer o que ele quer que eu faça.

F: Muito bem, seja *ele*. Faça ele dizer: "Maxine, eu quero que você viva perto de mim...".

M: Tudo que eu quero de você, Max... tudo que eu lhe dei, eu fiz tanto por você... tudo que eu quero em troca é que você seja uma boa filha. Eu quero que você faça o que *outras* pessoas fazem. Eu quero que... eu quero que você pratique a sua profissão de farmacêutica, é o diploma que você tirou, mas em vez disto você está jogando *tudo* fora. Se você fizesse isto, aos quarenta anos você poderia se *aposentar*, e poderia ter *todo* o dinheiro que quisesse. (Riso.)

Eu não quero ser farmacêutico. Eu nunca *quis* ser farmacêutico.

F: Seja de novo o papai.

M: Não fui *eu* quem lhe disse para estudar farmácia. Você pode fazer o que quiser. Eu não me importo com o que você faça. Eu só disse para você fazer alguma coisa que lhe dê muito dinheiro e boa reputação.

F: Você pode fazer algo fingido? Hein?

M: Posso.

F: Continue fazendo o papel do papai, e depois volte e toda vez responda: "Foda-se!". (Riso.)

M: Toda vez que eu responder ao meu pai eu digo "Foda-se"?

F: É. É isso. Ele está dando um sermão, não está? Então deixe ele pregar, e toda vez que ele tentar vir com algum blablablá, diga: "Foda-se".

M: Eu sou um homem doente, e... e... eu simplesmente não posso agüentar o jeito que você me trata. Você vai me *matar*.

F: Agora ele mudou de tom. Agora ele está bancando a rainha da tragédia. (Riso.) Diga isto para ele.

M: Papai, você está bancando a rainha da tragédia. Você está fazendo o papel do pobre velho desamparado: "Tenha pena de mim"... É isto que você está me dizendo: "Tenha pena de mim". Um velho fraco. Eu... eu estou cansada e cheia disso. Se você é mesmo um velho fraco, eu não posso fazer nada. (Ronca.) Ele adormece. (Riso.)

Vá para o inferno, papai, estou louca da vida com você... toda vez que eu quero expressar ou lhe dizer alguma coisa, você completamente... você não... você nem mesmo ouve o que eu digo... qualquer coisa que eu diga é irresponsável...

F: Coloque mais... Coloque-se inteira no que está dizendo.

M: *Qualquer* coisa que eu diga para você, você considera irresponsável, que não vale a pena...

F: (Imitando o tom dela.) Nianhanhianhanianhiá.

M: Ninahnhanianhiá. Estou cansada e cheia de ser tratada como criança. Eu não sou criança!

F: Bem, a sua voz não diz isto, sua voz não mostra isto. A sua voz é a voz de uma criança petulante. Experimente o meu remédio. Diga a ele: "Foda-se".

M: Foda-se, seu velho desgraçado. (Gargalhadas e aplausos.)

Como é que você pode dizer uma coisa tão terrível para o seu pai! Eu nunca disse estas coisas, eu nunca eduquei você deste jeito. Você está se perdendo... é isto que você tem aprendido. (Riso.)

Você tem uma cabeça fechada. A sua cabeça é tão fechada que você não consegue ver nada além... /F: Nhanhianhanhianhá./ ...do seu jeito.

F: Nhá. Você está ouvindo a sua voz? Muito bem, continue falando com ele, mas escute a sua voz.

M: Eu gostaria de poder lhe dizer o que eu penso de você.

F: Ah! Isto parece real. Diga outra vez.

M: Eu gostaria de lhe dizer o que eu penso de você.

F: Quem a impede? Ele não está aqui, ele não está aqui na realidade. Corra o risco...

M: Se você não morresse, e me culpasse, eu... eu realmente diria algumas coisas.

F: Muito bem. Agora ele está morto.

M: *Graças a Deus!!!* (Riso.)

F: Agora você pode falar de verdade.

M: Eu sinto que a culpa dele ter morrido é toda minha.

F: Oh, esta é a voz *dele!* Vamos, troque. Eu quero ouvir ele dizer: "A culpa é sua".

M: A culpa é sua. Eu era... doente e desamparado. Tive todos os tipos de doenças, tive todos os tipos de aflições, e eu morri porque você gritou comigo, porque você me faz... porque você não... porque você é ingrata, porque você não me ajuda, porque você não fica comigo quando eu preciso de você. E a culpa é sua.

F: Muito bem, troque: "A culpa é minha".

M: É. Então eu sou uma idiota. E agora, você está satisfeito? Você está com orgulho de mim? É isto que você quer? Pensar que a sua filha é uma idiota? Muito bem, eu admito, eu sou uma idiota, e vou continuar sendo uma idiota.

Bem, eu lhe mostrei. Eu morri, e você vai se lamentar. Algum dia você vai se lamentar.

F: Outra vez.

M: Algum dia você vai se lamentar.

F: Quando?

M: Algum dia você vai se lamentar, quando você perceber... quando você crescer e perceber como você me tratou... quando você perceber que foi por causa de você que eu morri, você vai se lamentar.

F: Muito bem. Agora diga isto para alguém da audiência. Diga isto para o Brian. (Noivo.) Experimente... "Algum dia você vai se lamentar pelo jeito que me tratou." (Riso.)

M: (Ri nervosa.) Por favor não riam de mim. (Limpa a garganta.) Algum dia você vai se lamentar. Você vai se lamentar, porque... por não ter me tratado bem. Você vai me perder.

F: Diga a ele do que você se ressente em relação a ele... O que você está experienciando agora?

M: Eu sinto... ah!... tímida... e... como se... que eu não tenho o direito de falar com você. (Suspira.)
F: O que você está sentindo? O que você está experienciando? O que você está sentindo *fisicamente*?
M: Sem vida, nada. Morte. Eu sinto que não tenho razão de viver...
F: Então, em vez de ir para a frente você vai para trás, não é? Muito bem, volte para mim. Como você se sente em relação a mim?
M: Eu tenho medo de você.
F: O que você quer fazer comigo?
M: Eu gostaria de ser sua amiga.
F: Bem, se você está com medo, isto significa que você projeta alguma agressão em mim.
M: Eu tenho medo que você se aproxime demais.
F: Ah! Até onde eu posso me aproximar?
M: Não sei. (Ri.) É disso que eu tenho medo.
F: Muito bem, volte e diga isto ao papai...
M: Papai, eu tenho medo que você se aproxime demais de mim. E eu tenho medo que você enfie os seus anzóis em mim. Eu tenho medo que você simplesmente faça eu virar uma bolha, um nada...
F: Então seja o papai: "Eu vou enfiar meus anzóis em você".
M: Eu vou *pegar* você.
F: Isso. É aí que a sua força está agora. Vamos. Banque a bruxa.
M: (Com força.) Eu sou mais forte do que você. Eu vou pegar você e vou botar você numa gaiola para o resto da vida. (Mãos esticadas e abertas.)
F: Bem, isto parece mais um estrangulamento.
M: Eu vou estrangular você... /F: Isso./ Vou fazer você ficar igualzinha à sua mãe. Vou fazer você... vou reduzir você ao nível de... vou fazer você ser *exatamente* o que *eu* quero que você seja. Você vai preencher... você vai preencher todas as minhas necessidades. Você vai ser minha escrava. Eu vou tirar todos os sentimentos de você, até que você só sinta o que *eu*

sinto, e que você só seja receptiva aos *meus* sentimentos, e... e... tome conta dos *meus* sentimentos. Esqueça os seus. Eles não são importantes. Eles são imaturos. Eles são infantis.

F: Como você se sente neste papel, como manipulador?

M: Eu não gosto.

F: Você sente alguma força?

M: Sinto.

F: Você se reconhece como o manipulador? (Ela balança a cabeça.) Não. Então não adianta... O que você está experienciando agora?...

M: Eu estou brava com o meu pai.

F: Muito bem.

M: Você não vai fazer isto comigo, papai. Eu não vou deixar.

F: Diga isto outra vez.

M: (Mais alto.) Você *não* vai fazer isto comigo.

F: Eu ainda não ouço nenhuma raiva. Eu ainda ouço queixas. Nhanhianhiá. Até agora, toda a força ainda está nele, e você ainda está na defensiva.

M: Papai, eu não vou deixar você fazer isto comigo. Não sei... eu não consigo impedir você quando você está perto de mim... Eu não consigo impedir você, eu só quero me afastar de você. Eu vou colocar uma distância entre nós dois... muitas milhas entre nós dois... uma distância tão grande que você não vai conseguir fazer isto comigo. Eu não vou deixar. Se eu tiver que fugir de você, eu fujo.

F: Diga: "Eu não vou deixar".

M: Eu não vou deixar. /F: Mais alto./ *Eu não vou deixar.* /F: Mais alto./ *Puta merda!* (Grita.) *Eu não vou deixar!*

F: Mais alto. Diga com o corpo todo.

M: EU NÃO VOU DEIXAR!

F: Outra vez, eu ainda não acredito. Ainda é conversa fiada... queixume, lamento... Eu ainda não tenho confiança.

M: Eu não consigo dizer mais alto.

F: Ele ainda é mais forte.

M: Então eu vou fugir dele.

F: É. Isto ainda é algo que você precisa trabalhar... realmente montar em cima dele. Não como um bebêchorão, mas como uma mulher adulta.

M: Eu sei o que você quer dizer. Obrigada.

F: Quero lhes contar a respeito do meu último *hobby*. Jerry Greenwald, ex-aluno meu, escreveu um trabalho magnífico. É claro que, como todos os psicólogos, ele precisa colocar letras, números e nomes; então ele apresenta pessoas T e pessoas N. Pessoas T são pessoas *tóxicas*, e pessoas N são pessoas *nutritivas* (*nourishing*); eu sugiro que vocês escutem cuidadosamente sempre que encontrarem alguém, para saber se a pessoa é tóxica ou nutritiva. Se ela for tóxica, você se sente blááááá, exausto, irritado; se ela for nutritiva, você cresce, você quer dançar, abraçar a pessoa. Então, qualquer sentença... qualquer coisa que a pessoa diga ou faça, pode ser, ou tóxica ou nutritiva. Qualquer coisa que receba apoio do *self* é nutritiva. Qualquer coisa manipulada, conjurada, deliberada, na maioria dos casos, é tóxica. É falsa, é hipocrisia, é mentira.

Aqueles entre vocês que forem terapeutas, se aparecer um paciente tóxico, descubram *como* ele quer envenenar vocês. Quanta energia você gasta? Você se esforça para ouvir seus pacientes? Você se sente responsável por todas as besteiras que ele diz durante os primeiros quarenta minutos, como ele desperdiça este tempo com bobagens para trazer alguma coisa interessante nos últimos cinco minutos, alguma coisa que prenda você e faça ficar difícil você dispensá-lo? Ou você sente que ele faz você dormir, e como bom terapeuta você adormece até que ele o acorde?

É claro que freqüentemente há uma mistura, mas às vezes aparece uma pessoa cem por cento venenosa. Se você é venenoso, isto significa que você tem um demônio, um *dibuk* (espírito) dentro de você, alguém que envenena você, e você absorveu tudo. A idéia freudiana de que introjetamos a pessoa que amamos está errada. Você sempre introjeta gente que está *no controle*. Neste instante eu estou com alguma coisa que tem a ver com veneno e nutrição. Vocês podem ter certeza, se vocês estiverem com uma pessoa ou num grupo, e depois se sentirem totalmente exaustos e ressecados, é que foram ditas muitas sentenças tóxicas. E muitas vezes o tóxico tem uma cobertura doce, cheia de sacarina. Agora, notem como o pai de Maxine está cheio de tóxico. Ele a envenenou com todas essas ameaças... e então ela se mantém longe dele. Mas ela ainda não está imunizada. Você sabe do que eu estou falando?

M: Eu sei do que você está falando.

F: Eu acho que, para a primeira sessão que você teve na vida, você foi muito corajosa e cooperou bastante, mas nós não avançamos muito. Nem sempre a gente pode fazer terapia em vinte minutos.

P: Você disse que se vai da explosão para o nível autêntico. A explosão em alegria, raiva ou sexo não pode ser autêntica? /F: Pode./ E por que você diferencia isso do nível autêntico?

F: Porque o nível autêntico se mostra *primeiro* nestas explosões.

P: Então, estão relacionados.

F: Decididamente. Foi isto que eu disse. É o elo, a ligação. A implosão *sai*, as energias conflitantes saem numa explosão. Em todo caso, você notou aqui como elas se contêm. Aqui, a voz encobre. É sempre a batalha interna. Quando ela se apertava, implodia, se sentia muito desconfortável. Quando explodiu violentamente, me apertando — ela é muito forte — se sentiu muito melhor, muito mais ela mesma.

Eu achei muito interessante o que aprendi neste verão com Stan Grof, o que estão fazendo com terapia de LSD na Checoslováquia, e que confirma totalmente a minha teoria sobre a camada implosiva, o centro de morte. Apesar de toda a deterioração, aparentemente eles tiveram a coragem de ir até o centro de morte e alcançá-lo, e então a recuperação teve lugar, em vez de todos os sintomas voltarem. Eu julgo isto uma linda confirmação da minha teoria — uma espécie de prova além da minha própria experiência.

ELAINE

Fritz: Você está percebendo que alguma coisa está acontecendo no seu corpo?

Elaine: Estou.

F: O que você está experienciando?

E: Meu estômago está se remexendo, meu coração está batendo, mas eu realmente não sinto... agora eu estou começando a relaxar... Eu tive um sonho que eu queria lhe contar. Eu estava na...

F: Você ouviu as lágrimas na sua voz quando disse: "Eu estava na..."? Você ouviu as lágrimas? É para isto que eu quero chamar a atenção de vocês — para a voz. A voz conta tudo — a cada segundo.

E: Bem, eu estava na minha cama e, ah!...

F: Por favor, conte o sonho no presente.

E: Está bem. Eu estou deitada, e... estou dormindo, e um padre, um padre católico... vem, vestido com uma roupa preta, e chega até a cama e ah!, e me pede que vá com ele. E no começo eu tenho medo, porque eu não tenho controle da situação. E ele me pede...

F: Posso interromper um momento? Diga para o grupo: "Eu tenho que estar no controle da situação".

E: Eu tenho que estar no controle da situação.

F: Diga isto para algumas pessoas.

E: Eu tenho que estar no controle da situação. (Chorando hesitantemente.) Eu tenho que estar no controle da situação. Uh, ah!... ele chega perto de mim envolto naquela roupa preta, e ele pede que eu vá, e eu não estava no controle... eu não estou no controle.

F: Notem esta espécie de pressa. Elaine age como se ela tivesse cegueira emocional. Ela experiencia algo — chorar ou coisa parecida —, alguma coisa acontece, mas ela precisa voltar para o sonho como se nada pudesse perturbar a sua façanha. Aparentemente ela é dirigida para uma meta. Muito bem.

E: E ele pede que eu vá com ele, e eu estou apavorada, e eu digo: "Agora eu não posso ir", e ele é muito inflexível e diz: "Você precisa vir agora". E eu digo: "Eu não posso, eu ainda não estou pronta". E então... eu... pareço sair... enquanto falo com ele. Eu não estou... eu não sinto que estou no meu corpo. (Começa a chorar.) Meu corpo está na cama e eu estou fora... mas eu não posso ir com ele porque sinto que não posso deixar o meu corpo na cama, e então digo para ele que preciso voltar. Eu preciso voltar para o meu corpo, porque ainda não estou pronta. (Menos tensa.) E eu... volto, e ele sai imediatamente. Quando ele sai, eu estou sentada numa mesa com o meu corpo, e esta mesa é meio... é uma mesa comprida, de madeira, e a minha família está toda sentada — minha mãe, meu pai, eu, meu irmão. E primeiro meu irmão levanta e vai para o outro quarto, para morrer (calmamente) e eu não fico afetada com isto. A morte não significa nada para mim, o fato de ele morrer. E eu quase me sinto culpada, no sonho, por não sentir nada com a morte dele. E então, minha mãe e meu pai voltam do quarto, e meu pai... eu tento segurá-lo. Eu o estou levantando, e (a voz se quebra) ele não tem ossos, ele não tem estrutura, ele é apenas uma ameba e eu não consigo levantar, eu levanto, e ele (começa a chorar) *não fica em pé*. Não há jeito de eu conseguir deixá-lo em pé — eu tentei. E (baixinho) isto acontece com ele... Ele também chega à sua morte (muito depressa), ele se move na direção da morte e então sobram só a minha mãe e eu, e eu estou sentada na mesa, esperando a minha morte...

F: Bem, vamos começar tendo um encontro entre você e o padre. Você se senta aí, coloque o padre nesta cadeira, e fale com ele.

E: Eu estou com um medo terrível... de todas as coisas que você me disse, sobre a minha morte, e eu *quero* compreender, mas você não me deu *nada*, e (chorando) nenhum meio de entender... e eu lhe perguntei... e eu não tenho meio de... descobrir, por você, e mesmo assim você insiste em voltar para a minha vida...

F: Seja ele: "Eu sou seu padre".

E: (Friamente.) Eu sou seu padre...

F: O que é que você está fazendo agora? Você está ensaiando?

E: Não... Eu estou... sentindo uma figura autoritária falar com ela.

F: Diga isto para ela: "Eu sou uma autoridade".

E: (Debilmente.) Eu sou uma autoridade... Eu sou uma autoridade. Eu sou uma autoridade e você precisa ouvir o que eu lhe digo.

F: Diga isto outra vez.

E: Eu *sou* uma autoridade, e você precisa ouvir o que eu lhe digo.

F: Mais alto.

E: Eu sou uma autoridade (chora) e você precisa ouvir o que eu lhe digo.

F: O padre está chorando?

E: Não, mas eu percebi uma coisa em mim mesma quando eu disse...

F: Então seja você mesma de novo...

E: Eu... Você sabe o que acabou de me ocorrer?

F: Diga isto para ele.

E: (Debilmente.) Eu sou o padre... *Eu* sou o padre. Elaine é o padre.

F: Ah! Agora diga isto para a audiência.

E: (Friamente.) *Eu* sou o padre. Elaine é padre.

F: Realmente... e este é o ponto decisivo... cada pedaço do sonho é você mesma. Em lugar nenhum a fragmentação da personalidade humana aparece melhor do que no sonho. Se você faz associações livres com um sonho, ou procura fatos reais, você destrói o que pode conseguir de um sonho ou fantasia, ou seja a reintegração da sua personalidade rejeitada. Eu quero enfatizar isto mais e mais. A Gestalt-terapia tem uma abordagem integrativa. Nós integramos. Nós não temos orientação analítica. Nós não dividimos mais as coisas em busca de razões e *insights*. A experiência que Elaine acabou de ter é típica. Com este pouquinho, ela já percebeu que ela *é* o padre. E cada pedaço do material, se for realmente desempenhado, torna-se de novo parte de você; e em vez de se tornar cada vez mais pobre, você se enriquece mais e mais. Então seja o nosso padre. Seja o meu padre...

E: *Eu* vou dirigir *você*.

F: É. Você está no controle, não está?

E: Estou. Agora eu estou. E... e eu vou ajudar *você* a guiar o *seu* ser, não eu. Isto quando eu sou o padre... quando eu *sou* o padre.

F: Você está com medo da sua força, do seu desejo de ser um padre?

E: Estou.

F: Diga isto também para a audiência.

E: Eu tenho medo da minha força (chora) e quero ser um padre... eu *sou*.

F: Bem, eu não entendo por que você está chorando aí. Vamos dar mais um passo. Qual é a sua força em chorar?

E: Raramente eu choro na frente de pessoas, ou em situações com gente, raramente.

F: O que você consegue chorando? Qual é a sua força em chorar?

E: Ah!... Meu poder ao chorar. Eu sou humilde, eu estou sendo humilde, eu quero ter humildade, eu quero ser humilde.

F: Você se põe no papel de um bebê-chorão.

E: Agora eu estou fazendo isto?

F: Eu tenho uma velha piada que diz que as lágrimas são a segunda arma de uma mulher. (Risos.) Sabe qual é a primeira? — Cozinhar. (Risos.) E então, o que você está experienciando agora? /E: Humildade, /F: Humildade./ E: Sim./ F: Você pode exagerar a sua humildade — dançá-la, encená-la?... (Elaine se levanta e se movimenta devagar, com os ombros caídos.)... Como você se sente?

E: Eu sei como eu *não* me sinto — mais do que como eu me sinto. Geralmente eu fico parada, ereta, alta. E aqui eu me sinto muito pequena e baixa.

F: Então vamos continuar um pouco mais no encontro com o padre. Ponha-o ali de novo. Diga a ele: "Eu não estou pronta para você".

E: Eu não estou pronta para você... e eu não sei... como *me ocupar* com você.

Mas eu insisto que você se ocupe comigo, e tem que ser agora, porque você não pode esperar. Você realmente *não tem* muito tempo para esperar.

F: Diga isto outra vez.

E: Você *não tem* muito tempo para esperar. Você já esperou demais.

F: Troque de lugar.

E: Ainda existem muitas coisas das quais eu preciso cuidar. Eu... *não* vou me ocupar com você, porque... existem muitas coisas *práticas* das quais eu preciso cuidar. Eu não tenho... eu não tenho *tempo*.

F: Isso. Você está captando a mensagem existencial

E: Sim, se eu estou captando?... Se eu estou captando o que está acontecendo?

F: É. Do sonho... você está captando a mensagem, o que o sonho diz? O que o sonho está dizendo?

197

E: Ele está me dizendo que eu estou vivendo em dois pólos... nos pólos extremos... e que eu não estou me juntando, no meio. É como, eu estou vivendo no... eu não estou vivendo no agora, como você diz.

F: Você nota que o sonho inteiro se preocupa com o futuro, e principalmente com o *final* do futuro — a morte. E o medo da morte significa medo da vida. Isto significa algo? Você capta alguma coisa?

E: Capto. Capto, sim. Eu... minha intensidade para a vida se tornou tão grande, emocionalmente... /F: É./ ...que eu sou muito intensa com tantas coisas com as quais eu me envolvo, *por causa* da minha preocupação, eu acho, com a morte, que cada momento... hum, com tantas coisas que eu faço, existe tanto tumulto no meu corpo...

F: Muito bem, ponha o tumulto nesta cadeira. Fale com o seu tumulto...

E: Você não tem... meu tumu... Você não tem... você não tem meio de... eu não tenho meio de *lidar* com você.

F: Hum... Diga isto de novo.

E: Eu não tenho meios de *lidar* com você... Não... tem jeito... de eu conseguir ter contato. *Você* está *me* controlando.

F: É. Agora seja o tumulto que a controla: "Elaine, eu sou seu tumulto. Eu controlo você".

E: Eu faço você se mexer. /F: Diga isto outra vez./ Eu faço você se mexer. /F: Outra vez./ Uhuh, se mexer./ F: Outra vez./ Eu faço você se mexer. /F: Diga isto à audiência./ Eu faço você se mexer. /F: Diga isto a algumas pessoas./ Eu faço você se mexer. Eu faço você se mexer. Eu faço você se mexer./

F: E como você faz isto? Como você faz a gente se mexer?...

E: Fazendo com que elas se envolvam... naquilo que eu digo. /F: Hum.../ E: Mas eu controlo.

F: Hum... Agora fale de novo com o grupo, e faça um discurso durante um minuto: "Eu sou louca por controle. Eu tenho que controlar o mundo, eu tenho que me controlar...".

E: Eu sou louca por controle. Eu tenho que controlar as pessoas. Eu tenho que me controlar. Eu tenho que controlar o mundo. Quando eu controlo o mundo, então posso lidar com ele, mas quando eu estou no controle, eu não tenho meios de lidar com ele. Então eu fico perdida, eu...

F: "Então eu fico perdida". Quero pegar esta frase. Feche os olhos, e *se perca*... O que acontece quando você se perde?

E: (Relaxada.) Oh! Eu estou... me mexendo devagar, estou em paz comigo mesma.

F: Diga isto outra vez.

E: Eu estou... me mexendo devagar, em paz comigo mesma./ F: É./ Rodopiando... lento... Ausência de tensão.

F: A sensação é boa?...

E: Em comparação, é.

F: É... Então, o que aconteceu quando você se perdeu? Quando você não está no controle?...

E: É... Eu posso... eu posso descrever... é um movimento de mar quando a maré e as ondas estão bem lentas, e... só... eu sou parte do movimento e do balanço, e nada é violento. E eu me mexo devagar, num círculo. Eu estou girando, meu corpo está girando devagar, junto com o mar — é assim que eu me sinto.

F: Então a expectativa catastrófica de que algo terrível acontece quando você não controla não está tão certa assim, está?

E: Não. Eu me torno assim...

F: É. Eu senti que você estava sendo muito mais você mesma, muito menos despedaçada. A loucura-por-controle realmente a *impede* de ser você mesma.

E: É. Até mesmo com meu corpo.

F: É... Muito bem.

JEAN

Jean: Faz muito tempo eu sonhei o seguinte. Não tenho certeza como começou. Eu acho que começou no... uma espécie de metrô como o de Nova Iorque, a gente pagava... colocava uma moeda, e passava pela borboleta, e andava um pouco pelos corredores, e de repente eu viro uma esquina e percebo que de algum jeito, hum... em vez de eu estar no metrô, parecia uma espécie de rampa que descia para o fundo da terra. E ela parecia girar, e eu percebi o que estava acontecendo, e de algum jeito, mais ou menos no ponto em que eu descobria a rampa, a minha mãe estava comigo, ou talvez já estivesse quando eu comecei... não me lembro.

Em todo caso, havia essa rampa — era meio lamacenta, meio escorregadia, e eu pensei: Ah, a gente pode descer por aqui; e então, assim meio de lado, eu peguei um pedaço de cartolina que estava lá — ou talvez ele tivesse sido jogado fora, ou eu tinha jogado fora. Em todo caso, eu disse: "Vamos sentar aqui". E eu sentei na borda, e fiz uma espécie de tobogã, e eu disse: "Mamãe, fique sentada atrás de mim", e nós começamos a descer. E ele começou a girar e girar (falando depressa) e parecia haver outras pessoas, esperando na linha, e então elas, parece que desapareciam, e nós estávamos (alegre) apenas descendo e descendo, e eu estava percebendo que a gente estava descendo e chegando nas entranhas da terra.

E de vez em quando eu me virava e dizia: "Não é divertido?"; parece que eu fazia isto, mas talvez não. Mas parecia divertido. E mesmo assim eu me perguntava o que haveria lá embaixo — no final desse ir, girar e girar; e finalmente chegamos embaixo e eu fiquei pasmada, e pensei: "Meu Deus, as entranhas da terra!". E em vez de estar escuro, parecia que havia uma luz de sol vinda de algum lugar, e uma espécie de uma linda... eu nunca estive na Flórida, mas pareciam uns pantanais da Flórida, com lagoas, e bambus, e uns pássaros de pernas compridas, muito lindos — garças — e outras coisas assim. E eu não me lembro de ter dito nada especial, exceto algo como: "Quem ia esperar uma coisa destas?" — algo assim. Fritz: Sim. Agora, quando o sonhador conta uma estória dessas, ela pode ser tomada apenas como um incidente ou uma situação inacabada, ou a realização de um desejo; mas se for contada no presente, como que espelhando a nossa existência, ela assume imediatamente outro aspecto. Não é apenas uma ocorrência ocasional. Vejam, o sonho é uma reflexão condensada da nossa existência. O que nós não conseguimos perceber é que dedicamos nossas vidas a um sonho: um sonho de glória, utilidade, benfeitor, bandido, ou qualquer outra coisa. E em muitas vidas, por meio da frustração, o sonho se transforma em pesadelo. A tarefa de todas as religiões profundas, especialmente o Zen Budismo, e de uma terapia realmente boa, é o *satori*, o grande despertar, o chegar aos sentidos, o despertar do sonho — especialmente do pesadelo. Nós podemos dar início a isto percebendo que desempenhamos papéis no teatro da vida, entendendo que estamos sempre num transe. Nós resolvemos: "Ele é inimigo", "Ele é amigo", e fazemos estes jogos enquanto não chegamos aos nossos *sentidos*.

Quando chegamos aos nossos sentidos, começamos a *ver, sentir, experienciar* nossas necessidades e satisfações, em vez de desempenhar papéis e precisar de um monte de suportes — casas, automóveis, dúzias e dúzias de roupas, mas, quando chega a hora, a mulher nunca tem o que vestir, e então precisa comprar uma roupa nova. Ou o homem precisa de uma roupa nova quando vai trabalhar, e quando vai ver o seu amor — todo o peso desnecessário com o qual nos sobrecarregamos, sem perceber que tudo que temos só nos é dado temporariamente. Não podemos levar tudo conosco, e se temos dinheiro, então temos mais preocupações. O que fazer com o dinheiro? Não se pode perdê-lo, ele precisa aumentar, e assim por diante — todos estes sonhos, todos estes pesadelos, que são tão típicos da nossa civilização. Agora, a idéia do *despertar* e se tornar real, significa existir com aquilo que temos, o verdadeiro potencial total, uma vida rica, experiências profundas, alegria, raiva — ser *real*, e não *estúpido!* Este é o significado da verdadeira terapia, da verdadeira maturação, o verdadeiro despertar, em lugar da contínua autodecepção, com fantasias de metas impossíveis, lamentando-nos por não podermos representar o papel que queremos representar, e assim por diante.

Agora voltemos à Jean. Jean, você pode falar de novo, contar o sonho outra vez, vivê-lo como se fosse sua vida, como se você o estivesse vivendo agora, e ver se você consegue entender um pouco mais sobre a sua vida?...

J: Eu não... o sonho não me parece claro até eu estar... o lugar virou uma espécie de topo de uma rampa. Eu não me lembro se no começo eu estava ou não com medo, é possível... ah! Eu deveria dizer no presente?

F: Agora você está na rampa. Você está com medo de descer?

J: (Ri.) Eu acho que estou com um pouco de medo de descer. Mas então parece que...

F: Então a mensagem existencial é: "Você precisa descer".

J: Eu acho que estou com medo de descobrir o que existe ali.

F: Isto indica falsas ambições, que você está voando muito alto.

J: É verdade.

F: Então a mensagem existencial diz: "Desça". E mais uma vez a sua mentalidade diz: "Aqui em cima é melhor do que lá embaixo". Você sempre precisa estar em algum lugar mais alto.

J: Em todo caso, eu estou com um pouco de medo de descer.

F: Converse com a rampa.

J: Por que você é tão lamacenta? Você é lisa e escorregadia, e eu posso escorregar e cair.

F: Agora seja a rampa: "Eu sou lisa e...".

J: Eu sou lisa e lamacenta, melhor para escorregar, mais rápida para descer. (Ri.)

F: Ah! Ah! Muito bem, qual é a graça?

J: (Continua rindo.) Só estou dando risada.

F: Você consegue se ver sendo escorregadia?

J: Hum. Acho que sim. Sim. Eu pareço nunca... É, sabe, sempre que eu penso que estou quase conseguindo dizer, sabe: "Ah, agora eu te peguei!", a coisa escorrega; sabe, racionalização. Eu sou lisa e escorregadia. Hum. Em todo caso, eu vou descer porque parece divertido, e eu quero descobrir aonde a rampa chega e o que há lá no fim dela. E parece que, sabe, eu me viro para ver o que poderia usar para proteger minha roupa, (ri) ou talvez deslizar melhor. Eu descubro este pedaço de cartolina...

F: Você pode representar esta cartolina? Se você fosse este pedaço de cartolina... qual é a sua função?

J: Eu só... sou para facilitar as coisas. Eu só estava por aí jogado e abandonado, e... Ah!... eu sei como usar a cartolina.

F: Ah!... você pode ser útil.

J: Eu posso ser útil. Eu não estou só jogada, e abandonada e eu posso facilitar a descida.

F: Para você é importante ser útil?

J: (Baixinho.) É. Eu quero ser para o bem de alguém... Isto é suficiente para um pedaço de cartolina?... Talvez eu também queira que sentem em cima de mim. (Risos.) /F: Oh!/ Como é aquela parte do livro, sobre quem deve chutar quem? Eu quero que tenham pena de mim, eu quero ser triturada./ F: Diga isto outra vez./

(Rindo.) E quero que sentem em cima de mim e quero ser triturada.

F: Diga isto para o grupo.

J: Bem, é difícil. (Alto.) E quero que sentem em cima de mim e quero ser triturada... Hum. (Alto.) Eu quero que *sentem em cima de mim* e quero ser *triturada*. (Dá um soco na coxa.)

F: Em quem você está batendo? / J: Em mim./ E além de você?

J: Acho que na minha mãe, que está girando, que está atrás de mim e eu me viro e a vejo.

F: Ótimo. Agora bata nela.

J: (Alto.) Mãe, eu estou triturando — (bate na coxa) ai! — você (ri) e *eu* vou levar *você* para um passeio (risos) em vez de você me dizer aonde eu devo ir, e *me* levar aonde *você* quer, *eu* vou levar *você* para um passeio *comigo*.

F: Você notou alguma coisa no seu comportamento com a sua mãe?

J: Neste instante? (Ri.)

F: Eu tive a impressão que foi *demais* para ser convincente... foi dito com raiva, não com firmeza.

J: Hum. Eu acho que ainda tenho um pouco de medo dela.

F: É isto. Diga isto para ela.

J: Mamãe, eu ainda tenho medo de você... mas de qualquer forma vou levar você para um passeio.

F: Muito bem. Vamos colocar a mamãe no tobogã.

J: Você fica sentada atrás de mim. Desta vez é você quem senta atrás... Você está pronta? Vamos lá.

F: Você está assumindo o comando.

J: Eu estou no comando. Eu estou no controle. (Ri.)

F: Você é quem guia.

J: (Triste.) Eu só guio para, sabe, para baixo. (Suspira.)

F: Você já andou de tobogã?

J: Não, nunca andei... mas eu já esquiei. Muito bem, lá vamos nós. Eu não sei para onde nós estamos indo... Nós só vamos partir porque existe algum lugar para se ir.

F: Bem, você disse que é uma viagem às entranhas da terra.

J: Sim. Mas eu acho que agora não estou muito certa disto. Eu não... na verdade isto não me ocorreu antes de eu perceber o quanto a gente estava descendo.

F: Então parta.

J: Agora nós estamos descendo. Estamos deslizando para baixo, e então chegamos a uma curva, e viramos, e damos voltas... e voltas... e voltas... e eu olho para ver se ela ainda está aí. (Ri.) Ela ainda está aí.

F: Sempre provoque um encontro. Isto é o *mais* importante, transformar tudo num encontro, em vez de divagar *sobre*. Fale *com* ela. Se você não fala *com* alguém, você está representando...

J: Você ainda está aí?

F: O que é que ela responde?

J: Estou. Ainda estou aqui, mas dá medo.

Não se preocupe. Eu cuido de tudo. (Decidida.) Nós estamos nos *divertindo*. Eu não sei aonde isto vai dar, mas nós vamos descobrir.

Eu estou com medo!

Eu acho que eu... não tenha medo. A gente está descendo, descendo, DESCENDO e DESCENDO... (Suave.) Eu me pergunto o que vai haver lá embaixo. Será tudo preto?... Eu não sei o que ela diz.

F: O que a sua mão esquerda está fazendo?

J: Neste instante?

F: É. *Sempre* neste exato instante.

J: Segurando a minha cabeça. Eu...

F: Como se?...

J: Para não ver?

F: Ah! Você não quer ver aonde você está indo, não quer ver o perigo.

J: Hum. (Suave.) Eu estou realmente com medo... do que pode haver lá embaixo... Poderia ser terrível, ou simplesmente tudo preto, ou talvez só esquecimento.

F: Agora eu gostaria de entrar nesse preto. Este é o seu nada, o seu vazio, o vazio estéril. Como você se sente estando no nada?

J: De repente, o nada é eu estar descendo, agora... Eu ainda tenho a sensação de estar descendo, e é meio excitante e animador... porque eu estou me mexendo, e estou muito viva... eu não estou mesmo com medo. É mais... é terrivelmente excitante e... a antecipação... o que eu vou descobrir no final disso. Não é realmente preto — é uma espécie de descida, de algum jeito lá há uma luz, de onde ela vem, eu não...

F: Isso. Eu quero pegar um atalho, para dizer alguma coisa. Você tem consciência do que você está evitando neste sonho?

J: Se eu tenho consciência do que estou evitando?...

F: Ter pernas.

J: Ter pernas?

F: É.

J: Pernas para me levar a algum lugar.

F: É. Em vez de se sustentar sobre as suas próprias pernas, você se apóia num pedaço de cartolina, e se apóia na gravidade para carregá-la.

J: Passivamente... passivamente pelo túnel... pela vida.

F: Qual é a sua objeção contra ter pernas?

J: A primeira coisa que me vem à cabeça é que alguém... a primeira coisa foi que alguém poderia me derrubar, e depois eu percebi que tinha medo que minha mãe me derrubasse. Ela não quer que eu tenha pernas.

F: Agora, tenha outro encontro com ela. É verdade que ela não quer que você se mantenha sobre as suas próprias pernas... sobre os seus próprios pés?

J: (Queixando-se.) Por que você não quer que eu me sustente sobre as minhas próprias pernas?

Porque você é incapaz. Você precisa de mim. Eu *não* preciso de você. Eu posso andar pela vida por mim mesma... Eu posso!... Ela deve ter dito: "Você não pode".

F: Aí você nota a mesma raiva... /J: É, eu notei./ e falta de firmeza, falta de suporte.

J: É.

F: Veja que a forma em que nós somos construídos é muito peculiar. A estrutura inferior é para suporte, e a superior para contato; mas é claro que sem um suporte firme e bom, o contato também é vacilante.

J: Eu não deveria me zangar.

F: Eu não disse que você não deveria se zangar, mas a raiva ainda é... /J: É muito vacilante./ É muito vacilante, isso mesmo.

J: Eu tenho medo de me sustentar sobre as minhas próprias pernas e de me zangar... com ela.

F: E *encará-la* realmente. Agora sustente-se sobre as suas pernas, e encontre a sua mãe, e veja se consegue falar com ela.

J: (Mole.) Eu estou com medo de olhar para ela.

F: Diga isto para ela.

J: (Alto.) Eu estou com medo de olhar para você, mãe! (Expira forte.)

F: O que você está vendo?

J: O que eu estou vendo? Eu estou vendo que eu a odeio. (Alto.) Eu odeio você por me impedir toda vez que eu queria ir para o outro lado da fileira do supermercado.

(Gritando.) Volte já para cá! Não vá para o outro lado!

Eu não posso ir para o outro lado. Eu não posso pegar ônibus. Não posso ir para Nova Iorque — enquanto eu não estiver na universidade. Vá à merda!...

F: Quantos anos você tem agora que está representando isto?

J: Bem, eu estou... no supermercado, tenho entre os seis e dez ou doze anos...

F: E quantos anos você tem na verdade?

J: Na verdade? Trinta e um./ F: Trinta e um./ Ela até já está morta.

F: Muito bem, você pode falar com a sua mãe como uma mulher de trinta e um anos? Você pode ter a sua idade?

J: (Baixo e firme.) Mãe, eu tenho trinta e um anos. Eu já sou capaz de andar sozinha.

F: Note a diferença. Muito menos barulho, e muito mais substância.

J: Eu posso me sustentar sobre as minhas próprias pernas. Eu posso fazer *qualquer* coisa que queira fazer, e eu posso saber o que eu quero fazer. Eu não preciso de você. Na verdade, mesmo que eu *precisasse* de você, você não está mais aqui. Então por que você fica por aí?

F: Isso. Você pode dizer adeus a ela? Você pode enterrá-la?

J: Bem, agora eu posso, porque estou no fundo da rampa, e quando eu chego, eu me levanto. Eu me levanto e dou uma volta, e o lugar é lindo.

F: Você pode dizer à sua mãe: "Até logo, mãe, descanse em paz"?

J: Eu acho que eu disse... Tchau, mãe. (Quase chorando.) Tchau!...

F: (Delicadamente.) Fale com ela. Vá ao túmulo dela e fale com ela sobre isso.

J: (Chorando.) Tchau, mamãe. Você não tem culpa do que fez. Não foi culpa sua ter primeiro três meninos, e então você pensou que seria outro menino, e você não me queria e você se sentiu tão mal quando descobriu que eu era menina. (Ainda chorando.) Você só tentou fazer tudo por mim. Você não precisava me sufocar... Eu desculpo você, mamãe... Você trabalhou duro. Agora eu posso ir... é claro, eu posso ir.

F: Você ainda está contendo a respiração, Jean...

J: (Para si mesma.) Você tem certeza, Jean?... (Delicadamente.) Mamãe, deixe eu ir embora.

F: O que ela diria?

J: Eu não posso deixar você ir embora.

F: Agora *diga* isto à sua mãe.

J: Eu não posso deixar você ir embora?

F: É. Você a mantém. Você está se apegando a ela.

J: Mamãe, eu *não posso* deixar você ir embora. Eu preciso de você, mamãe, eu não preciso de você.

F: Mas você ainda sente falta dela... não é?

J: (Muito delicadamente.) Um pouco. Só alguém aí... E se não houvesse ninguém?... E se fosse tudo vazio, e escuro? Não está tudo vazio e escuro — tudo está lindo... Eu vou deixar você ir... (Suspiro, quase inaudível.) Eu vou deixar você ir embora, mamãe...

F: Eu estou muito contente com esta última experiência — nós podemos aprender tanta coisa dela. Notem que não foi uma encenação. Não foi um chorar buscando simpatia, não foi um chorar para conseguir controle, foi uma das quatro explosões que eu mencionei; a capacidade de explodir em pesar; e este lamento, como o chamava Freud, é necessário para se crescer, para se dizer adeus à imagem da criança. É essencial. Muito poucas pessoas conseguem realmente visualizar, conceber a si mesmas como adultos. Em geral todo mundo precisa da imagem de um pai ou de uma mãe por perto. Foi aí que Freud foi totalmente "para o brejo". Uma das poucas coisas nas quais estava *completamente* errado. Ele pensava que uma pessoa não amadurece *porque* tem traumas de infância. É exatamente o contrário. Uma pessoa não quer assumir a responsabilidade pela pessoa adulta, e assim racionaliza, se apega a memórias de infância, à imagem de que é uma criança, e assim por diante. Porque crescer significa estar *só*, e estar só é o pré-requisito para maturidade e contato. Solidão, isolamento, ainda é sentir necessidade de apoio. Hoje, Jean deu um grande passo na direção do crescimento.

CAROL

Carol: Eu estou tentando decidir se me divorcio ou não do meu marido, e isto já leva dez anos.

Fritz: Um verdadeiro impasse! Uma verdadeira situação inacabada. E isto é típico do impasse. Nós tentamos *tudo* para manter o *status quo*, em vez de tentar superar o impasse. Nós mantemos os jogos de autotortura, os casamentos ruins, a terapia na qual nós melhoramos, melhoramos, melhoramos e nada se modifica; mas o nosso conflito interior é sempre o mesmo, nós mantemos o *status quo*. Então, fale com o seu marido. Coloque-o aí.

C: Bem, eu me sinto como... eu sinto que descobri algumas coisas, Andy, e descobri o que você é para mim, e eu amo você de certa maneira. Sabe, eu não amava você quando eu me casei, mas agora eu amo, de certa maneira, mas... mas eu sinto que eu não vou ser capaz de crescer se ficar com você, e eu não quero ficar doida.

F: Troque de lugar.

C: Isto não é justo, Carol, porque eu a amo muito, e nós estamos juntos há tanto tempo... e eu quero cuidar de você... eu só quero que você me ame, e...

F: Eu não entendo. Primeiro ele diz que ama você, a agora você diz que ele quer... que ele precisa de amor.

C: Sim. Eu... eu realmente preciso... eu acho que preciso de amor.

F: Isto é comércio? Um tratado comercial — amor *vs.* amor?...

C: Eu preciso de você.

F: Ah! Por que você precisa da Carol?

C: Porque você é excitante... Eu me sinto morto sem você.

Você é um *moleirão*, Andy. Eu não posso *sentir* por nós *dois*... Eu estou... eu sei, eu também estou com medo, estou realmente com medo de me separar.

Eu também tenho medo de me separar, mas... nós simplesmente estamos com medo. Nós dois precisamos de amor. Eu não acho que posso dar esse amor para você.

F: Comecemos pelos ressentimentos. Diga-lhe do que você se ressente em relação a ele.

C: Ah! Eu me ressinto de você ser um fardo nas minhas costas. Eu me ressinto... Toda vez que eu saio de casa, eu tenho que me sentir culpada. Eu me sinto culpada por...

F: Agora, isto é mentira. Quando você se sente culpada, na verdade você está ressentida. Risque a palavra culpada, e use a palavra *ressentida* sempre.

C: Eu me ressinto de não ser capaz de me sentir livre. Eu quero me mexer. Eu quero... eu me ressinto... eu me ressinto dos seus resmungos...

F: Agora diga-lhe o que você aprecia nele.

C: Está bem. Eu realmente aprecio... você tomar conta de mim, e você me amar, porque eu sou... eu sei que ninguém mais poderia realmente me amar como você. Eu me ressinto...

F: Agora risque a palavra "amar", e coloque as verdadeiras palavras no lugar.

C: Oh! Eu me ressinto por você me reprimir. Eu me ressinto por você me tratar como uma menininha.

F: O que é que ele deveria fazer?

C: Você devia ir para a cama comigo, e meter em mim. E eu não quero mais meter com você, do jeito que você quer. Eu não quero. Você devia fazer isto. Alguma coisa está errada, alguma coisa deveria ser diferente. Eu... eu realmente gostaria de amar... *alguém*. Eu... eu estou cansada deste lugar, de só ser amada. Eu sinto que existe um buraco em mim, eu tenho um buraco enorme em mim. Eu quero crescer.

F: Que idade você sente que tem?

C: Que idade? Eu... eu não tenho... eu não sei. Eu sei que o tempo todo eu reconheço duas vozes, e eu tenho tentado não falar demais aqui para não ouvi-las. Uma é muito infantil, e uma é... uma que eu gosto, soa como uma voz adulta. É uma que eu uso muito no telefone. Às vezes é muito estridente e hostil.

F: Agora você consegue ouvir a sua voz?

C: É... é uma espécie de meio-termo. É... ah!... controlada, então não pode ser infantil.

F: Bem, neste instante *eu* reajo à sua voz por meio de sono. Você me hipnotiza, me faz adormecer...

C: (Chora.) Eu me faço adormecer, assim... /F: É. É sim./... e então parece que eu não consigo ir além... de onde eu estou agora... eu posso crescer, e quando eu realmente penso em tomar uma decisão... então, me faço adormecer. Ou eu vou dormir, ou tenho cinco empregos. (Ri.) Eu simplesmente enlouqueço de trabalhar. E então, de vez em quando, eu tenho alguma experiência, e penso: "Bem, vou pensar nisso" e, em vez de pensar, eu simplesmente bloqueio, e vou dormir. Ou fico sentada e adormeço, ou tomo pílulas para dormir e durmo.

F: Agora eu quero um encontro entre a Carol e o dormir.

C: Oh! O dormir. Muito bem. Devo ser o dormir, aqui?

F: Não, *aí* está a Carol. O dormir está *aqui*.

C: Puxa, como eu gostaria de dormir. Talvez eu consiga dar uma cochiladinha hoje de tarde, ou... se eu puder me livrar deste trabalho, vou dormir. Mas, talvez eu fique acordada um pouco mais, assista televisão ou qualquer outra coisa. Acho que não há nada para fazer, vou ter que ir dormir. Acho que não vou conseguir dormir sozinha, vou tomar uma pílula para ter *certeza* de dormir, porque daqui a algumas horas eu preciso acordar e não posso me atrasar. Vamos lá. Muito bem. Eu vou dormir e eu vou... eu vou ser o dormir.

Ah! Eu sou o dormir... Não é como eu pensei. Eu sou o dormir. (A voz se reduz a um sussurro.) Eu não sou realmente... Eu não sou nada... eu não trago descanso. Eu sou doentio... eu sou doentio... eu sou agitado... eu não trago paz... eu não trago paz. Eu estou... sonhando e falando, eu estou ouvindo sons...

F: Agora seja Carol outra vez.

C: Eu estou tensa. Minhas costas estão doendo. Meus olhos estão cansados. Minhas pernas estão tensas. E eu... fantasio... eu fantasio muito.

F: Sim.

C: E quando eu estou na cama, eu fantasio muito.

F: Por exemplo?

C: Bem, eu tenho meus velhos modelos. (Ri.) O Príncipe Encantado... eu não... eu não acredito mais nele. (Chora.) Ele não me abandonava até seis meses atrás, e agora eu não acredito mais nele. Eu tenho que fazer as coisas sozinha... nada... toda esta besteira de fantasia não ajuda nada, pelo menos para mim. Eu tenho que fazer alguma coisa por mim mesma. Eu quero chegar a uma definição no meu casamento, de um jeito ou de outro. Ou dá ou desce... de um jeito ou de outro, porque não dá mais para ficar gastando energia e perdendo tempo, todo dia pensando que vai ser o dia da decisão.

F: Agora diga isto — fale deste jeito com a Carol: "Carol, ou dá ou desce".

C: Eu já disse.

F: Diga de novo.

C: Oh! (Ri.) Oh! Carol, quando é que você vai se *decidir*? O que é que você vai fazer? Faça *alguma coisa*, pelo amor de Deus. Você não sai dessa mesma toada boba e monótona — sempre com seu maldito mundo de fantasia. Príncipe *Encantado*. Você já não é mais tão bonita. Você nunca foi. Levar você embora, merda. Ninguém vai vir e levar você embora. Levante-se e vá, se é que você quer ir.

F: Troque de lugar...

C: É, mas aqui pelo menos eu sei o que tenho. Não é mau realmente, se eu olhar por cima. Pare de ser

213

tão dramática, na verdade não é mau. Eu tenho sorte. Aghgghlhch! (Risos.)

F: Diga isto outra vez.

C: Agghhch! /F: Outra vez./ Aiaghh!/ F: Outra vez./ Aiaggh! Tão razoável. *Oy, vei!* Você tem sido tão *razoável.* Bem, é claro que você deu um fora.

F: Troque de lugar outra vez.

C: Eu esqueci quem eu sou aqui.

F: É isso que eu digo! Eu concordo. É. Muito bem, eu quero acabar neste ponto. Tudo que eu posso dizer é que você é um magnífico exemplo de alguém que está preso, encalhado. Você está presa no seu casamento, você está presa com as suas fantasias, você está presa na sua autotortura.

C: Então o que isto significa?

F: Que você está presa... Você quer alguma coisa de mim, agora? Você está me olhando como se quisesse alguma coisa.

C: Oh!, eu sei que você não pode mesmo me ajudar a tomar as minhas decisões, mas... /F: *Mas...*/ ...Mas talvez você me ajude a entender onde eu estou — se eu estou fazendo algum progresso.

F: Não. Você está presa. Você está num pântano.

C: Então, como se sai dele? Como eu saio disso?

F: Entre mais para *dentro* dele. Entenda como você está presa. Você assistiu o filme *Woman in the Dunes?* (*Mulher nas Dunas.*)

C: Bem, como eu faço para entrar mais?... Pensando nele?...

F: Bem, eu sugiro que você use as palavras: "Eu estou presa", mais ou menos umas cem vezes por dia. Diga ao seu marido como você está presa, e converse com seus amigos, até que você entenda totalmente como está presa.

C: Obrigada.

F: Bem, o que eu gostaria de tirar disto — e este é um exemplo magnífico: pode-se ir a um psicanalista duran te cem anos, pode-se fazer masturbação mental durante cem anos. Nada mudaria. O *status quo* se mantém. Ela *está* presa, e ela *quer* estar presa. Se ela não ultrapassar o impasse, ficará desse jeito para o resto da vida.

X: O que você diz é que, quanto mais se entra, então, como alguém disse ontem à noite, finalmente ela se cansaria. Isto, talvez...

F: Isto seria dizer como. Eu só posso dizer o seguinte: é possível ultrapassar o impasse. Se eu dissesse como eu estaria "ajudando", e não adiantaria nada. Ela precisa descobrir sozinha. Se ela realmente tiver claro "Eu estou presa", talvez queira fazer alguma coisa. Ela está muito próxima de descobrir, pelo menos que está presa no casamento. No entanto, ela ainda não percebe que está presa na sua autotortura, no seu jogo: "Você deve/você não deve; você deve/você não deve; sim/mas; mas no caso de isso acontecer/ então; por que o Príncipe Encantado não vem/ mas o Príncipe Encantado não existe". Todo este blablablá, que eu chamo de carrossel do estar-preso. Eu acho que vocês tiveram um bom exemplo. A única solução é encontrar um mágico com a sua varinha. E isto não existe. Muito bem.

KIRK

Kirk: Eu não tenho sonho para contar.

Fritz: Muito bem, converse com esse sonho inexistente.

K: Bem, você não é inexistente, você é apenas... que eu tenho... quando você está perto... e você foge assim que eu acordo. E todo mundo aqui está aprendendo tanto sobre si mesmo, mas você deu o fora. Você não me dá nenhuma informação para eu poder trabalhar.

F: Troque de lugar: "Sim, eu fujo. Eu sou seu sonho, eu fujo".

K: Bem, eu não tive culpa que você acordou e esqueceu. Eu fiz a minha obrigação. Eu sonhei. Quem esqueceu foi você. Eu não fugi. Então a culpa é minha de novo.

F: Este deve ser um sonho de mamãe judia: "A culpa é minha de novo!". (Risos.)

K: Que vergonha, coitadinho de mim. Você entende.

F: Você pode responder a minha pergunta sem pensar, assim que eu estalar os dedos? Sem pensar. Quando você perdeu o seu sonho?

K: Logo depois de acordar... Eu tive um sonho, e eu disse — é com isso que o Fritz quer trabalhar, e eu acordei, eu não me lembrava mais...

F: Uma vida sem sonho... O que aconteceu com o seu sonho?

K: Meu sonho... Uma vida sem sonho é algo muito triste.

F: O que as suas mãos estão fazendo?

K: Estão massageando as pontas dos dedos. Minhas mãos estão tremendo.

F: É. Vamos ter um encontro; alguma coisa está acontecendo aí.

K: Você está nervoso, e eu... eu vou proteger você, como sempre, e... trazer... trazer a sua *atividade* aqui para baixo, para você não fazer com as mãos nada que não deveria fazer. Você tem vergonha de elas tremerem, do tremor da sua mão esquerda... então... ah, eu vou fechá-las.

F: Você pode dizer algumas frases começando por "Eu tenho vergonha de..."?

K: Eu tenho vergonha do meu físico, eu tenho vergonha de como eu sou incapaz de cruzar com as pessoas. Eu tenho vergonha da minha aparência. Eu tenho vergonha, achando que sou idiota em ter vergonha. Eu tenho vergonha...

F: Diga isto para o Kirk: "Kirk, você deveria ter vergonha de... de se envergonhar, ou de ficar nervoso...".

K: Você deveria ter *vergonha* disso. Você sabe disso. Você sabe que você tem valor, você sabe que existem coisas que você sabe fazer bem.

F: Continue a reclamar. Vire um reclamador de verdade.

K: Você deveria ter vergonha. É tão bobo, tão estúpido. É só mais uma evidência que você... você... não vale nada. Você nem mesmo aceita... assumir as coisas que você sabe que pode fazer bem. Você deve estar podre para... para se sentir do jeito que você se sente.

F: Agora, reclame um pouco *conosco*. Diga para nós do que nós deveríamos nos envergonhar...

K: Vocês deveriam se envergonhar...

F: Banque o implicante.

K: Tenham vergonha na cara! Vocês estão aí sentados, olhando, por que é que vocês estão aqui? Vocês deveriam saber de tudo. Vocês deveriam saber tomar conta de si mesmos... pensando em si mesmos, pensando que tiveram que vir até aqui para cuidar de si mesmos, quando existe tanta coisa no mundo que precisa de cuidado. Eu sei que vocês vieram para cá para o seu próprio proveito. Isto é uma coisa muito falsa.

F: Muito bom. Vamos fazer o jogo do falso. Volte para o Kirk e diga: "Kirk, você deveria ter vergonha disso e daquilo". E então, faça o papel do Kirk e responda "Foda-se" ou reclame de volta, empreendendo um contra-ataque.

K: Kirk, você deveria ter vergonha de ser...

(Desgostoso.) Cale a boca! Você sempre faz isso! Agora cale a boca!

Então quem vai lhe dizer as coisas? Alguém precisa ficar lembrando você para se manter por baixo, e não pense que você é tão esperto assim.

Ah, aí vai ele de novo! Gritando comigo. O dia inteiro. O dia inteiro. Deixe eu me divertir um pouco. Eu só posso dizer, mais uma vez...

F: O que é que as suas mãos estão fazendo agora?

K: Elas estão querendo bater.

F: Ah! Certo. O reclamador agora está ficando um pouco mais forte.

K: É o que está acontecendo, porque...

F: Diga para ele: "Eu posso bater em você".

K: Eu posso bater em você! Mas, na verdade, eu não posso bater, é por isso que eu reclamo. Minhas palavras batem. É mais seguro, porque se a gente bate de verdade, então a gente destrói, e não haveria mais razão... não se sentir assim... se você não estivesse aqui para reclamar. Porque se eu bater, eu destruo você.

F: Agora diga isto aos seus pais. Essa é a mamãe judia? A sua mãe reclamava? Ela é reclamadora?

K: Não.

F: Quem é reclamador? O diretor, o agressor.

K: Deus! (Ressentido.) Os seus pecados são todos por sua culpa, mas as suas virtudes são dádivas de Deus, então não... o orgulho vem antes da queda, e toda essa merda que a gente aprende na vida.

F: Você pode dizer a Deus que você se ressente dele?

K: Ele é uma mentira de merda. (Risos.)

F: Diga para *ele*.

K: (Hesitante.) Você é... você é... (Risada forte.)... Se você *fosse*, você *seria* mentira. Qualquer... divindade é, para mim, mentira. É pior do que mentira, é *maldoso*.

F: Você pode dizer: "*Eu* sou maldoso"?

K: Eu sou maldoso. Eu sou maldoso.

F: Diga isto também para Deus: "Você é maldoso".

K: *Você* é maldoso... Só que você não é.

F: Agora eu sei o que você é. Você é um *anulador*. Você arma a estrutura, e depois derruba tudo. Você arma outra vez, e derruba de novo. "Sim... mas." É muito importante entender a palavra *mas*. *Mas* é um assassino. Você diz "sim..." e então vem o grande "mas", que mata todo o sim. Você não dá uma chance ao sim. Agora, se você substituir o *mas* por *e,* então você estará dando uma chance ao sim, ao lado positivo. O *mas* mais difícil de entender é aquele que não é verbal, que aparece no comportamento. Você pode dizer "sim, sim, sim", e a sua atitude ser de *mas*; a sua voz ou seus gestos anulam o que você está dizendo "sim... mas". Assim não há oportunidade de crescer e evoluir.

K: Então como eu posso mudar?

F: Ponha o Fritz na cadeira e pergunte a ele.

K: Como eu posso mudar, Fritz?
Não derrube a estrutura, depois de armá-la. Parece muito simples... Talvez seja simples, mas é difícil, você precisa praticar.

F: Está vendo? "Sim... mas." "Tão simples, *mas...*" (Riso.)

K: É simples, mas é difícil.

F: É. Está vendo, até o Fritz é um anulador — o *seu* Fritz.

K: É. Eu queria que você me dissesse o que fazer.

F: Para você poder jogar na lata de lixo.

K: Eu *posso...* Eu simplesmente *paro* de... paro de me depreciar.

F: Você está reclamando de novo?

K: Estou. "Eu deveria ter vergonha." É, eu sou assim...

F: Qual é a objeção que você tem contra você mesmo?... Faça-me um favor, aceite tudo que você tem de ruim, como o tremor e assim por diante. Continue com o seu nervosismo e você vai achá-lo interessante. Diga "sim" à tremedeira, e deixe fora o "mas". Neste instante eu sei que é um truque, mas vamos tentá-lo: "Eu estou tremendo. Eu estou gostando".

K: Você está me fazendo relaxar, eu não consigo...

F: Ah! Você relaxa no instante em que pára de forçar, porque então você não precisa se aborrecer. O reclamar gera uma força contrária. Esta é a base do jogo da autotortura — tentar ser algo que você não é. Muito bem.

MEG

Meg: No meu sonho, eu estou sentada numa plataforma, e há uma outra pessoa comigo, um homem, e talvez mais uma outra pessoa... e... ah!... um par de cascavéis. E uma está em cima da plataforma, toda enrolada, e eu estou apavorada. A cabeça dela está levantada, mas não parece que ela vai me atacar. Ela só está lá, e eu estou apavorada, e esta outra pessoa me diz... ah!... não, não perturbe a cobra e ela não vai incomodar você. A outra cobra, a outra cobra está embaixo, e lá também há um cachorro.

Fritz:O que é que há lá embaixo?

M: Um cachorro, e a outra cobra.

F: Então, aqui em cima está uma das cascavéis, e lá embaixo a outra cascavel e o cachorro.

M: E o cachorro está farejando a cascavel. Ele... ah!... está chegando muito perto dela, como se estivesse brincando com ela, e eu quero impedi-lo... impedi-lo de fazer isto.

F: Diga isto para ele.

M: Cachorro, pare / F: Mais alto./
    Pare! / F: Mais alto./
    (Grita.) PARE! /F: Mais alto./
    (Berra.) PARE!

F: O cachorro pára?

M: Ele está olhando para mim. Agora está voltando para a cobra. Agora... agora a cobra está se enroscando no cachorro, o cachorro está deitado, e... a cobra está se enrolando nele, e o cachorro parece muito feliz.

F: Ah! Tenha um encontro entre o cachorro e a cascavel.

M: Você quer que eu os represente?

F: Claro. Ambos. É o seu sonho. Cada parte é uma parte de você.

M: Eu sou o cachorro. (Hesitante.) Hum. Oi, cascavel. É gostoso ter você aí enroscada em mim.

F: Olhe para a audiência. Diga isto para alguém na audiência.

M: (Ri delicadamente.) Oi, cobra. É gostoso ter você enroscada em mim.

F: Feche os olhos. Entre no seu corpo. O que você está experienciando fisicamente?

M: Eu estou tremendo. Contraindo.

F: Deixe isto evoluir. Permita-se tremer e tenha suas sensações... (Todo o corpo dela começa a se mexer um pouco.) Isso. Deixe acontecer. Você pode dançar isso? Deixe os olhos abertos, e fique em contato com o seu corpo, com aquilo que você quer expressar fisicamente... Isso... (Ela caminha, com tremores e espasmos, quase cambaleando.) Agora dance a cascavel... (Ela se move lentamente, sinuosamente, graciosa.)... Agora como você se sente sendo uma cascavel?...

M: É como... devagar... bem... bem consciente de alguma coisa chegando muito perto.

F: Hum?

M: Bem consciente de não deixar nada chegar muito perto, pronta para atacar.

F: Diga isto para nós: "Se vocês chegarem muito perto, eu...".

M: Se vocês chegarem muito perto, eu ataco!

F: Eu não consigo ouvir. Eu ainda não acredito em você.

M: Se você chegar muito perto, eu *ataco!*

F: Diga isto a cada um nesta sala.

M: Se você chegar muito perto, eu *ataco!*
F: Diga isto com todo o seu corpo.
M: Se você chegar muito perto, eu *ataco!*
F: Como estão as suas pernas? Eu sinto você um tanto cambaleante.
M: É.
F: Que você não assume realmente uma posição.
M: Sim. Eu sinto que... eu estou... entre... muito forte e... se eu me soltar, elas viram borracha.
F: Muito bem, deixe que elas virem borracha. (Os joelhos se dobram e ela cambaleia.) Outra vez... Agora experimente a força delas. Experimente — bata no chão. Faça qualquer coisa. (Ela bate várias vezes um dos pés.) Isso, agora o outro. (Ela bate o outro pé.) Agora deixe as pernas virarem borracha de novo. (Ela deixa os joelhos se dobrarem.) Agora é mais difícil não é?
M: É.
F: Agora diga de novo a frase: "Se você chegar muito perto...".
M: Se... se você...
F: Muito bem. Mude. Diga: "Chegue perto". (Riso.)
M: Chegue perto.
F: Como você se sente agora?
M: Aquecida.
F: Você se sente um pouco mais real?
M: Sinto.
F: Muito bem... O que fizemos foi tirar um pouco do medo de estar em contato. De agora em diante ela estará um pouco mais em contato.

Vocês vêem como se pode usar *tudo* de um sonho. Se, em sonho, vocês estiverem sendo perseguidos por um ogro, e vocês se *tornam* o ogro, o pesadelo desaparece. Vocês recuperam a energia investida no monstro. Então o poder do ogro não se encontra mais do lado de fora, alienado, mas dentro de você, onde você pode usá-lo.

CHUCK

Chuck: (Voz segura e confiante.) Dá para você dizer de novo esse negócio do ogro? Eu acho que não entendi direito. O ogro do lado de fora e o ogro por dentro.

Fritz: Você tem algum pesadelo?

C: Tenho... (Riso.)... (Ele sobe para trabalhar.) O pesadelo não é constante, mas eu já tive umas duas ou três vezes; uma... eu me lembro *muito* vividamente, eu estava guiando, descendo a colina da minha casa...

F: Você se lembra do nosso trato?

C: Sim. Desculpe. Nós estamos no presente. Desculpe. Muito bem. Lá vamos nós. Eu estou descendo a colina, de carro, a caminho do trabalho, e o meu filhinho passa correndo na frente do carro e eu o atinjo, e isto é apavorante. Aconteceu duas ou três vezes.

F: Agora seja o carro.

C: Muito bem. Aí ou aqui onde eu estou?

F: Apenas represente o carro — como se você fosse o carro.

C: Eu estou guiando... dando ao carro uma vida própria, que ele não tem?

F: É.

C: Eu tenho a vida. O carro faz o que eu mando.

F: Diga isto para o carro.

C: Carro, você faz o que mando. Quando eu viro a direção, você vira a roda... quando eu viro a direção, você vira, e quando você... quando eu mantenho a direção reta, você anda reto.

F: O que o carro responde?

C: O carro responde: "Sim, senhor". (Risos.) O que mais ele pode responder? Eu o dirijo; não é ele que me dirige.

F: Diga isto para ele.

C: Carro, eu dirijo você, e você não me dirige.

F: Agora represente o menino. Sonhe o sonho do ponto de vista do menino.

C: Está bem. Aí vem vindo o carro do papai, descendo pela rua, e eu adoro o papai e eu quero correr e... hum, dizer oi para o papai e de repente o carro... de repente o carro me atinge. Por quê?

F: (Contorce-se.) Que menino gozado. No momento em que o carro o atinge, ele pergunta: "Por quê?" (Risos.)

C: Bem, eu... é assim, eu estou só adivinhando. Eu não *sei* o que ele pensa, isto é só... o que eu imagino que ele pensa.

F: Muito bem. Seja o menino mais uma vez.

C: Está bem. Muito bem. Aí vem o papai dentro do carro, e eu adoro o papai e quero falar com ele... e ele vai me atingir! Ele me odeia!

F: E?

C: Devo representar este sonho quando ele atinge? Porque isto não acontece... isto não acontece. Eu não o atinjo. Eu acordo antes.

F: Então, neste instante você interrompe o sonho?

C: As rodas da frente estão a uns quinze centímetros.

F: Então o que é que você está evitando?

C: Eu estou evitando matar meu filho.

F: É. Agora mate o menino.

C: Muito bem. Estou descendo a colina de carro, e eu vejo o menino chegando, e não paro.

F: E?

C: Nós o atingimos.

F: E?

C: Ele está morto.

F: Feche os olhos. Olhe para ele. Ele está morto... Fale com ele, agora.

C: (Chora.) Eu não queria fazer isso. Eu não queria fazer isso. Eu não consegui parar.

F: Continue falando com ele.

C: Não tenho mais nada para dizer... exceto que eu lamento muito.

F: Diga-lhe todas as coisas que você lamenta.

C: Eu lamento que eu costumava afastá-lo quando ele queria... vir e ficar com o papai, e eu estava muito ocupado para falar com ele.

F: Agora diga isto para ele.

C: Eu lamento ter afastado você... todas as vezes que eu afastei você quando estava fazendo alguma coisa que era... que eu sentia ser muito importante para mim, e a coisa realmente importante não era o que eu estava fazendo, mas o fato de você querer estar com... com o papai.

F: Agora seja ele.

C: Está bem. Ah!... ah!...

F: Volte para uma das vezes que ele quis falar com você.

C: Está bem. Papai, eu... eu sou o menino. Papai, por que isso é assim... papai, onde é que o sol fica de noite? Coisas assim.

F: Muito bem. Agora...

C: Papai, eu quero falar com você. Eu pergunto qualquer coisa para você falar comigo e notar que eu estou aqui. Este é... este é o menino.

F: Muito bem. Agora, troque. Fale desse jeito com o *seu* pai.

C: Está bem. Pelo amor de Deus, por que você fica aí sentado, escrevendo sermões a noite toda, quando *eu estou* aqui?

F: Agora prossiga com o diálogo. Faça-o responder.

C: Filho, você sabe que eu tenho um culto amanhã. Você sabe que todo sábado à tarde é dia de Sermão. Então, por favor, saia e não me aborreça, porque eu preciso aprontar isso... Eu estou projetando... eu estou projetando os seus próprios pensamentos porque não me lembro das palavras exatas, mas era algo assim.

F: Agora continue. Insista que ele deve falar com você.

C: Papai, *por favor,* fale comigo, ou vamos sair... me leve para o cinema. *Qualquer* coisa. Eu quero conversar com você sobre o que é importante para mim,

e você não escuta. Você *não escuta!* (Grita zangado.)
Você está ocupado demais para escutar! E *eu* estou
aqui.

F: Obrigue-o a escutar.

C: (Grita mais alto.) Pelo amor de Deus, escute, seu
filho da puta. Isto vai ensinar você, que eu também
estou aqui.

F: Muito bem. Agora volte ao seu filho.

C: Quem sou eu? Eu sou ele ou...

F: Você é você, e ele está aí sentado. Agora fale com
ele.

C: O que eu estou fazendo não é assim tão importante. Vamos para a praia.

F: Você está o tempo todo olhando para mim. O que
você quer de mim?

C: Eu quero que você me ajude a acabar algumas
cenas.

F: Coloque o Fritz naquela cadeira.

C: Já coloquei.

F: "Fritz, eu quero que você me ajude".

C: Fritz, eu tenho algumas cenas que estão inacabadas, e têm estado inacabadas há anos, e eu quero
uma ajuda.

F: Troque de lugar. Seja o Fritz.

C: Você quer ajuda de mim? Olhe, Chuck, isto é algo
que *você* tem que fazer. Se você sabe... se você sabe
qual é... se você sabe qual é a cena inacabada, e você
sabe o que deveria fazer para acabá-la, que merda
está impedindo você? Você... tudo que... tudo que você
está fazendo é... hum... jogos consigo mesmo. Tudo
que... tudo que você quer fazer é tirar o corpo fora
e deixar eu fazer as coisas por você. Bem, eu não vou
fazer. *Você* é quem vai fazer.

F: Isso. Você vê o quanto você quer o meu apoio.

C: É claro que eu quero.

F: Agora, *este* Fritz da cadeira vazia vai lhe dar
todo o apoio de que você necessita. Agora troque de
lugar.

C: Muito bem. Este Fritz é... aqui há um Fritz, agora, eu sou eu.

F: É.

C: Muito bem... hum... Fritz, pelo amor de Deus, dá para você me ajudar?... Eu não estou recebendo nenhum *feedback* seu. (Risos) Porque eu já sei qual é o *feedback*; eu acabei de dar...

F: Você não vai me sugar aí para dentro. (Risos.) Comigo você pode bancar o coitadinho até o dia de São Nunca. Eu sou um frustrador muito bom.

C: Está bem. Hum... Fritz, este Fritz não vai me ajudar mesmo.

F: Vai sim.

C: Não vai não. Ele me disse que não. Este Fritz acabou de me dizer para eu me virar sozinho. É isto que eu tenho que fazer, me virar sozinho.

F: Você está disposto a escutar o que ele diz?

C: É claro que vou escutar o que ele diz.

F: Muito bem. Descubra.

C: Eu sou ele?... Até agora ele não disse nada. Exceto o que ele já tinha dito, que todos nós sabemos.

F: Você sente que está preso?

C: Neste instante eu estou bem preso.

F: Agora descreva a experiência de estar preso.

C: Não se pode ir... é muito simples, não se pode ir nem para frente nem para trás. Você fica no lugar. Você está preso. Você não se move. Você... ah!... eu sinto... que... que na situação em que se está preso, qualquer coisa que a gente faça está errado. Qualquer coisa que a gente faça é... é... se... se ela consegue fazer você se mover, é só para afundar mais e não... e não para sair. Assim, o melhor... o melhor é ficar preso e ficar quieto... E você ainda está me deixando preso. Preso. Você está preso, eu estou preso. Então você não vai me desprender, vai?

F: Certamente não. (Riso.) Eu sou um frustrador. Certamente *não* sou um salvador de alpinistas.

C: Muito bem. Onde é que nós estamos presos?

F: Pergunte a ele.

C: Bem, neste instante ele está sendo bem pouco comunicativo. Não está me dizendo muita coisa. Hum... Está bem. Vou ser ele. Você ainda precisa se desprender. Você ainda precisa decidir por si só o que vai fazer, e o que... o que tem significado e o que não tem. E você é o único que sabe disso, então por que você não se mexe e age? Agora *eu* de novo. Fritz, você... é claro que eu sei o que fazer, mas... se eu... se eu fizer alguma coisa, de um jeito ou de outro, alguém "vai se machucar".

F: Ah! Então você já recebeu a primeira mensagem. Alguém "se machuca".

C: Porque é o seguinte: Se eu desistir do que eu... do que é importante e tem significado para mim, para... ah!... bem, digamos que é isso: eu tenho que elaborar um contrato, Fritz, e é domingo à tarde, e o negócio é para segunda de manhã, e não está pronto. Se eu não... se eu deixo o trabalho de lado e levo você à praia, ou a qualquer outro lugar, e não elaboro o contrato, *eu* "me machuco", e eu também tenho o direito de "não me machucar". Se eu... se eu *não* elaboro o contrato e o levo para... não, se eu *elaboro* o contrato e não o levo à praia, *ele* "se machuca". Então o que quer que eu faça está errado. O que quer que eu faça, alguém vai sentir alguma dor... ou ele ou eu, e às vezes eu tomo as dores, e às vezes jogo sobre ele, mas nenhum de nós... mas nenhuma das soluções é muito satisfatória. Então o que acontece depois? O que é que faço, jogo tudo para o alto? O que é que eu faço, abandono o que é importante para mim, de modo que todos vocês "não se machuquem" mais? Eu não consigo ser Fritz outra vez.

F: Neste exato instante, eu estou me sentindo um muro de lamentações.

C: Ah!?... Muito bem. Aceito. Eu ainda estou buscando apoio do ambiente... como louco.

F: É.

C: *Por que* o apoio não está aqui *fora?* Por que é que eu preciso fazer *tudo* sozinho? Por que eu não recebo um pouco de ajuda?

F: Nhanhianhianhanhnhá. Fale deste jeito, sem usar palavras.

C: (Faz isto.) É, é isto que eu estou fazendo. Aceito.

F: Continue. Continue.

C: Está bem. (Faz os mesmos sons sem sentido, ainda mais chorosos, como uma criança pequena, e então transforma os mesmos sons em palavras.) Ninguém me ama. Ninguém me ajuda. Nhianhnnhnnhiá.

F: Quantos anos você tem nesse papel?

C: Mais ou menos três anos.

F: Três anos. Está na hora de você atingir *esta* criança.

C: É sim!

F: Agora converse com esta criança, com a criança de três anos. A criança nhiannhiá.

C: Nhiá, vá plantar batatas, eu estou ocupado. Vire-se sozinho... sozinho... vá brincar com seus amigos, eu tenho mais o que fazer. E se você se machucar, sinto muito. Sinto muito. Mas eu também conto.

F: Diga isto outra vez.

C: Sinto muito... mas eu *também conto,* e não se esqueça disso.

F: Diga isto: "Eu também conto".

C: Eu também conto, merda, e *lembre-se* disto de agora em diante!

F: Diga isto à audiência.

C: Eu também conto, merda, e eu... lembrem-se disto, todos vocês, de agora em diante. Todos vocês!

F: Diga isto a mais pessoas — a sua esposa, seu pai, e assim por diante. Diga isto a todo o seu meio ambiente.

C: Lembrem-se de uma coisa, e metam isto bem fundo, e guardem bem porque de agora em diante vai ser assim. *Eu também conto!* Tanto quanto vocês...

nem mais nem menos, mas a mesma coisa, e lembrem-se disto! Ponham isto na cabeça. Merda, *eu também conto e lembrem-se disto!*

F: Diga isto para mim também.

C: Eu também conto! Eu sou tão importante quanto qualquer outra pessoa nesta sala, e *não* se esqueça... (Como se estivesse pedindo permissão.) Certo? (Risos.) E eu posso acabar as minhas próprias cenas. Posso dizer isto de novo? (Risos.) Porque *eu* quero me lembrar disto. Eu posso acabar minhas próprias cenas.

F: Pode. Agora eu concordei com você em muita coisa, exceto que eu não acredito nas suas regras fabricadas, que você precisa *ou* acabar o trabalho *ou* sair com o menino. Eu acho que isto é mentira.

C: Certo... É claro que é mentira. Porque, na realidade, no caso de... eu estou fazendo uma generalização, isto aconteceu uma vez, exatamente desse jeito. Eu saí com ele para ir à praia, e admito que o trabalho é feito, de qualquer forma, às quatro da manhã. E o trabalho é bom ou não independentemente. E então... não foi ou isso /ou aquilo, foi ambos/ e, e não há razão para não ser sempre assim.

F: Exatamente... Bem, eu vejo a mensagem existencial de sonho como sendo: "Você não precisa esperar até atingir seu filho para entrar em contato com ele". Você não precisa copiar seu pai.

BILL

Bill: Eu tenho uma espécie de vulcão dentro de mim, e ele vive entrando em erupção.

Fritz: Muito bem. Eu tento reforçar a cadeira vazia porque isso é algo que vocês podem facilmente fazer sozinhos em casa. Na realidade, alguém sugeriu fabricar pequenos bonecos de pano, "Fritzinho", e... (Muito riso.) Então, tenha um vulcão, fale com ele.

B: Você está aí dentro. Você simplesmente está aí e na maior parte do tempo eu nem sei que você está aí... eu continuo me divertindo e, de vez em quando, você entra em erupção e eu acabo tremendo e fico meio sem controle, e eu não consigo entender o que acontece.

F: Seja o vulcão.

B: Bem, eu estou esperando. Eu posso entrar em erupção a qualquer instante, é bom você tomar cuidado.

F: Diga isto para mim.

B: Eu posso entrar em erupção a qualquer instante, é bom você tomar cuidado.

F: Hein?

B: (Mais alto.) Eu posso entrar em erupção a qualquer instante... é bom você tomar cuidado.

F: Eu ainda não estou ouvindo.

B: (Alto.) Eu posso entrar em erupção a qualquer instante... é bom você tomar cuidado.

F: Muito bem. Eu estou pronto.

B: Rrrrrrruuuuuaaaaau! (Risos.)

F: O que você está sentindo agora?

B: (Baixinho.) Tremendo.

F: Feche os olhos. Entre na tremedeira — entre no seu corpo.

B: Eu não me sinto tão mal assim. Eu não sei porque está tremendo. Eu não sei porque estou tremendo.

F: Você pode deixar a tremedeira evoluir? Eu posso lhe dar o diagnóstico: você sofre de supercontrole. Então, *des*controle-se, trema um pouco...

B: (Após uma longa pausa.) Parou.

F: Muito bem. Volte e fale com o vulcão.

B: Bem, você faz muita algazarra, mas a explosão não é tão ruim assim. Se eu simplesmente deixar você explodir... parar de manter você engarrafado...

F: Você pode elaborar uma fantasia: se você fosse um vulcão, e entrasse em erupção total, o que aconteceria?

231

B: Faria tudo em pedaços — partes voando em todas as direções. Bolas de fogo explodindo por todos os lados. Não sobraria nada.

F: Você destruiria tudo. Então, você pode nos dizer o que faria conosco se fosse um vulcão?

B: Eu explodiria... eu faria todo este lugar voar pelos ares.

F: Escute a sua voz.

B: Minha voz está absolutamente morta.

F: Está. Quem vai acreditar em você?

B: Ninguém. (Riso.) O vulcão não machuca mais ninguém. Ele só faz *eu* voar pelos ares. Ninguém mais é atingido. As pessoas ficam aí olhando a minha explosão e se perguntando o que aconteceu.

F: Você pode dizer isto para nós?

B: Se eu explodisse na frente de vocês, vocês ficariam aí sentados, assistindo eu explodir, e diriam: "Que diabos ele está... o que está acontecendo com ele? Ele não está me machucando nem um pouco. Ele está fazendo um barulhão, berrando a plenos pulmões".

F: Agora você pode representá-lo de novo?

B: Representar o quê?

F: O vulcão! Deixe-nos assistir a explosão. Dê uma exibição.

B: De um vulcão.

F: É.

B: BBBRRRRRR!

F: Continue.

B: RRRRROOOOOUUUUR! Não dá nada certo.

F: Agora escute a sua voz — é uma voz fraca, mansa. Você vê a fragmentação de si mesmo, entre uma pessoa bem fraca e um vulcão. Não há nada no meio. Continue a representar o vulcão.

B: Eu sei que não adianta. Eu não... eu não posso... eu sei que aqui eu estou só representando, fazendo um jogo, ou... não tem sentido.

F: Escute a sua voz de novo. Represente a sua voz.

B: Minha voz diz: "Eu estou falando num tom bonito, controlado, não digo nada que possa ferir alguém... deixando todas as emoções de fora".

F: Agora seja a voz do vulcão. O que o vulcão diria?

B: (Ruge com voz muito forte.) VÃO PRO INFERNO!

F: Seja a sua voz de novo.

B: Não existe emoção real. Por que esperar que haja? Na realidade, eu não sinto nada. Eu não estou com raiva de você. Você não me fez nada.

F: Fale como o vulcão outra vez.

B: (Brada.) *O que há de errado com você?!* (Voz normal.) Por que eu não sinto nada... em relação a você? Eu quero um contato real e não sinto.

F: Eu gostaria de ver uma discussão entre a sua voz do vulcão e a sua outra voz.

B: Voz do vulcão, você só sabe fazer barulho. Você assusta as pessoas, mas não as convence.

E o que você pensa que *você* faz? (Risos.) Você nem mesmo assusta. E então? *Faça* alguma coisa, *mostre* alguma coisa — *real.*

Bem, eu sou tão real quanto você, mas eu acho que também não é isso que eu quero ser... não quero ser nem você nem eu. Eu gostaria de ser uma voz convincente... que realmente afirma o que diz, e soa afirmando o que diz.

F: Ah! Agora descobrimos algo — que você não tem centro de confiança. Você está dividido numa voz mansa e dócil, e noutra vazia e valentona, mas falta o centro; falta a confiança. Então, faça elas continuarem. A mansa e dócil, e a valentona — a gritona.

B: Em vez de berrar com essa voz alta e forte, que tal se você se expressasse exatamente do jeito que se sente — se você estiver convencido, ou algo assim, diga. Talvez você esteja com medo de usar o seu verdadeiro eu, de expor o seu verdadeiro eu. Você precisa expor o seu eu barulhento ou ficar agradando...

Mas agora eu estou apavorado. Eu gostaria de ser capaz de simplesmente sentir... sabe, exprimir o que eu sinto. Talvez eu seja capaz. Eu me sinto nervoso.

F: Feche os olhos e entre no nervosismo. Retraia-se e regresse ao seu nervosismo. Não há um excitamento tão tremendo como no vulcão, mas no nervosismo existe algum excitamento. Como você sente o nervosismo? Você consegue sentir alguma vibração?

B: Eu sinto vibrações e eu sinto... os dedos formigando. Eu quase sinto lágrimas distantes chegando... muito distantes.

F: O que você está sentindo nos seus órgãos genitais, especialmente nos testículos?

B: É meio difícil de descrever... Eu acho que parece a sensação de um menino... como algumas vezes eu sentia quando saía da banheira.

F: O que você está sentindo nos olhos, no seu globo ocular?

B: Eu não consigo sentir tanto o globo ocular como as contrações em volta dele.

F: É. Dá para você contrair um pouco mais — ou imaginar que está contraindo um pouco mais? O que você está sentindo nas mãos?

B: Elas estão apertadas.

F: O que você está sentindo nos testículos?

B: Nada.

F: Eles estão aí?

B: Estão.

F: Nenhuma contração?

B: Não...

F: O que você está experienciando agora?

B: Lágrimas nos olhos. Eu sinto minhas mãos se apertando.

F: Você pode dizer para a audiência: "Eu não vou chorar"?

B: Eu não vou chorar. /F: Outra vez./
Eu não vou chorar. /F: Outra vez./
Eu não vou chorar. Eu não vou chorar.

F: Quais são suas objeções a chorar?

B: Eu não tenho objeções reais. Eu tenho medo do que as pessoas vão pensar de mim se eu chorar.

F: Muito bem. Troque de lugar e seja as pessoas.

B: Nós não vamos pensar nada de mais se você chorar. Não há nada de errado em chorar. Se você sente que quer chorar, então é porque está precisando. Eu sei tudo isso de maneira abstrata, mas alguma coisa por dentro continua me retendo — às vezes conscientemente, às vezes inconscientemente.

F: Feche os olhos de novo. Forneça os detalhes exatos de como você retém suas lágrimas. Quais são os músculos que você usa, e assim por diante.

B: Agora eu não estou sentindo. Eu consigo me lembrar de como me contenho, tensionando a garganta, apertando os maxilares.

F: Dá para você fazer isto agora? (Entre os dentes.) "Eu não vou chorar."

B: Eu não vou chorar.

F: Isso. Aperte os maxilares. Contenha-os.

B: Eu não vou chorar. Eu não vou chorar.

F: Em que situação? Em que ocasião?

B: Em que eu não estou chorando? /F: É./ Foi num funeral. (Voz tremida.) Eu estou num funeral. /F: De quem? / De um velho que morreu, eu gostava muito dele.

F: Volte ao túmulo dele e diga adeus.

B: (Voz muito mole.) Adeus.

F: Qual é o nome dele?

B: Curt.

F: Diga: "Adeus, Curt".

B: Adeus, Curt. Eu senti mesmo a sua falta. (Quase chorando.) Eu gostaria de ter expressado mais o quanto eu gostava de você, quando havia tempo de expressar.

F: Faça-o responder — dê a ele uma voz.

B: Eu sabia que você gostava de mim. Quando eu estava sozinho, teria sido bom ter visto mais você. Eu gostava das horas que passávamos juntos. Era duro viver sozinho. Longe de tudo... Você não precisa se lamentar. Não há nada de errado nisso.

F: Diga um pouco mais o que você apreciava nele.

B: Ele era muito gentil.

F: Diga isto para ele.

B: Você era *tão* gentil. A pessoa mais gentil que eu já conheci. Não era hostil com ninguém. Incrível.

F: Não havia vulcão?

B: Não. Nenhum vulcão.

F: Você consegue vê-lo? Você consegue ver o seu amigo? Vá, toque nele e diga adeus a ele.

B: Adeus. (Começa a chorar.) Adeus... (Chora.) Adeus. É difícil dizer adeus. É difícil dizer adeus... (Soluço.)...

F: Volte para nós. Como você está nos vendo agora?

B: Eu não...

F: Bem, eu não sinto que o seu adeus esteja acabado. Você ainda precisa se lamentar um pouco mais. Tire as suas raízes e torne-se livre para fazer novos amigos.

Esta é uma das situações inacabadas mais importantes: não ter chorado o suficiente por uma pessoa querida que se perdeu. Freud realizou um trabalho magnífico sobre a tarefa do luto que, na Europa, geralmente leva um ano até se conseguir tirar as raízes da pessoa morta e se dedicar aos vivos.

ELLIE

Ellie: Meu nome é Ellie... Bem, eu sinto uma agitação no peito, neste instante, e eu gostaria de me soltar.

F: Isto é um programa.

E: O quê?

F: Isto é um programa — quando você diz: "Eu gostaria de me soltar".

E: Eu estou tentando, agora.

F: "Eu estou tentando." Isto também é um programa. Você mistura o que você *quer ser* com o que *é*.

E: Agora eu... estou mexendo meus braços, para me sentir à vontade. E eu gostaria de falar sobre o meu...

F: Deixe-me dizer uma coisa, Ellie. A base deste trabalho é o *agora*. Você está o tempo todo no *futuro*. "Eu quero trabalhar nisso", "Eu quero tentar isso", e assim por diante. Se você quiser trabalhar, comece cada sentença com a palavra *agora*.

E: Agora eu estou lhe dizendo, Dr. Perls, que estou desconfortável. Agora, eu sinto meu peito subir e descer. Eu sinto uma respiração profunda. Agora eu me sinto um pouco melhor.

F: Você vê, em vez de tentar fugir para o futuro, você entrou em contato consigo mesma no agora. Então é claro que você se sente melhor... O que as suas mãos estão fazendo?

E: Reassegurando-me. Elas estão em contato... eu as sinto tocando em mim mesma. Eu sinto que elas estão me mantendo unida.

F: Converse com elas: "Mãos, vocês estão me reassegurando".

E: Mãos, vocês estão me reassegurando. Mãos, vocês são algo que eu conheço. É bom mexer os dedos.

F: Bem, minha atenção está mais na audiência. (Para a audiência.) Eu sinto uma inquietação. O que está acontecendo?

X: Nós não conseguimos ouvir muito bem.

F: Então vocês preferem ficar aí, com o desconforto de não ouvir bem — fazendo força — em vez de se manifestarem. Covardes.

X: Você pode se virar para nós podermos ouvir?

Y: Você pode falar mais alto?

E: Eu... vocês me ouvem agora? /X: Sim./ Está bem. (Limpa a garganta.) Aham.

F: (Gozando, como um cantor pegando o tom.) Mi, mi, mi, mi, mi...

E: Eu prefiro que vocês me digam quando não estiverem ouvindo ao invés de ficarem irriquietos. Mas eu não quero ter que ficar pensando conscientemente em vocês ...eu gostaria de pedir...

F: O que você está fazendo com a mão esquerda?

E: A mão esquerda?... Está dirigindo.

F: Você tem consciência de estar fazendo isto?

E: Eu não tinha consciência. Agora eu tenho. Eu quero ter...

F: Outro programa.

E: Um programa.

F: (Bruscamente.) Obrigado... Eu não posso trabalhar com você. Eu lhe peço para ficar no agora.

E: Agora eu me sinto inadequada... eu sinto agora que eu quero alguma coisa. Agora eu sinto medo de não conseguir. Eu sinto...

F: Você vê, você está de novo no futuro: "Eu quero alguma coisa, eu não vou conseguir". Qual é a sua objeção a estar aqui, estar viva, estar no agora? O que faz você sempre pular para o futuro?

E: Existe tanta coisa que eu quero, e eu tenho medo... de não conseguir.

F: Em outras palavras, você é gananciosa.

E: Sou.

F: Diga isto para a audiência: "Eu quero, eu quero, eu quero".

E: Eu quero, eu quero, eu sou gananciosa, egoísta. Eu sou insaciável. Eu quero o que eu quero, agora mesmo. Não é bom não conseguir... Agora eu me sinto inadequada.

F: Eu não entendo esta palavra.

E: Agora eu me sinto boba.

F: Talvez você *seja* boba... ou você *banca* a boba? Como você se sente como boba?

E: Eu não sei o que fazer. Eu quero fazer algo, mas eu não sei como começar a fazer.

F: Então faça o papel da incapaz.

E: Por favor, me ajude, Dr. Perls. / F: (Como se não conseguisse ouvir.) Ahn?/

Por favor, me ajude, Dr. Perls. /F: Ahn?/
Por favor, me ajude, Dr. Perls!...
F: Eu não trouxe meu talão de cheques. (Risos.)
E: Não é isso que eu quero do senhor.
F: Oh! Você nem disse o que queria — que tipo de ajuda queria.
E: Eu quero que o senhor me ajude a me sentir à vontade como mulher. Eu quero ter mais prazer no sexo com meu marido.
F: Ah! Quando você tem relações sexuais, alguma vez você está no agora? /E: Não./ Onde você está durante o sexo? Você tem um programa — chegar ao orgasmo ou algo assim?
E: Tenho, é isso mesmo.
F: Você quer chegar ao orgasmo. Então, mais uma vez você tem um programa.
E: Certo. E este é o meu problema.
F: Seu problema é que você planeja, faz programas. Em vez de foder, você faz programas. Se você ficar no agora, você poderá ter prazer. Muito bem.
Todos nós nos preocupamos com a idéia de mudar, e a maioria das pessoas tenta conseguir isto fazendo programas. Elas querem mudar: "Eu deveria ser assim", etc., etc. O que sucede é que a idéia da mudança deliberada *nunca, nunca, nunca* funciona. Logo que você diz: "Eu quero mudar" — e faz um programa — cria-se uma força contrária que o impede de mudar. As mudanças ocorrem por si mesmas. Se você entrar mais fundo naquilo que você *é*, se você aceitar o que existe ali, então uma mudança ocorre por si só. Este é o paradoxo da mudança. Talvez eu consiga reforçar isto um pouco com um velho provérbio que diz: "O caminho do inferno está cheio de boas intenções". Tão logo você tome uma decisão, tão logo você queira mudar, você abre o caminho do inferno, porque você não consegue o que quer, você se tortura, e então começa a fazer o famoso jogo da autotortura, que é tão popular entre as pessoas de nossa época.

Enquanto você combater um sintoma, ele se tornará pior. Se você assumir responsabilidade pelo que está fazendo consigo mesmo, como você produz os seus sintomas, como você produz a sua doença, como você produz a sua existência — no instante exato em que você entrar em contato consigo mesmo — começa o crescimento, começa a integração.

DAN

Dan: Eu tenho algo psicossomático no nariz, e eu...

Fritz: Fale com o seu nariz psicossomático.

D: Eu... bem, tá legal... Eu sempre pensei que aqui havia algo do passado que eu não conseguia entender, e trabalhei com isso, e em parte eu consigo controlar...

F: O que a mão direita está fazendo?

D: Perdão?

F: O que foi que eu disse?

D: O que eu devo...

F: Ah! Nós tivemos antes um breve encontro no qual Dan demonstrou a sua falta de vontade em escutar.

D: Eu não ouvi as últimas palavras. Posso continuar?... Eu tentei controlar e, até certo ponto, eu consigo, ah! temporariamente, e então, na última...

F: Você ouviu o que eu acabei de dizer sobre controle?

D: Eu ouvi o que você disse sobre o meu não escutar.

F: Você ouviu o que eu disse sobre controle? E está querendo mudar?

D: Não senhor.

F: Dá para você voltar uns cinco minutos?

D: Antes de tudo, lá fora eu lhe fiz uma pergunta, e você, ah!...

F: Você ouviu o que eu disse há cinco minutos?... Note que tudo que eu digo você distorce, você não escuta, em outras palavras, você não está nem um pouco aberto.

D: Vou tentar me abrir.

F: "Vou tentar me abrir". Outra promessa. Eu não sei como me comunicar com você.

D: Eu tive uma sensação de que você achava que eu era uma personalidade tóxica, mas se a gente não tenta, o que se pode fazer?...

F: Que tal se você escutasse, se tivesse ouvidos? Dá para você construir uma fantasia? Qual é o perigo de escutar?...

D: Bem, se eu não escuto, mas se alguém não tem consciência do escutar, não deve haver perigo em escutar... não deve haver nenhuma ameaça. E eu não vejo ameaça...

F: Qual é o perigo de escutar?...

D: O único perigo de escutar seria ouvir alguma coisa que não se quer ouvir.

F: Ah! Você pode repetir esta sentença: "Eu ouço só aquilo que eu gosto de ouvir"? Você pode repetir esta sentença?

D: Ah! Você disse: "Eu consigo ouvir só o que eu quero ouvir".

F: Eu disse isto?

X: Não...

F: É isto que você faz na vida, sempre distorcendo completamente as mensagens que vêm de fora?

D: Não deve ser o tempo *todo*, mas provavelmente algumas vezes.

F: Agora, escute cuidadosamente: "Eu ouço só aquilo que eu gosto de ouvir".

D: Eu ouço só aquilo que eu gosto de ouvir.

F: Agora diga isto à audiência.

D: Eu ouço só aquilo que eu gosto de ouvir. /F: Outra vez./

Eu ouço só aquilo que eu gosto de ouvir.

F: Fale mais alto. Fale com algumas pessoas específicas.

D: Eu ouço só aquilo que eu *gosto* de ouvir. Eu ouço só aquilo que eu gosto de ouvir.

F: Diga isto à sua esposa.

D: Eu ouço só aquilo que eu gosto de ouvir.

F: Então, seja ela. O que ela responderia?...

D: Às vezes ela diria: "Sim, senhor", e outras vezes diria: "Você tem razão!"

F: Muito bem. Agora represente uma esposa que diz apenas coisas que você gosta de ouvir...

D: Bem...

F: O que você gosta de ouvir?

D: Eu gosto de ouvir coisas agradáveis.

F: Tais como?

D: Bem... eu fiz o que você me pediu para fazer, ou eu tentei fazer isso ou aquilo com os meninos, e eu acho que provavelmente você vai gostar, ou...

F: Então você espera que as pessoas o escutem. Tenho razão?

D: Bem, eu espero escutar os outros, e que os outros me escutem também. Porém, pelo que você diz, eu não estou muito seguro de que escuto.

F: É um truque formidável. Se você espera que as pessoas o escutem, mas você não escuta o que as pessoas têm a lhe dizer, então você está sempre no controle.

D: Pode ser que esteja sempre no controle, mas não ficaria muito satisfeito.

F: Exatamente. E você tem os seus sintomas. Muito bem.

DICK

Dick: (Depressa.) Eu tenho um pesadelo repetido. Eu estou dormindo, e ouço alguém gritando, e eu acordo e os guardas estão batendo num garoto. E eu quero me levantar e ajudar o garoto, mas há gente parada na cabeceira e no pé da minha cama, e eles ficam jogando travesseiros de lá para cá, cada vez mais depressa, e eu não consigo mover a cabeça. Eu não consigo me levantar. E eu acordo gritando e todo molhado de suor.

F: Você pode encenar isto? Conte o sonho mais uma vez, mas use o corpo junto com a voz.

D: Eu estou dormindo. De repente eu ouço alguém gritando.

F: Espere um pouco. Diga de novo: "Eu estou dormindo".

D: Eu estou dormindo.

F: Você acredita?

D: Não.

F: Então encene.

D: Eu estou acordado. De repente eu ouço alguém gritando. Eu acordo e vejo alguns guardas batendo num garoto, e eu quero me levantar e ajudar o garoto, e há alguém parado na cabeceira e no pé da minha cama, e eles estão jogando um travesseiro de ì. para cá, (falando rápido) mais depressa, mais depressa, mais depressa, e eu não consigo me mover... eu quero levantar a cabeça, e eles jogam cada vez mais depressa, e eu acordo gritando.

F: Você pode fazer de novo isto com a cabeça?

D: (Rapidamente.) Eles estão, estão jogando o travesseiro de lá para cá, e é tão rápido que eu não consigo mover a cabeça. E cada vez mais depressa, cada vez mais depressa, e eu não consigo mover a minha cabeça, e...

F: Você pode ser o policial e bater no garoto desse jeito — cada vez mais depressa?

D: (Rápido e muito expressivo.) Muito bem, garoto, agora nós o pegamos e você vai em cana. Chega de merda. Você vai direto para um maldito reformatório. Você pensa que vai conseguir se safar com as coisas roubadas, mas não vai conseguir coisa nenhuma. Você vai ter que cumprir, e ser um bom cidadão, e não ficar aí à-toa...

F: Como você se sente neste papel?

D: Não gosto.

F: Você não gosta?

D: Não.

F: Muito bem, fale com o cara — com o policial.

D: (Implorando.) O garoto não estava tentando roubar porque queria alguma coisa. Ele simplesmente não tinha para onde ir e nem tinha o que fazer. Ele foi pego numa armadilha, e só roubou umas poucas coisas. Vocês não deviam bater nele. Se vocês acham que ele precisa cumprir alguma pena, se precisa pagar alguma coisa, está bem. Mas vocês não precisam dar pancadas nele; vocês não precisam puni-lo assim. Vocês podem ser gentis com ele; poderiam dar algum conforto, mostrar alguma simpatia. Vocês podem muito bem entender o inferno que ele está passando.

F: Seja de novo o policial. Responda.

D: É, mas ele está roubando gente, e é preciso ter respeito. Ele precisa entender como esta gente se sente. Eles trabalham pelo seu dinheiro. Se ele quer alguma coisa ele deve sair, tentar se educar e conseguir um emprego, ser produtivo e ganhar o dinheiro do jeito certo. Se ele fica por aí lesando os outros, ele também tem que se lesar.

F: Ponha o garoto no meio. Você é o policial, e o garoto está na cena.

D: (Representando o garoto.) Eu só queria... pertencer. Eu só queria fazer parte do bando. Eu não queria lesar ninguém. Eu não queria tirar o dinheiro de ninguém. Eu não queria roubar. Eu só queria fazer parte das pessoas. Eu queria pertencer à multidão. Eu só queria ser aceito pelas pessoas. Só isso. Eu não queria fazer mal nenhum. Eu posso devolver o dinheiro, eu não preciso de dinheiro. Eu não o uso para nada... só para ficar rodando por aí... joguem fora, façam o que quiserem. Eu não estou com ele há muito tempo. Eu não quero lesar ninguém.

F: Então o que o policial responde?

D: Eu não me importo com o que você *quer* fazer, só com o que você *fez*. O sujeito não estava lhe fazendo nenhum mal, você tinha que roubá-lo só porque queria fazer parte do bando. Bem, existem outros bandos e outra gente. Nem todo mundo faz isso. Se você quer pertencer... bem, pertença às pessoas certas, se não quiser se lesar. Mas é aqui que eu vivo. Por aqui a vida é assim. Nós não temos outros grupos. Nós não temos clubes. Todo mundo rouba, e se não rouba, não faz parte. Se a gente quer pertencer, se a gente quer fazer parte, é preciso acompanhar. Só isso. E não se trata de sentir alguma coisa contra a pessoa que a gente rouba. Eu não me importo com o que você sente. O que conta é o que você *faz*. Se você faz algo errado, você precisa ser punido.

F: Agora diga isto ao grupo.

D: Se você faz algo errado, você é punido.

F: Continue falando conosco deste jeito.

D: Se você quer ser respeitado e tratado gentilmente, você precisa se sujeitar às leis e precisa acompanhar as pessoas. Se você quer ser um homem livre e viver entre as pessoas com um pouco de respeito, então você precisa demonstrar o mesmo respeito que você espera delas. Senão, você acaba recebendo a punição que merece.

F: Agora represente o grupo...

D: Nós sabemos que a vida não é fácil nas favelas; é difícil sair, é difícil descobrir o que há de certo naquilo que se faz. É difícil ir contra o código que todo mundo pensa que é o certo. É difícil ser alguém nesse meio, a menos que se façam as mesmas coisas.

F: Ah! Aqui entra um tema novo. Ser alguém — você quer ser alguém. Diga isto ao guarda.

D: Eu quero ser alguém. Eu quero ser alguém que os outros respeitem. Eu quero ser tão forte quanto os outros. Vocês podem fazer o que quiserem: vocês não vão conseguir nada de mim. Vocês não vão me fazer falar. Eu quero ser um grande homem por aqui.

F: Troque de lugar outra vez.

D: Se ser um grande homem significa sair e roubar, tirar coisas das pessoas e violar a lei, então o grande homem é punido.

F: Como você se sente agora no papel de policial?

D: Eu empatizo com ele.

F: Agora você se sente mais à vontade como policial.

/D: É./ Muito bem, continue.

D: Nós não nos importamos se você é grande ou pequeno, magro ou gordo, branco ou preto. Você pode ser o que quiser, mas se você desacatar a lei, o nosso dever é fazer você parar. E nós fazemos isto da melhor maneira que sabemos. Às vezes é preciso um pouco de força, só isso...

F: Agora feche os olhos, tome consciência de si mesmo. O que você está experienciando?

D: Fraqueza nos joelhos e na barriga da perna, latejando — meu olho esquerdo, meio impotente para conseguir fazer o que eu quero.

F: Agora diga isto ao menino.

D: Eu me sinto fraco nas pernas, eu sinto minha cabeça latejando. Eu não me sinto capaz de fazer o que eu quero, eu não me sinto livre... eu sinto que você me segura, que você não me deixa ir aonde eu quero, ser o que eu quero.

F: Agora assuma de novo o papel do menino. Responda ao guarda.

D: Eu vou "dar o fora" daqui. Eu vou fazer o que eu quero, mas eu preciso de ajuda. Eu não consigo fazer isto sozinho. Eu só quero alguém para entender. É *duro*.

F: Vejam, no instante em que ele entrou em contato, que ele se ligou a si mesmo, notem quanto da agressividade se revelou uma fraude. E o menino, também, é muito menos vingativo, muito menos agressivo. Eles estão se aproximando um pouco. Muito bem, seja de novo o guarda.

D: Escute, garoto, se você quiser mesmo "dar o fora" deste lugar, existe muita coisa que nós podemos fazer para ajudar você: mil aconselhadores, mil assistentes sociais que estão dispostos. Nós temos as organizações do Grande Irmão; a justiça tem muitos meios de lhe ajudar. Você passa um tempinho na cadeia; eles lhe dizem como fazer para sair de lá.

F: Agora bata nele. Dê uns bofetões.

D: (Gritando, zangado e expressivo.) Você não sabe o que está dizendo, pelo amor de Deus! O que é que eles fazem na cadeia? Eles não dão ajuda nenhuma. Assistentes sociais, porra nenhuma! Tudo o que eles fazem é ficar se gabando, fazendo proselitismo e dizendo que merda você tem que fazer, mas não ajudam nem um pouco!

F: Ah! Agora a raiva está do lado do menino. Você era o menino, você não era o policial.

D: (Baixinho.) É.

F: Ah! O que é que o policial diria agora, depois dessa raiva do menino? Agora os papéis mudaram.

D: (Ríspido.) Escute, garoto, a não ser que você se endireite, a não ser que você entenda que merda está fazendo, ninguém vai ajudar você. Eles tentam ajudar, e se cada vez que eles tentarem você for pensar que eles estão querendo acabar com você, você não vai conseguir ajuda nenhuma. Se você quiser sair desta porcaria é melhor se endireitar, e entender quem é que são os seus amigos. Esses imbecis que se dizem seus amigos — "papo furado". Eles são capazes de meter a faca nas suas costas sem mais nem menos.

F: Muito bem. Troque de papel.

D: É, mas eles me aceitam. Eles me conhecem e não me pedem nada que eu não possa dar. (Zangado.) Vocês estão sempre pedindo coisas que não conseguem, ou que eu não posso dar. E vocês querem as coisas do jeito que *vocês* definem, e não do jeito que *eu* acho.

F: O que você está experienciando agora?

D: Violência.

F: A violência não está mais projetada. Você a sente como sua.

D: Sinto...

F: Feche os olhos outra vez. Entre em contato com a sua violência. Como você experiencia a violência?...

D: (Ofegante.) Eu quero des... destruir coisas. Eu quero... eu quero romper o passado. Eu quero me livrar de todas estas coisas que me impedem. Eu quero ser *livre*. Eu simplesmente quero jogá-las fora.

F: Converse com o passado: "Passado, eu quero me livrar de você".

D: Passado, você não pode me reter. Muitos garotos passaram pela mesma coisa. Existem todos os tipos de favelas no mundo. Muita gente passou pelo reformatório, pela cadeia. Isto não quer dizer que eles não possam conseguir alguma coisa. Eu estou tirando o meu título de doutor. Eu estou *cheio* de você. Eu vou deixar você de *fora*. Eu não quero mais você por perto. Não me aborreça mais. Eu não preciso mais voltar e ver como a vida é aí. Eu não preciso mais sentir o excitamento. Eu posso viver onde eu vivo agora. Eu estou entrando no mundo acadêmico — o verdadeiro mundo!

F: O que o passado responde?

D: É, mas você... você sabe que nós somos seus amigos, e nós entendemos o que você quer. Nossa vida é mais rica. Ela tem mais excitamento, mais significado, existe mais para se fazer, mais para se ver. Não é uma vida estéril. Você sabe o que você fez. Você não pode sair assim, você não pode ir embora sem mais nem menos.

F: Em outras palavras, o passado sente o título de doutor como algo estéril? Você está...

D: Título... ahh... título de doutor, que merda é essa?

F: Diga isto para ele.

D: Olhe. Você consegue um título de doutor, e daí? Ele coloca você numa posição em que você é capaz de fazer um pouco mais para ajudar a analisar certos problemas; e quando as pessoas recebem o título, na verdade, não vão fazer muita coisa com ele. Na verdade, não vai fazer tanta diferença.

F: Você vê, agora nós entramos no problema existencial. Agora, você chegou ao seu *hang-up*,* o seu impasse.

D: É isso mesmo.

F: Você quer fazer algo mais excitante.

D: Eu não quero só fazer algo mais excitante; eu quero fazer algo mais significativo — algo *real*. Eu quero tocar, eu quero sentir o que eu faço. Eu quero ver o que faço crescendo e se desenvolvendo. Eu quero me sentir útil. Mesmo de um modo amoroso, quente, eu quero me sentir útil. Eu não quero modificar o mundo... Esta sensação de impotência. Todo aquele trabalho.

F: Esta é uma observação muito interessante, porque toda matança baseia-se na impotência... Então, seja o doutor...

D: Existem três bilhões de pessoas no mundo, e talvez dez mil tomam decisões. E o meu trabalho vai ajudar aqueles que tomam decisões, para que estas decisões sejam mais sábias. Eu não vou abalar o mundo, mas eu vou fazer bem mais do que os outros dois bilhões novecentos e tantos milhões fazem. Vai ser uma contribuição de valor.

F: Você vê como está ficando cada vez mais racional — os opostos se juntando? Como você está se sentindo agora?

D: Eu sinto que quero ser racional.

---

* **Hang-up.** O verbo **to hang** significa pendurar. **Hang-up** refere-se a algo "pendurado"; em psicologia o termo é empregado para designar problemas "pendurados", ou seja, problemas que geralmente afligem a pessoa durante um período de tempo muito grande, sem que seja encontrada solução. — (N. do T.)

F: Isso, isso. Eu acho que você fez um trabalho muito bom aqui.

P: Neste caso, nós vimos um monte de violência e agressão que acabou se revelando como o resultado de uma sensação de impotência. Qual é o papel da agressão na personalidade sadia, integrada?

F: Eu acredito que a agressão é uma energia biológica que normalmente é usada para desestruturar o alimento ou qualquer outra coisa que tenhamos que desestruturar para poder assimilar. Temos que distinguir entre agressão, violência, sadismo, e assim por diante. Na psiquiatria moderna eles são todos colocados no mesmo saco. Todos são fenômenos bem diferentes. Se você não tem nenhum outro jeito de enfrentar, então você começa a matar. A agressão é usada para qualquer tipo de trabalho; mas se percebe que muitas vezes ela não é motivada pelo fato de enfrentar, e sim pelo ódio contra um dos pais — não o *real* — mas o *fantasioso*. No meu trabalho, faço freqüentemente a seguinte pergunta: Para que você precisa de uma mãe? Você não precisa carregá-la com você. Jogue-a na lata de lixo. Não perca seu tempo odiando-a. E é disso que eu estou falando, quando digo esvaziar a zona intermediária da fantasia. Se você a perdoou, você assimilou tudo que projetou nela, então pode abandoná-la. Se hoje você come um bife, o que é que você faz com ele? Você o transforma em parte de si mesmo; e isto também ocorre com qualquer situação inacabada, qualquer *gestalt* incompleta, uma vez que você a digira e a use para a sua nutrição. O papel da agressão na personalidade bem integrada é como um meio de enfrentar uma situação — certas situações requerem agressão. Outras situações requerem, digamos, comportamento racional; outras situações requerem retraimento. Vocês já notaram o quanto eu trabalhei aqui com a situação contato-retraimento, confronto-retraimento. Se você não consegue enfrentar uma situação como ela é, você se retrai para uma posição na qual

250

se sinta mais confortável, ou onde a situação inacabada fica esperando, e então você sai outra vez. Este ritmo é essencial para a vida. Se você não escuta este ritmo, você é uma pessoa unilateral; ou alguém espalhafatoso e barulhento, extrovertido, ou totalmente retraído. Isto não é um coração. (Fecha o punho.) Isto não é um coração. (Abre a mão.) Isto é um coração. (Abre e fecha a mão.) Contato-retraimento. Lembrem-se, é sempre o ritmo.

Vocês notam o quanto eu uso esta cadeira vazia, e como, identificando-se com o próprio poder, vocês o recuperam, absorvem e assimilam, tornando-o novamente parte de si mesmos. Este é o processo de crescimento, o processo pelo qual nós mobilizamos o nosso potencial. Se vocês entenderem Nietsche corretamente, quando ele fala do Super-homem, não fala do cômico Super-homem das histórias em quadrinhos, o tipo nazista, aquele que tem músculos imensos — este é o *Undermensch* (sub-homem). Ele fala da pessoa que é capaz de usar seu potencial ao máximo. Eu digo mais uma vez, isto só acontece se você permite que o processo de crescimento tenha lugar.

Qualquer mudança deliberada não funciona. A mudança tem lugar por si só quando você retoma, assimila, o que é disponível. O fato é que nós somos muito mais do que acreditamos ser em nossos sonhos mais absurdos. Cerca de seis meses atrás, eu tive uma experiência interessante. Eu estava chateado, então pensei: "Bem, por que não usar estes momentos de chatice para começar a escrever?". Então comecei a escrever sobre a minha vida, e a coisa está começando a fluir — quase tudo em palavras, um pouco de poesia, mas está fluindo. Neste curto período eu escrevi mais de trezentas páginas e eu acho que vai ser um livro maravilhoso; o nome é *In and Out of the Garbage Pail* (*Dentro e Fora da Lata de Lixo*). Eu deixei o excitamento se apoderar de mim. Eu tenho setenta e cinco anos. Então pensem no que vocês têm pela frente.

BETH

Beth: (Voz forte, áspera, estridente.) No meu sonho, eu estou com um anel de aço, como se fosse uma parte de uma roda de caminhão, em volta do peito, e eu não consigo me libertar. Eu me sinto presa pelo anel de aço, e fico tentando sair.
Fritz: Muito bem. Agora, para isto, eu preciso de um homem forte, alguém para subir aqui. (Um homem sobe.) Beth, seja o anel de aço do seu sonho. Ponha os braços em volta do peito dele e tente mantê-lo preso. (Ela faz isso e aperta forte.) Muito bem. (Para o homem.) Agora *você*, tente romper o anel e se libertar. (Uma luta rápida e vigorosa, e ele se liberta.)
B: (Descoberta.) Mas eu não sou feita de aço!
F: É! Captou a mensagem?
B: Eu realmente pensei que podia segurar.
F: Muito bem.

MARIAN

Marian: (Baixinho.) Eu posso cruzar as pernas se eu quiser; eu vou cruzar. Eu não tenho certeza, realmente, porque eu quis vir, mas... eu tive uma semana tumultuada. Eu me sinto toda perturbada por esta semana aqui e eu acho... talvez se eu falar com você, vou me sentir melhor, não sei direito por que. Acho que pela primeira vez eu fiz a mim mesma perguntas referentes à minha autovalorização, e todo meu autoconceito está totalmente embaralhado agora. E durante as suas palestras eu fiquei tentando me arrumar e eu realmente não sei onde estou no momento. E eu senti... eu me senti rejeitada durante esta semana, e eu me senti rejeitada por você hoje à tarde. E eu estou certa de que deve ser a minha imaginação, mas posso dizer o que é?... Quando eu mencionei... que tive... uma deliciosa experiência de maratona na sua casa, eu senti que recebi duas mensagens — provavelmente dentro de mim. Mas as mensagens que recebi de você foram, uma quando você se virou para o outro lado eu pensei... eu disse para mim mesma: "Você sabe, você não importa, então por que é que você está falando comigo?". E a outra foi que eu senti...

Fritz: Qual foi a sentença: "Você não importa"?

M: Eu senti que não falei diretamente com você.

F: Você disse algumas palavras como: "Você não importa".

M: Sim. Foi isto que eu disse para mim mesma.

F: Eu sei. Você pode dizer de novo: "Você não importa"?

M: Posso. Você não importa. /F: Diga isto outra vez./ Você não importa, nem um pouco. /F: Outra vez./ Você não importa, nem um pouco. /F: Diga isto para algumas pessoas./ Você não... você realmente não importa. Você não vale nada... não importa nem um pouco. Não gosto.

F: Bem, elabore um pouco. Como é que nós não importamos?

M: Bem, vocês importam, mas eu... eu estou pensando isso de mim mesma.

F: Eu sei. Eu quero que você diga de novo.

M: E você quer que eu diga para você?

F: Sim.

M: Eu posso dizer mas, veja, eu não acredito.

F: Mesmo assim, eu ainda gostaria que você fizesse o jogo.

M: Está bem. Você realmente não importa. Quem você pensa que é para ser muito mais importante do que eu?

F: Continue.

M: Eu não acho que você é nem um pouco melhor do que eu... Então por que você me dá esta sensação?

F: Diga isto para mais algumas pessoas.

M: (Dá uma risadinha.) Vejamos. Você realmente não me importa. Você não é importante. Betty? Eu sei o seu nome, então estou dizendo para você e eu realmente não... (ri)... acredito, mas vou usar o seu nome. Ben? Por que você me faz sentir que... que você é tão mais importante? Você não importa... Eu não me sinto bem fazendo isto.

F: O que você sente quando faz isto? Qual é o seu mal-estar?

M: Uma verdadeira sensação de traição. Hum... sabe, uma espécie de... "Bem, por que é que eu estou dizendo estas coisas horríveis?" E é uma espécie de... um sentimento solitário. Eu acho que não existe nada pior do que rejeição. Eu não gosto. Eu sinto, eu me sinto muito mal quando me sinto rejeitada... uma sensação de não ser, sabe, real e genuína por dentro...

F: Então a sentença seria: "Eu a rejeito porque você não é real...".

M: Sim. Foi isto que me disseram esta semana, sabe, com... com palavras. Quero dizer, de verdade. Não é que eu senti — não. Eu retiro isto. Não foi realmente, que você não é... você não é real. Foi: "Por que você está sorrindo? Eu não acho que você queira sorrir". Foi isto que me disseram... E, às vezes, que eu sentia que outras pessoas eram notadas e eu não, sabe, uma porção de vezes... Então meu sentimento de autovalorização afundou de vez... E é uma... uma experiência nova para mim, porque eu nunca tinha sentido isto. Mas agora ele está voltando. Sabe, eu me pergunto, por quanto tempo as pessoas... E eu não acho que elas *sentiram* isto e agora eu estou... eu estou começando a... sentir cada vez mais que é um pedaço da minha imaginação, enquanto eu estou falando... enquanto eu estou falando disso com você.

F: Vamos investigar um pouco mais esta imaginação. Fale com a Marian. Diga: "Marian, você não vale nada, você é irreal". Deprima-a.

M: Marian, eu acho que você não vale nada, você não tem valor... Eu me sinto muito mal quando digo isto. Tr... traz um sentimento que eu tive, sabe, umas poucas vezes... que eu não gosto...

F: Você acabou de fazê-la chorar... Faça a Marian responder...

M: Bem, eu acho que eu tenho valor, eu estou certa de ter valor, e eu não sei por que você está me dizendo isto. Eu sinto que tenho sido na minha vida uma pessoa muito valiosa, então por que você faz eu me sentir assim?

F: Troque de papel outra vez.

M: Bem, você... você é uma impostora...

F: Como? Diga a ela como ela é impostora.

M: Você sorri quando não está realmente com vontade. Você tenta fingir que tem boa vontade em relação às pessoas, quando eu não acredito que você tenha. Eu acho que você fica tentando fazer os outros acreditarem.

F: E a Marian? O que ela responde?

M: Mas eu *tenho* boa vontade em relação às pessoas. Eu acho... eu penso bem das pessoas... Você não acha isso... Então você não sabe por que eu estive nesta fossa horrível esta semana...

F: Quem fez você entrar na "fossa"?

M: Foi uma experiência que eu tive num grupo. Foi...

F: Quem fez você entrar na "fossa"?

M: Quem? Várias pessoas do grupo. Nenhuma delas está aqui agora.

F: Você pode contar o que lhe fizeram?

M: Ameaçaram... vocês ameaçaram minha integridade pessoal, dizendo que eu realmente não tenciono dizer o que eu digo, e que eu sou falsa. Eu lhes contei das vezes em que tinha... sido instrumento para animar pessoas, ajudar. E vocês questionaram isto. Vocês disseram: "Alguma vez você conseguiu fazer alguma outra pessoa se sentir bem?". E eu respondi: "Claro que sim. Eu me lembro das muitas vezes em que ajudei pessoas".

F: Vamos lá, brigue com elas...

M: (Mais forte.) Eu não gosto que vocês questionem a minha integridade.

F: Agora você está ganhando voz. Agora faça *elas* chorarem.

M: (Muito forte.) Sabem que eu... eu acho... eu acho que elas são... eu não... acredito que valha a pena... eu desperdiçar a minha energia com vocês porque eu acho que vocês são tão cheios de frescuras que eu não vou perder meu fôlego com vocês. Eu não me importo com o que vocês pensem de mim. Eu sei o que eu penso de mim mesma.

F: Você vê, então você recuperou o que tinha projetado... Como você está se sentindo agora?

M: Eu me sinto melhor. /F: É./ Eu me sinto meio boba. (Risadinha.)

F: Vamos desfazer *esta* projeção. Diga para mim que eu sou bobo.

M: Você, Fritz? Que você é bobo? /F: É./ Bem, eu realmente penso que... eu não posso lhe dizer que você é bobo porque eu já, mais ou menos, desfiz o outro... e... porque eu não acho você bobo. Eu acho que eu sou boba, ou eu achava. Agora eu não acho que sou.

F: Você pode perdoar a Marian por ter sido boba?

M: Posso.

F: Diga isto para ela.

M: Marian, eu a perdôo por ser tão boba a ponto de projetar em outras pessoas ou de, "numa pior", projetar noutra pessoa... Obrigada, Fritz.

F: Você vê, o problema com o jogo da autotortura é que, quando você se tortura, você age como um "espalha-fossa". Você envenena toda a atmosfera e deprime todo mundo. Tente absorver isto.

GAIL

Gail: (Riso nervoso.) Aqui em cima dá muito mais medo do que eu pensei que ia dar.

Fritz: Fale sobre esta experiência: "Dá medo".

G: Meu coração está batendo forte. Todos vocês subiram aqui e trabalharam, e... puts!

F: Muito bem. Retraia-se para dentro do seu corpo, para a sua ansiedade.

G: Meu... eu posso sentir o meu coração bater, e o meu pulso está... e os meus braços, as minhas pernas, o meu pescoço... Na realidade, não é um sentimento ruim.

F: Goze-o.

G: É um coração bom e forte... Eu sinto o calor do fogo nas minhas costas — isto também é bom.

F: Agora volte para nós.

G: Agora já não estou tão apavorada — sempre dá certo, Fritz.

F: Então, o que você está experienciando agora?

G: Eu estou olhando para você. Eu estou vendo você. Ontem à noite eu tive um sonho no qual eu estava num grupo... eu estou num grupo.

F: Diga isto para a audiência. Talvez alguém esteja interessado. Pergunte se alguém está interessado no sonho. Eu não sou seu único espectador.

G: Eu realmente não me importo se eles estão interessados ou não no meu sonho.

F: Isto. Desenvolva isto.

G: Eu estou *muito* mais interessada em trabalhar com o Fritz do que entreter vocês. Eu não estou aqui para entreter vocês.

F: Agora você sente a verdade, o real, na sua voz? /G: Hum./ Dá para você desenvolver um pouco mais: "Eu não estou aqui para entreter vocês..."?

G: Se vocês tirarem alguma coisa daquilo que acontecer enquanto eu estiver trabalhando, ótimo, mas se não, também está ótimo. Eu não estou aqui para (ri) corresponder às expectativas de vocês.

F: Então você *me* tocou.

G: É... Eu não estou aqui para corresponder às *suas* expectativas.

F: Bom. Você está ouvindo a sua voz? De repente ela baixou. Lindo!

G: É. Vou tentar de novo. Fritz, eu não estou aqui para corresponder às suas expectativas.

F: Eu ainda não acredito.

G: Eu estou aqui para corresponder às *minhas* expectativas, infelizmente. É aí que eu "entro pelo cano".

F: Ah! Então converse com a Gail. Diga a ela o que você espera dela.

G: Eu espero que você não estrague tudo e perca a chance que você tem para crescer. Eu espero que você fique em contato com o Fritz, e não faça os seus joguinhos bestas. E se você... se você "avacalhar", eu vou punir você de verdade. Eu vou fazer você se sentir terrivelmente mal.

F: Como? Como você vai punir?

G: Eu, hum... Eu vou fazer você se sentir uma merda, mas eu não sei como... como fazer exatamente.

F: Muito bem. Vamos tentar isto com o grupo: "Se vocês não corresponderem às minhas expectativas, eu vou fazer vocês se sentirem uma merda". Diga isto para o mundo inteiro.

G: (Ri.) Se vocês não corresponderem às minhas expectativas, eu vou fazer vocês se sentirem uma merda. E vou fazer isto, afastando-me de vocês, acho. Eu acho que é assim que eu faço... É.

F: Vou trabalhar em cima de um palpite. Você pode dizer isto também para Deus?

G: Hum... Se você não corresponder às minhas expectativas, eu vou me afastar de você. Você não vai mais existir para mim... Funciona (Ri.) E se você não corresponder às minhas expectativas, eu vou me afastar de *você*. (A mão esquerda aponta para a audiência.)

F: Diga isto para a audiência de novo, mas desta vez diga: "Se vocês não corresponderem às minhas expectativas, eu apago vocês".

G: Se vocês não corresponderem às minhas expectativas, eu apago vocês.

F: Agora apague também com a mão direita. Apague-os com ambas as mãos... Outra vez... Você pode *realmente* apagá-los?

G: Ah! Estou de novo agitada. /F: É./ (Ofegante.) Puts!

F: Uma força nova chegando.

G: Eu estou... minha respiração está rápida. E eu estou um pouco tonta.

F: Então retraia-se de novo.

G: Minha tontura está aumentando... Se eu me oponho, eu fico... eu fico com um pouco de náuseas, então eu acho que vou tentar ficar com ela. (Suspira.)...

F: Você já desmaiou alguma vez? /G: Não./ Este é o melhor jeito de apagar. /G: É. Era isto que elas faziam na época vitoriana. As damas sempre desmaiavam. Ou ficavam com dor de cabeça ou desmaiavam...

G: Agora eu já consigo respirar mais fundo... quando eu... eu sinto... e a agitação sumiu... Minhas mãos ainda estão fracas.

F: Volte e diga outra vez: "Com as mãos fracas...".

/G: É./ "Se vocês não corresponderem às minhas expectativas, eu apago vocês com as mãos fracas...".

G: Se vocês não corresponderem às minhas expectativas, eu apago vocês com as mãos fracas... e elas estão fracas mesmo. Eu apago vocês com as mãos fracas... Eu não tenho força nenhuma nelas. (Suspira.)... Apago vocês...

F: Você pode construir uma fantasia do que aconteceria se você nos apagasse com mãos *fortes*?

G: (Depressa.) Nada... Eu apago vocês... hum... é...

F: O que aconteceu?

G: Eu apaguei você com mão forte... Se eu realmente usasse a mão, eu bateria em você.

F: Ah! Finalmente. Diga isto outra vez.

G: Se eu usasse minhas mãos, e se elas fossem fortes, eu estou apagando você... e, na verdade, eu fiz isto (ri) eu bateria em você... Mas eu não bato. Eu apago você com a minha voz... com a minha voz, e não com as minhas mãos.

F: Você apaga se retraindo: "Eu sou fraca".

G: É... É... É...

F: Em vez de usar a sua força.

G: E a tontura também. É. Certo... Em vez de fazer *eles* se irem, eu é que vou.

F: Exatamente. Agora, volte para a Gail: "Se você não corresponder às minhas expectativas, eu apago você com as mãos fortes".

G: (Depressa.) Se você não corresponder às minhas... (Mais devagar.) Se você *não* corresponder às minhas expectativas, eu apago você com as mãos fortes. É isso... É isso! (Ri.)

F: Outra vez.

G: Puts!... Se *você* não corresponder às minhas expectativas... hum... eu apago você com as mãos fortes.

F: Vamos tentar dar mais um passo: "Se você não corresponder às minhas expectativas, eu apago você com uma voz forte".

G: (Ri.) Você está querendo me pegar, não é? (Com voz forte, rapidamente.) Se você não corresponder às minhas... Se...

F: Você quase conseguiu a sua voz.

G: Puts, eu também não sei onde ela está. É fabuloso. Eu não estou realmente aqui com você. Eu também não estou separada de você. Se *você* não corresponder às minhas expectativas, eu apago você com uma voz forte.

F: Diga isto outra vez.

G: (Mais alto.) Eu apago você com uma voz forte! /F: Mais alto./ *Eu apago você com uma voz forte!* /F: Mais alto./ EU APAGO VOCÊ COM UMA VOZ FORTE!

F: Agora diga isto com todo o seu corpo, com a voz, com tudo.

G: (Toma fôlego.) EU APAGO VOCÊ COM UMA VOZ FORTE! EU APAGO VOCÊ!... Hum... É... Eu também sinto isto nas costas. Apesar de eu me sentir mais forte, eu ainda sinto a agitação, aqui. Mas eu me sinto mais forte. Eu sinto que... *realmente.* Eu *realmente* apago você. Coisinha insignificante... Por que você não reage?

F: Diga isto outra vez.

G: Por que você não reage? /F: Diga isto no imperativo./ Reaja! /F: Outra vez./ Reaja! /F: Outra vez./ Reaja!...

F: Agora troque de lugar.

G: Eu já nem gosto mais de olhar para ela.

F: Diga isto para ela.

G: Eu... eu nem consigo mais olhar para você. Eu fico olhando para todos os lados. Você é forte demais.

F: Isto é mentira. Quem é forte é você.

G: É *mais fácil* não reagir.

F: Ah! É isso mesmo.

G: (Suspira.) Senão dá problemas. Eu não...

F: Ah! Você está desmoronando de novo.

G: Ah!... Você não pode mais me esmagar!

F: Diga isto outra vez.

G: Você não pode mais me esmagar! *Você não pode*... (Mais grave.) Você não pode me esmagar... puts! Você não pode mais me esmagar... Você não pode mais me esmagar.

F: Troque de lugar.

G: Nossa! Acho que ela está falando sério. Vamos ver se é verdade. Eu esmago você! Reaja! Não tem graça esmagar você. Você é fácil demais. E não é justo.

F: Fale mais com a pessoa que está aí sentada.

G: Reaja! Eu esmago você. Eu lhe dou asma.

F: Agora faça isto comigo. Esmague-me. (Ela põe a mão no peito de Fritz e empurra delicadamente.) (Risos.)

G: Eu não estou esmagando você?... (Ela empurra forte, como se fosse uma intensa respiração artificial.)

F: Como você se sente agora?

G: Mais forte.

F: É. Agora faça isto consigo mesma. Fique com asma. (Ela expira forte e depressa.) Mais alto. Mais. (Ela continua com respiração intensa, começa a tossir, e então fica com um chiado no peito.) Muito mais.

G: (O chiado se torna mais pronunciado, tosse mais alto, e então acalma-se, transformando-se em respiração intensa.) Minhas mãos estão quentes...

F: Agora faça ruídos, por exemplo, ruído de orgasmo ou qualquer outra coisa.

G: (Chiados, e alguns grunhidos.) Não estava bom. (Ofega, grunhe mais alto.) Ah. Uh. Uh.

F: Você está saindo à força.

G: HUH. HUH. HUH. HUH. /F: Mais alto./ HUH. HUH. HUH. /F: Mais alto./ (Ela continua a fazer o mesmo som, um *huh* que vem das entranhas, profundo, com toda a força, respirando totalmente.)

F: Mais alto. Faça isto para ela... "*HUH*"! (Risos.)

G: (Ri.)... Obrigada.

MARY

Mary: Você quer um sonho? (Riso.)

Fritz: Veja, o primeiro passo é... eu sempre escuto especialmente a primeira frase. Na primeira frase ela joga responsabilidade por cima de mim.

M: Está bem. Eu estou num... parece uma guerra, e eu estou em Ohio, tentando chegar à minha casa, em Grand Rapids, Michigan. E... parece a Segunda Guerra Mundial... sabe, a gente precisa mostrar o cartão de identificação e... como nos filmes sobre a Segunda Guerra Mundial... que eu assisti. Por alguma razão eu não estou com o cartão de identificação, e eu estou com uma outra mulher; eu não sei quem é esta mulher, eu não me lembro. Mas, em todo caso, nós passamos momentos muito ruins e estamos tentando dar um jeito de cruzar o Lago Erie, a gente entra nele, como se a gente fosse da Resistência Francesa, ou algo parecido. Eu... eu estou tentando chegar... eu estou tentando chegar em casa, isto é o principal, e não consigo. É isto.

F: Muito bem. Você pode fazer aqui o papel da *frustradora?*

M: Frustradora?

F: É. Veja, existem dois tipos de sonhos: os que realizam desejos, no sentido freudiano, e os sonhos de frustração — pesadelos. Você já pode ver como o seu sonho está cheio de frustração. Você tenta chegar em casa e sempre alguma coisa a impede. Mas, ao mesmo tempo, o sonho é *seu* — você está se frustrando. Então faça o papel da frustradora: "Mary, eu não deixo você chegar em casa. Eu coloco obstáculos no seu caminho".

M: Muito bem. Eu não vou deixar você chegar em casa... Continuo falando?

F: Continue. É a parte frustrante de você mesma. Ponha para fora. Veja como você consegue frustrar a Mary e impedi-la de chegar em casa.

M: Iiih... eu não sei. Ah!... bem, você tem que ir por este caminho ou por aquele... ou algum outro, e eu não vou deixar você chegar lá. Eu não vou deixar você se lembrar de como se chega lá, vou arranjar uma porção de outras coisas — muitas outras atividades. Eu não vou deixar você atravessar o lago... Eu simplesmente vou *manter* você amarrada. (Levanta a mão direita como se estivesse afastando algo.)

F: Faça isto outra vez.

M: Eu vou impedir você de chegar.

F: Faça isto para a Mary.

M: Fazer para mim?

F: Sim, é claro. Você é a frustradora.

M: Muito bem, fique aí onde você está. Não avance.

F: Agora troque de lugar e seja a Mary.

M: Mas eu quero avançar.

F: Diga isto outra vez.

M: Mas eu *quero* chegar lá...

F: Troque de lugar.

M: Eu não vou deixar. Eu estou muito zangada com você. Eu *não* vou deixar você chegar lá...

F: Continue escrevendo o roteiro. Continue com o diálogo.

M: De lá para cá? /F: É./ Eu não sei direito para onde eu vou agora. Ah!...

F: O que a sua mão direita está fazendo? Já notei isto algumas vezes.

M: O que a minha o quê?

F: Mão direita está fazendo.

M: Está coçando a minha cabeça porque eu... eu... Bem, eu acho que eu quero ir para... eu...eu quero encontrar... eu quero chegar a mim mesma. Isso aí é a casa.

F: Certo. Há um poema lindo de Hoelderlin, e Heidegger, um dos primeiros existencialistas, escreve sobre ele. Chegar em casa significa chegar a si — entrar em si mesmo. E você se impede de chegar em casa. /M: Hum./ E você já disse que você se impede de ficar zangada consigo mesma.

M: É, mas eu fico. A "eu zangada" está vencendo — quero dizer: continua se opondo à maturidade e continua ganhando. Continua me impedindo de amadurecer, eu acho, de encontrar a mim mesma.

F: Diga isto para ela: "Eu estou zangada com você".

M: Eu estou zangada com você... eu estou zangada com você porque você não olha para mim... Eu estou zangada com a minha mãe porque ela não me escutava, porque ela não me amava pelo que eu era.

F: Muito bem. Então agora temos que mudar o encontro, para um encontro entre você e a sua mãe.

M: (Em voz baixa.) Mãe, você me chamava de egoísta toda vez que eu queria fazer o que queria. E, Sr. Psiquiatra, o senhor me chama de egoísta da mesma maneira. Parece que eu não consigo passar disso. Então eu... mãe, se eu fizesse o que você fazia, eu ficava fraca... seu eu fizesse o que você queria, eu ficava fraca, mas eu... eu continuei egoísta.

Mas você *era* egoísta. Você sempre queria estar na frente dos outros. Você queria comer, você queria ganhar... você sabe... o tempo todo "primeiro eu". E você pensa só em si mesma, e se você não for feliz então de algum jeito você vai entender...

Mas eu realmente não sei como deixar de ser egoísta, eu...

F: Você estava olhando para mim. O que você quer de mim?

M: Eu preciso... eu tenho dificuldade em ficar nisso. Eu cheguei... eu fiquei presa... como um impasse.

F: Você está realmente sentindo o impasse?

M: Eu caio fora. Eu sinto. Sinto.

F: Qual é a sensação de estar no impasse? Como você cai fora?

M: Eu não gosto, merda. Sabe, eu não deveria fazer isto. Para que é que estou fazendo isto? Ah!... é isto que eu faço. Eu entro num grupo de pessoas, fico na frente de pessoas e *bum!*, não consigo entrar nos meus sentimentos, porque eu me sinto constrangida.

F: Diga isto para o grupo.

M: Eu me afasto de vocês, eu não tenho intenção, mas eu caio fora. E isto... eu acho que é a "eu zangada" dentro de mim dizendo: "Mary, você não vai conseguir chegar lá".

F: Muito bem, feche os olhos e caia fora. Vá embora. Vá para onde quiser. Para onde você iria?...

M: Quer que eu lhe diga onde estou? /F: Quero./ No Lago Michigan, olhando — andando pela praia.

F: Sozinha?

M: Sozinha.

F: Sei, e o que... /M: Eu gosto de lá — o quê?/... o que você está experienciando ali?

M: (Em voz baixa.) Bem, eu gosto de água banhando os meus... batendo contra os meus pés e... eu acho que a casa está aí... parte da casa. Nós temos uma cabana lá perto. Eu acho que me sinto inteira quando estou andando pela praia.

F: Agora volte a nós. Como você experiencia estar aqui? Você pode comparar as duas experiências? Qual você prefere?

M: Eu gosto de estar aqui.

F: O que você experiencia aqui?

M: Uma porção de gente bacana, uma porção de gente interessada.

X: Mary, você quer dizer *amigos*?

M: É, amigos; acho que sim.

F: Muito bem. Caia fora de novo. Vá embora outra vez...

M: Eu não quero ir embora.

F: Muito bem, você se sente mais confortável aqui? /M: Sinto./ Ainda há algo incompleto. Ah!... Você acabou de interromper. O que você estava fazendo com as mãos? Não, agora você está fingindo.

M: Isto? (Mexe as mãos.)

F: Faça a mão esquerda e a direita terem uma conversa.

M: Direita, você está fazendo isto. Oh! Eu quero esconder você. Mas eu não quero ser escondida. Mas eu quero esconder você. Não. Não me esconda. Eu quero ir embora. Eu preciso agarrar e esconder você... Bem, vou deixar você solta. Então eu não preciso me esconder.

F: Diga isto outra vez: "Eu não preciso me esconder".

M: Eu não preciso me esconder. /F: Outra vez./ Eu não preciso me esconder. /F: Mais alto./ Eu não preciso me esconder. /F: Diga isto para a sua mãe./ Eu não preciso me esconder.

F: Você disse isto para ela? Ela está ouvindo?

M: Não sei. Por que eu estou me escondendo dela?

F: Esta pergunta é de menos. É claro que a pergunta mais importante é: Para que você precisa da sua mãe? Por que você ainda a carrega consigo?

M: Você quer dizer, por que eu ainda a carrego comigo? /F: É./ Eu devo estar querendo. Eu devo estar querendo ficar com ela existindo.

X: Mary, você acha que perdeu o seu cartão de identificação, ou você o está escondendo?

M: Eu acho que estou escondendo...

Y: A mulher que estava com você era a sua mãe?

M: Não sei. Acho que era a minha irmã.

F: (Para o grupo.) Por favor. Existe uma coisa que é tabu em Gestalt-terapia: masturbação mental, interpretações. Vocês começaram a fazer isto. Eu sei que esta é a principal ocupação em terapia de grupo. Mas nós queremos a experiência. Aqui nós queremos a realidade.

O que você está experienciando agora, com toda esta interferência?

M: Eu não gostei muito, não.

F: Mas você não disse que não gostou.

M: (Para o grupo.) Eu não gostei da interferência porque eu estou tentando me concentrar.

F: Você está *tentando* se concentrar. O que significa isto?

M: Chegar nos sentimentos em relação à minha mãe.

F: Isto precisa de esforço?

M: Às vezes.

F: Agora diga isto à sua mãe.

M: Está bem; mãe, às vezes preciso de muito esforço para chegar nos meus sentimentos em relação a você... que eu realmente não quero me esconder. Eu não quero ser o que você quer que eu seja. Eu quero ser eu mesma. /F: Outra vez./

Eu quero ser eu *mesma,* mãe, e se isto significa ... /F: Mais alto./... ser egoísta, então eu sou egoísta, merda! /F: Mais alto./

Está bem. Eu quero ser eu mesma. Eu quero ser *eu.* Eu quero me soltar e se isto significa ser egoísta, então eu sou egoísta.

F: Agora diga isto com o *corpo todo.*

M: Está bem. Eu quero ser... eu quero ser *eu.* Eu preciso ser *eu* de qualquer jeito. Eu não vou ser o que *você* quer que eu seja.

F: Você ainda está dizendo quase só com a sua voz. O resto de você ainda está morto e não se envolve. Levante-se e diga com você inteira. (Ela se levanta)... O que você está experienciando agora?

M: Um pouquinho de vergonha, outra vez.

F: Diga isto para a sua mãe.

M: Mãe, eu estou com vergonha... Eu amo toda esta gente mas eu ainda estou com vergonha.

F: Então, volte para a sua cabana no Lago Michigan, e diga isto ali... Você pode dizer isto estando ali?

M: Posso, mas não consigo voltar para a cabana com muita facilidade.

F: Onde você se sentiria suficientemente à vontade para dizer?...

M: Talvez na praia.

F: Muito bem, você pode ir para lá... Berre para o outro lado do lago.

M: (Berra.) Êi mãe, eu quero ser *eu*.

F: Ainda soa falso. Você consegue ouvir?

M: É, ainda está mal.

F: Bem, nós vamos ter que pegar alguma outra coisa — a vergonha. Você pode dançar a vergonha?

M: Se eu posso dançar a vergonha?

F: É. Eu quero que você a dance.

M: (Levanta-se e dança.) É assim? É isto que você quer? /F: É./ (Dá uma risadinha.) Eu não quero ver todo mundo aí.

F: Como você se sente agora em relação a isto?

M: Ah, muito bem! Eu gosto.

F: Agora tente de novo dizer para a sua mãe...

M: Você quer dizer, berrar...

F: Não me importa que você berre ou não, mas eu quero ter a sensação de que você realmente *manda a mensagem*...

M: É difícil porque o amor por ela entra no meio.

F: Diga isto para *ela*...

M: E há um conflito.

F: Ah!... Agora você está chegando no seu impasse. /M: É sim./ Agora diga isto para ela.

M: E, também, ela está morta; então, sabe, "já era".

F: Mas você ainda a carrega. Ela não está morta.

M: Está bem. Êi, mãe, eu não consigo dizer isto para você porque eu a amo, e também quero que você me ame. E é isso, eu quero que você me ame, então eu faço o que você quer. *Merda*.

F: Seja ela.

M: Está certo. Eu quero que você faça o que eu quero. Mas eu amo você, só que era difícil chegar até você, porque você era egoísta. E, além disso, eu queria um menino. Eu não queria uma menina. Bem, mamãe, eu queria *ser* um menino.

F: Diga para ela que ela é egoísta.

M: Você é egoísta, porque você não me queria, você queria um *menino*. E você *me* teve, e veja o que aconteceu. Você arranjou um peso e não sabia o que fazer. Mas eu tenho que ser *eu*.

F: Você pode dizer: "Eu tenho que ser menina"?

M: Eu tenho que ser menina.

F: Diga outra vez.

M: É difícil.

F: É sim. Você está presa de novo.

M: Eu ainda quero ser um menino. Ah! Eu tenho que ser *menina*, mãe, e eu não me sinto uma menina muito bonita.

X: Eu acho que você é muito bonita.

F: Alguém está querendo "ajudar". (Risos.)

M: Eu não sinto que eu sou bonita... Às vezes eu não sinto, às vezes sim. (Suspira.)

F: Agora banque de novo a tímida.

M: Envergonhada?

F: Bem, você chama de envergonhada. Eu chamo de tímida. (Risos.)

M: Você quer dizer, olhar para as pessoas? Elas não vêem...

F: Eu vejo. Assim elas não vêem que você não tem pau. Não é?

M: Que eu não tenho... Oh! (Todos riem.) Eu estou embaraçada.

F: Foi o que eu adivinhei. O seu embaraço. /M: O quê?/ Foi isto que eu achei, que este era o seu embaraço existencial. Você deveria ser menino, e um menino sem pau não é lá muita coisa. Muito bem.

JOHN

John: Quando eu descubro a minha mente passando por todo...

Fritz: Fale com a sua mente.

J: Mas eu descubro a minha mente passando por...

F: Fale com a sua mente.

J: Eu quero falar com você.

F: Muito bem. Obrigado. Quem é o próximo?

J: Você não pode ser tão hostil.

F: Eu não sou hostil. Se você não incorporar isto... eu não estou interessado em masturbação mental. Se você quer trabalhar, trabalhe.

J: Está bem. Vou tentar. Eu ainda acho que você está um pouco hostil, mas eu vou tentar.

F: Diga isto para o Fritz. Coloque o Fritz na cadeira. Diga: "Fritz, você parece um pouquinho hostil"...

J: Fritz, você parece um pouquinho hostil. Não só um pouquinho, mas bastante.

F: Seja o Fritz.

J: Ser o Fritz. Saia da minha plataforma — saia já daqui, seu intrometido maldito que tenta agir como ser humano. Por tentar dizer o que você mesmo está pensando, por tentar agir de verdade, por tentar agir como uma pessoa de verdade. Saia já daqui, este não é o seu lugar, porque você não é ninguém. Eu sou alguém. Eu sou Deus. Você não é ninguém. Você é um maldito nada, você não...

F: Diga a mesma frase para a audiência: "Eu sou Deus"...

J: Mas eles existem.

F: Diga a mesma sentença para a audiência.

J: Eu sou Deus. Vocês não existem.

F: Não foi isto o que você disse.

J: Eu esqueci o que disse.

F: Então, por favor, desça da plataforma.

J: Esta é a coisa mais hostil que eu já ouvi. Por que você não me deixa trabalhar com isto?

F: Porque você está sabotando a cada passo.

J: Eu só... você mal me deu uma chance. Eu disse duas coisas.

F: É.

J: E você já quer puxar a descarga. *Por quê?* Eu não acho justo.

F: É isso mesmo. Eu não sou justo. Eu estou trabalhando.

Note quanta coisa acontece com qualquer pessoa que traga mesmo que seja apenas um *pouquinho* de boa vontade. Mas com os sabotadores e envenenadores, etc., eu não vou mostrar paciência *nenhuma*. Se você quer me controlar, me fazer de bobo — sabotar e destruir o que nós estamos fazendo aqui — eu não vou tomar parte. Se você quer fazer jogos, vá a um psicanalista e fique lá deitado durante anos, décadas, séculos.

J: Eu entendo o que você está fazendo, ou seja, até agora.

F: Hum...

J: E agora, sabe, eu faço algo que... sabe... numa sentença que você não aprova... e eu vi outros rapazes, e moças, que subiram aqui, e, sabe, eles queriam... sabe, você os deixou trabalhar. Você quer que eu desça daqui imediatamente. Por quê? Isto não me parece justo.

F: Pergunte ao Fritz. Talvez ele lhe responda.

J: Representar o Fritz? Pergunte ao Fritz, foi o que você disse.

F: Ah! Pela primeira vez, você está escutando.

J: Representar o Fritz... Representar você... Hum. Eu não consigo representar você. Eu acho que você é... Eu acho que você é tão onipotente que talvez esteja até insistindo que *eu* estou bancando Deus, e não você.

F: Ah! Você está chegando.

J: Bem, eu posso entender intelectualmente, e eu sei que às vezes eu faço isto, mas... Eu não acho que agora estava fazendo isto...

F: Por favor, toda vez — e isto é para o grupo todo — em vez de dizer "mas" diga "e". *Mas* é divisor. *E* é integrativo.

J: Sinto muito. Eu não entendo o que você diz. Eu quero entender, mas não consigo. Eu perdi... Não... Eu também *não* estou tão ansioso assim. (Riso curto e seco.) Você pode repetir... o que você quer que eu faça?

F: Não. Se você não quer cooperar, não coopere. Se você sabota a cada passo, como é que eu posso trabalhar com você?

J: Eu *quero* cooperar. Você me dá uma chance?

F: Eu já lhe dei três chances. Não, já dei *seis*. Volte para o seu lugar.

J: (Sarcasticamente.) Obrigado. Eu também apreciei a sua cooperação... Eu realmente subi aqui para contar um sonho... mas eu senti que isto seria simplesmente obedecer ao procedimento, em vez de falar da troca de idéias que nós dois tivemos, e os meus sentimentos sobre esta troca.

F: Muito bem, seja o Fritz. O que o Fritz responderia?

J: O que o Fritz perguntaria?

F: *Responderia...*

J: O que o Fritz responderia... Fritz responderia... (suspira) ...eu sou Fritz. Eu estou tentando ser o Fritz... Eu estou lhe dizendo para cooperar. Eu estou lhe dizendo para ser aberto. E estou lhe dizendo para se curvar diante da minha vontade.

F: Diga isto para a audiência.

J: Eu estou lhe dizendo para se curvar diante da minha vontade.

F: Outra vez.

J: Eu estou lhe dizendo para se curvar diante da minha vontade.

F: Muito bem. Troque de lugar. Responda.

J: Eu não quero me curvar diante da sua vontade. Eu acho que você é um pomposo e desgraçado filho da puta.

F: Ah! Obrigado. A primeira cooperação. (Risos.)

J: Você teve cooperação na primeira vez que eu me sentei aqui, seu maldito filho da puta. Só que você não viu.

F: Você pode fazer isto de novo?

J: Seu maldito, certo, eu posso... eu fiquei por causa de *mim*, não só por causa de você. Você queria me chutar fora, seu velho desgraçado. *Eu* fiquei porque *eu* persisti, não porque *você* tenha feito alguma coisa...

F: Então você ganhou. (Risos.)

J: Isto é uma verdadeira humilhação... eu não gosto da audiência rindo de mim.

F: Diga isto para eles.

J: Eu não gosto que vocês riam de mim. Eu acho que vocês estão rindo de mim. Eu acho que vocês estão aderindo à hostilidade dele.

X: Nós estamos rindo *com* você.

J: Espero. Eu não acredito, mas eu espero, porque eu não estava rindo (ri), mas vocês estavam rindo de mim.

F: Neste instante você não percebeu que estava rindo?

J: Eu estava rindo?

X: Estava, você também está gostando, não é?

J: Acho que sim. Acho que estou. Bem, eu sei que eu sou competitivo, e sei que a teoria está certa.

F: Você pode continuar mais um pouco com os seus xingamentos? Eu gosto disto.

J: Agora você parece mais humano. Agora que você parece mais humano é mais difícil xingar do que antes, quando você não me deixou ficar aqui.

F: (Sarcasticamente.) Até onde você consegue cooperar? (Risos.)

J: Você quer que eu o xingue um pouco mais, não é? Muito bem, eu acho que você é um maldito... eu acho que você também é competitivo! Você quer ser Deus, você quer mostrar toda a sua criação para este grupo aqui. Eu não estou convencido de que isto seja melhor do que análise, ou psicoterapia individual, particular e confidencial. Sabe, talvez você não passe de um cretino desgraçado e pomposo, satisfazendo a sua própria onipotência *estando* aqui...

F: Então, e agora, você pode desempenhar este papel? Represente um cretino pomposo, onipotente. Represente o Fritz com quem você acabou de falar.

J: Deus! Isto é que eu não quero ser! É isto que eu tenho medo de ser. Se eu realmente... sou eu. Um cretino pomposo como você é... Muito bem. Eu vou fazer. Ah! Como é que eu faço? Ah! Está bem, você... você sobe aqui para me contar os seus problemas, e eu vou ajudar você, e vou ajudar todas as pessoas aí sentadas, porque, vocês sabem, eu realmente sei *tudo*. Certo. Certo. Eu sou Fritz Perls, eu sei tudo. Eu não escrevi uma coleção de livros, mas escrevi algumas coisas, e eu tenho setenta e cinco anos. Vocês sabem, já que eu tenho setenta e cinco anos, eu nasci no século passado, e não neste século, eu realmente devo saber tudo. Vocês sabem, eu realmente sei tudo porque *eu*, afinal sou o *Doutor* Fritz Perls que todos vocês deveriam ouvir.

F: Agora, você pode desempenhar o mesmo papel, sendo você mesmo? O mesmo espírito.

J: Deus! Isto é que eu não quero ser. Muito bem. Vocês vieram aqui para me ouvir, *eu* — John. Eu sou grande, eu sou alguma coisa, vocês todos deveriam me ouvir porque *eu* tenho algo a dizer. Eu sou importante. Eu sou *muito* importante. Na verdade, eu sou mais importante do que *todos* vocês — vocês não são *nada*. *Eu* sou importante. Eu sou *extremamente* importante.

Vocês deveriam aprender comigo. Eu não preciso escutar *vocês*. Iiiih, eu não quero dizer isto.

F: Agora você se sente um pouco mais em casa?

J: Um pouco. Sim, um pouco mais.

F: Muito bem, agora vamos para o sonho.

J: Eu... sonhei... fico no presente? Eu sonhei? Eu estou sonhando que estou chegando a Esalen, e entrando aqui eu sonhei com várias pessoas — três homens, três homens jovens, mais ou menos da minha idade, com pouco mais de trinta... montados a cavalo. Eu me lembro de alguns nomes que eu ouvi antes de vir para cá. Um dos nomes era John Heider, e algum outro, e então havia o Schutz ou você que, sabe, vocês não estavam a cavalo, vocês estavam em algum lugar lá atrás. Era com estes três caras que eu sentia que estava competindo.

F: É. Você teve consciência de que todo mundo, para quem eu pedi para trabalhar com um sonho e contar no presente, fez isto, mas você é o único que sabotou e sabotou — voltando ao passando, fazendo estória...

J: Agora eu tenho, agora que você mencionou — sim.

F: É, mas você não ouve a si mesmo.

J: Eu ouço, eu não sabia como fazer de repente, eu estava tão ansioso para agradar você que pensei que primeiro devia contar no passado e depois no presente. (Risos.) Obviamente isto não o agradou.

F: Eu assumi que qualquer pateta poderia imediatamente entender, mas se você não está acima deste nível, se você precisa de...

J: Eu não sou pateta, mas você é *terrivelmente* hostil. (Risos.) Eu acho você um grande sujeito, e acho que você tem o que oferecer, mas por que diabos você é tão hostil?

F: (Rindo.) Porque você é um cretino pomposo! (Risos.)

J: Você não percebe que eu também sei ser esperto? "Qual é"? (Risos.) (John retorna ao sonho.) Muito bem.

Eu sou... Eu sou... hum... não sou nada, ou alguma coisa muito pequena, muito inconseqüente. Eu nem mesmo *sinto* a minha própria existência, eu nem mesmo sinto o meu próprio corpo. Eu nem mesmo sinto o meu próprio eu. Eu não estou a cavalo. Eu sou pequeno. Eu sou menor do que, na verdade, em aparência física, e há estes três homens a cavalo.

F: Ótimo, agora conseguimos uma polaridade. Agora, represente de novo o John insignificante.

J: O John significante?

F: O John *in*significante.

J: Representar o John insignificante.

F: O que aparece no sonho.

J: Representar o John insignificante.

F: E depois assuma o outro papel — o John cretino pomposo. E faça com que o insignificante e o cretino pomposo se encontrem.

J: (Rapidamente.) Eu sou... eu não sou nada. Eu me sinto um nada. Eu nem mesmo sinto que existo. Seu cretino pomposo. Eu nem mesmo sinto meu próprio eu, eu nem mesmo sinto meu próprio corpo... porque você, seu cretino pomposo, não me deixa... (a fala começa a ficar interrompida)... seu puto desgraçado. Você tenta dirigir tudo, e eu sou esmagado. Eu não sinto o meu corpo, eu não sinto o meu pênis, eu não sinto a minha cabeça, eu não sinto meus dedos, eu não sinto meus braços, porque *você* quer me esmagar. Você não me deixa existir, você não me deixa sentir que eu sou *real* (quase chorando), você não me deixa sentir como eu funciono, aqui e agora.

F: Seja ele.

J: (Rapidamente.) Você não *merece* existir, seu pateta desgraçado. Você não tem nada na cabeça, você não passa de um pedaço de merda, você não é *nada*. Você *não deveria* existir. Você não ousa existir. Você tem medo demais para existir. Você não quer botar a cabeça fora da água. Você não quer se *colocar*, para que as pessoas possam vê-lo. Você não é *nada*! Você não é nem um grão de pó. Você não é nem um grão de sujeira. Você não é nem um monte de merda! Você não é *nada*! Você não está aqui e (a voz se quebra) você nunca esteve aqui, você nunca *vai estar* aqui, e eu *odeio* você! (Chora.) Eu não quero odiar você.

F: Seja ele.

J: (Ofegando e chorando.) Eu não sinto isto. Eu não sinto nada, porque você não me deixa existir. Você tenta pisar em cima de mim, você não é nada. Quem não é nada *é* você. Oh! Você não me deixa. Você não me deixa existir, você tenta pisar em cima de mim. Você é... seu filho da puta, seu... seu... é *você* quem tem cabeça de merda.

F: Diga isto mais alto: "O filho da puta é você".

J: Cabeça de merda é você, filho da puta é você!

F: Mais alto.

J: Filho da puta é *você*! Cabeça de merda é *você*! Você que é o maldito... o maldito... Deus, metido a Deus, eu odeio você, porque você não me deixa existir. Você me deixa de fora. Mas sou *eu*. Eu *sei* que sou eu.

F: Esta é a sua polaridade. Você é ambos.

J: É. Eu sei disso.

F: E não há nada no meio. Onipotência e impotência. Tudo ou nada — nada no meio. Você não tem centro.

J: Eu sei.

F: Então, seja ele outra vez.

J: Eu... ah!... você não é nada. Você não tem direito de existir. Você não deveria estar aqui. Você não passa de... de uma poça de mijo, de um pedaço de merda, de um grão de sujeira, você... você não é nem mesmo isto, porque você nem existe. Você não é nada! Você nunca *esteve* aqui. Você nunca *vai estar* aqui; você nunca *poderia* estar aqui. Você *não* está aqui agora. Você nunca vai estar, porque você não é *nada*.

F: Assuma de novo o outro papel.

278

J: Quando você interrompeu, eu fiz uma espécie de interpretação, eu perdi. Até aquela hora eu estava sentindo.

F: Bem, eu sugiro você aceitar o não ser nada. Veja até aonde você consegue entrar no papel de não ser nada: "Eu sou um pedaço de merda", ou alguma coisa parecida.

J: Eu sou pedaço de merda. Eu não sou nada. Eu não existo. Eu não sou uma pessoa. Eu não tenho unhas, eu não tenho pés, eu não tenho pênis, eu não tenho bolas, eu não tenho dedo, eu não tenho mãos, eu não tenho coração...

F: É tudo mentira, mentira. Diga isto outra vez, mas acrescente cada vez: "...e isto é mentira".

J: Eu não tenho dedos (chorando), e isto é mentira, porque eu *tenho*. Eu não tenho pés, e isto é mentira, porque eu tenho. Eu não tenho pernas, e isto é mentira, porque eu tenho, merda, elas estão aí. E eu não tenho pênis, mas eu *tenho*, porque ele está aí, e as minhas bolas estão aí, e o meu traseiro está aí, está tudo aí. Meu *estômago* está aí. Minhas mãos. Minha cabeça — eu posso pensar! Eu posso pensar tão bem quanto você.

F: Agora fale com o cretino pomposo... do novo ponto de vista.

J: Do novo ponto de vista?

F: Bem, você acabou de descobrir que um *nada* você não é; que você é alguma coisa.

J: Bem, então você não é um cretino pomposo. Eu não *quero* que você seja um cretino pomposo... Eu tenho medo de que você ainda seja. Eu tenho medo de que na verdade seja *eu*... você é um cretino pomposo e eu sou um cretino pomposo.

F: Agora assuma novamente a posição do cretino pomposo. Cretino pomposo, como você existe?

J: Como eu *existo*? Eu existo só por causa do meu nada...

F: Espere um pouco. Acrescente toda vez, também, "e isto é mentira". Dê o recado e diga "e isto é mentira", "Eu sou Deus, e isto é mentira", "Eu sou um cretino pomposo, e isto é mentira".

J: Sei. Eu sou *Deus*, e isto é mentira. Eu sei *tudo*, e todo mundo deve *me* escutar. Eu tenho a verdade para dar, eu tenho a verdade para dar a *vocês*, e vocês deveriam me escutar, e isto é mentira. (Chorando.) Porque então eu não... eu ainda vou estar só. (Choro convulsivo.) Eu não quero estar só. Eu não sei mais o que dizer. Eu sou... eu sei tudo, e vocês não sabem nada, mas isto é mentira, porque muitos de vocês são pessoas "quentes", me disseram coisas boas, e vocês também são alguma coisa. Eu não sou tudo... Eu não sei mais o que dizer.

F: Muito bem, vamos representar tudo de novo, o dominado e o dominador. Vamos ter um novo encontro. Talvez eles possam descobrir algo.

J: (Baixinho.) O dominado e o dominador — eu sempre me sinto como o dominado, eu *sou* o dominado. Eu sempre fico *quieto*, eu não *digo* nada. Eu não me *manifesto*. Eu só fico *quieto*, escutando masturbação mental. Todo mundo fala muita besteira, muita masturbação mental. Parece que eu poderia ser real, mas eu não sou real, eu não *digo* nada, eu não existo, eu não sou *nada*, e eu *quero* existir. E parece que você, seu filho da puta desgraçado, parece que você é quem fica fazendo masturbação mental, e eu sou algo... eu sou alguma coisa real, se desse para eu dizer. Mas você não deixa. Você está sempre falando, você... você está falando, sempre dizendo alguma coisa, você sempre... você nunca diz nada. Eu só fico atrás e *escuto* e *mexo* a cabeça, e eu sou *compassivo* e *gentil* e *ajudo* você, e digo as coisas certas, e faço as interpretações certas. Eu sou um *bom* assistente social, sou um *bom* terapeuta, eu faço as coisas certas. Eu ajudo as pessoas e elas me pagam, e eu saio, mas eu não me sinto real de verdade. Eu não me sinto real com muita freqüência.

F: Muito bem, agora seja de novo o dominador. O que você é? Ele acabou de dizer que você só faz masturbação mental.

J: Eu também, eu estou ficando confuso... eu não consigo trocar tão depressa.

F: Isto significa que a integração está começando. Os dois, um aprende do outro.

J: Ah! Ele acabou de me dizer que eu só faço masturbação mental. É. Ah! (Chora.) ...Mas eu não faço masturbação mental, eu não quero ser... eu não quero fazer só masturbação mental. Eu não quero ser tão pomposo, eu não quero ser tão melhor do que os outros. Eu só quero sentir que faço parte das pessoas. Eu não quero fazer parte do... eu quero ser eu mesmo, mas... eu só quero sentir que... eu só quero sentir que eu também sou alguém. Eu não quero ser um cretino pomposo.

F: O que você está sentindo fisicamente agora? E emocionalmente?

J: Ah! Eu estou formigando todo. Cada... cada parte do meu corpo está formigando. Eu também tive uma ereção.

F: Agora, acompanhe simplesmente a transição de ser *ninguém* (*no body*: nenhum corpo) para ser *alguém* (*some body*: algum corpo)*.

J: Acompanhar... a transição... de ser ninguém para ser alguém.

F: Pense assim: de *nenhum corpo* (*no body*) para *algum corpo* (*some body*).

J: Oh! Você quer dizer, descrever, dizer o que eu estou sentindo? Ah, não sei! Eu tenho que me sentar em algum lugar aqui no meio.

F: Ah! Ah!

J: Ali não há cadeira. (Ri.) O que é que faço, hein? *Precisa* ser um diálogo constante? É assim que a vida é? É só um *diálogo* entre duas *partes* da gente? Não

---

* Ver nota anterior referente às palavras **somebody** e **nobody**. — (N. do T.)

se pode *estar* em algum lugar no meio? Você não pode se sentir *real*? Tem sempre que ser duas partes, ou se sentir um nada ou um cretino pomposo?

F: Você não pode ter um centro?

J: O quê?

F: Você não pode ter um centro?

J: Eu *quero* ter um centro. Eu gostaria de sentar aqui... é isso que eu gostaria de fazer... mas eu quero ser igual, eu não quero sentar no chão. (Risos.) "Tá legal." (Senta no chão.) Isto não está bom. Eu quero estar aqui (puxa a cadeira para o meio), exatamente aqui no meio. Ah! Eu não quero que vocês pensem que eu sou um cretino pomposo, e eu não quero que vocês pensem que eu não sou nada. Eu não sei *onde* eu estou.

F: Você está chegando perto... (Uma longa pausa.) Então, o que você está experienciando agora?

J: Eu me sinto um pouco mais real. O corpo todo formigando era algo que eu não estava esperando. Eu tinha medo de que você me perdesse se eu não tivesse sido tão forte como eu fui, mas eu estou contente por ter sido forte, eu me pergunto se alguém... parece o cretino pomposo outra vez... eu me pergunto se alguém mais fraco do que eu teria se soltado, teria sido submisso e encenado um lado de mim.

F: É sempre a mesma coisa, é sempre uma polaridade — você tem essa polaridade. Você também tem outras — o valentão e o bebê-chorão, e assim por diante. E qualquer coisa que você comece a fazer, o oposto sempre está lá para complementar. Eu sabia disto desde o começo. Existe uma velha estória a respeito disto: Um rabino está parado na frente da sua congregação e diz: "Eu era rabino tão bom; agora eu não sou nada. Eu realmente não sou nada. Meu Deus, eu era um rabino tão bom, e agora eu não sou nada". E então, o cantor da congregação entende e diz: "Meu Deus, eu era um cantor tão bom, e não sou mais nada. Não sou realmente nada". E um alfaiatezinho entende e diz: "Meu Deus, eu era um alfaiate tão bom e agora não sou mais nada, realmente nada". E o rabino diz para o cantor: "Quem ele pensa que é para achar que não é nada?". (Risos.)

Por favor, note que os *verdadeiros* opostos são impotência *versus* loucura-por-controle. Se você sente que tem que controlar tudo, imediatamente você se sente impotente. Por exemplo, no mesmo instante em que eu quiser subir nesta parede, eu fico propenso a me sentir impotente.

PERGUNTAS II

P: Vendo que eu *sabotei*, e é isto que eu costumo fazer, como posso me tornar mais consciente para poder parar?

F: Sabotando *deliberadamente*. Mascarando-se: "Eu sou um *grande* sabotador". Agora, sabote *isto...* (Risos.)

Nunca se supera *coisa nenhuma* resistindo a ela. Apenas se pode superar alguma coisa entrando mais fundo nela. Se você for invejoso, seja *mais* invejoso. Se você estiver representando, aumente a representação. Seja o que for, se você entrar bastante fundo, a coisa desaparece; é assimilada. Resistência não adianta. Você precisa entrar totalmente — balançar junto. Balance junto com a sua dor, com a sua inquietação, seja o que for. Use a sua inveja. Use o seu meio ambiente. Use tudo aquilo que você combate e rejeita. E vanglorie-se! Vanglorie-se por ser um grande sabotador. Se você estivesse no movimento de resistência na última guerra, você provavelmente seria um grande herói.

P: Bem, isso é... Eu devo, por exemplo, sabotar *você*? Ou todo mundo que encontre? Ou...

F: Você vê, você já está sabotando. Eu lhe disse para se *vangloriar* do grande sabotador que você é.

P: Eu *sou...* eu sou um sabotador terrível.

F: Continue.
P: Terrível.
F: Vamos lá. Conte para nós.
P: Bem, eu escrevi umas canções que chegaram ao primeiro lugar da parada de sucessos no Canadá, quando eu tinha dezessete anos, e um amigo meu... eu escrevi junto com ele, e ele me roubou as canções, e eu deixei a minha mãe me desencorajar de continuar, e durante algum tempo eu vivi numa felicidade murcha. E eu comecei num clube noturno, em sociedade com o meu pai, e ele me roubou. Eu corri para a minha mãe e ela disse: "Para que você precisa de um clube noturno? Lá só vão vagabundos"; e nesse meio tempo, sabe, muita... bem... gente boa ia lá, e eu entrei numa depressão e continuei "tomando pau" na escola. Isto foi... sabe... muito bom. Eu acreditava que eu era estúpido.
F: Claro, claro.
P: Eu tinha o papel principal em *David e Lisa*, e me botaram fora só porque eu voltei para Toronto, em vez de ficar lá como o meu empresário tinha me recomendado. Eu sei que tenho talento para as artes, e tenho talento para música. Eu sou uma pessoa talentosa. Eu estou aprendendo a me amar, e isto é... e isto é um jeito de acabar com a sabotagem, porque... e eu... eu ajudo gente, e ajudo gente, e eu concluí que agora eu sei que eu *sou* gente. Eu quero começar a me ajudar, e...
F: Como você sabota *isto*?
P: Bem, eu evito... evito ler... eu fui aceito na Universidade da Califórnia, mas eu tenho medo de continuar e fazer o exame.
F: Agora, diga aos seus pais: "Tudo o que eu quero fazer na minha vida é desapontar vocês".
P: Tudo que eu quero fazer na minha vida é desapontar vocês.
F: Agora eu gostaria de sugerir que você reconsiderasse a sua vida. Talvez a sua vida possa ter outro

significado, e não somente desapontar os seus pais. Se essa existência vale a pena para você, é você mesmo quem resolve. Em outras palavras, simplesmente jogue seus pais na lata de lixo. Para que você precisa dos seus pais?

P: Sim. Obrigado. Esta é a mão que você tinha dito que não... você disse que ela estava paralisada. Eu gostaria de apertar a sua mão.

F: Freqüentemente existe esta grande necessidade de desapontar pais ou outros que jogam muitas ambições sobre a pessoa.

P: Na experiência das duas partes, que nós sempre vemos no palco, em nós mesmos e nos outros; se estas duas partes... se elas estiverem tão distantes que forem, sabe, vozes, ou algo "lá fora", esta técnica ainda pode ser usada, para integrar?

F: Pode. Se você conseguir as polaridades corretas, e transformar o combater em escutar o outro, então a integração terá lugar. É sempre uma questão de combater *versus* escutar. Isto é bastante difícil de entender, porque é uma polaridade difícil. Se você tem ouvidos, a porta da integração está aberta. Entender significa escutar.

P: E com relação aos possíveis perigos de assumir é que podemos fazer a mesma coisa, seja conosco mesmos, seja com outros. Eu tenho visto um monte de Fritz Perls amadores.

F: Eu também. É isto que eu estou tentando combater — todo o negócio dos charlatães, todo o negócio dos "estimulantes" (*turning-on*), e qualquer um que tenha tido algumas poucas sessões indo se meter a fazer trabalho de encontro. É tão perigoso quanto fazer psicanálise.

Eu quero falar um pouco sobre o significado histórico do Instituto de Esalen. Esalen é uma colônia espiritual. Esalen é uma oportunidade. Esalen se tornou um símbolo, um símbolo muito similar à Bauhaus alemã, no qual um certo número de diferentes artistas dissidentes se juntaram, e desta Bauhaus surgiu uma recatalisação da arte em todo o mundo. Esalen e *gestalt* não são a mesma coisa. Nós vivemos numa simbiose, uma simbiose muito prática. Eu vivo e trabalho aqui numa casa maravilhosa, mas eu não sou Esalen e Esalen não é eu. Existe muita gente, muitas formas de terapia: terapia de alma (*soul-therapy*), espiritual, um pouco de ioga, um pouco de massagem. Qualquer um que queira ser ouvido pode dar seminários em Esalen. Esalen é uma oportunidade, e se tornou um símbolo da revolução humanística que está em andamento.

A segunda coisa que eu quero dizer é que aqui existe uma porção de programas misturados, e eu quero distinguir dois tipos: um é um programa de *crescimento*, e o outro pode ser condensado na *falácia da cura instantânea* — alegria instantânea, percepção sensorial instantânea. Em outras palavras, "estimulantes" (*turner-onners*). Eu quero dizer que não pertenço a eles. Na semana passada arranjamos mais um "instantâneo" — violência instantânea — um chinês que fazia caratê e algumas pessoas se machucaram bastante, e eu acho que nós já temos educação para a violência suficiente na televisão e estórias em quadrinhos. Nós não precisamos de Esalen para reforçar isto.

P: Eu só gostaria de fazer uma pergunta. Eu tentei ler o seu livro *Gestalt Therapy*, mas eu gostaria que alguém deste grupo de líderes pensadores, etc., escrevesse um livro em linguagem bem simples, se fosse possível, explicando as mesmas teorias de modo que a pessoa média, sem educação técnica, etc., talvez pudesse receber algo mais. Eu sei que, às vezes, é difícil escrever sobre um tema complicado sem usar linguagem técnica.

F: Você achou a minha linguagem aqui técnica demais?

P: Não, mas no livro eu achei.

F: Quando foi que eu escrevi o livro? Em 1951. Não, agora eu sou muito mais a favor de se fazer filmes, e assim por diante, para transmitir, e eu acho que encontrei uma linguagem mais simples. Na realidade, acredito que, se eu não consegui transmitir de maneira incomum a minha mensagem, ela não tem valor. Eu estou lentamente aprendendo.

P: Dr. Perls, quando o senhor estava formulando e experienciando o que veio a ser a Gestalt-terapia, eu quero ter certeza, eu quero ouvir o senhor dizer, parece que é um processo de descoberta. Mesmo assim, eu acho que as pessoas podem dar um jeito de se adaptar às expectativas do terapeuta; por exemplo, eu aqui sentado vejo uma pessoa depois da outra ter uma polaridade, um conflito de forças, e eu acho que também consigo. Mas eu não sei até que ponto seria algo espontâneo, embora eu ache que *sentiria* que é espontâneo. O senhor experiencia pessoas há muito tempo; nós estamos nos adaptando ao senhor, ou o senhor nos descobriu?

F: Não sei. Toda a minha definição de aprendizagem é que *aprender é descobrir que algo é possível*, e se eu os tiver ajudado a descobrir que é possível resolver uma quantidade de conflitos internos, conseguir um armistício na guerra civil dentro de nós mesmos, então teremos conseguido algo.

P: Você sente que o *workshop...* você sente que a audiência é parte essencial do encontro que se desenrola? Pode ser feito apenas com você, com a pessoa que está encontrando a si mesma?

F: Você pode fazer uma afirmação?

P: Bem, o que eu estou me perguntando é como...

F: Isto não é afirmação, ainda é uma pergunta.

P: Bem, pessoalmente eu acredito que o que se desenrolou no palco pode ser feito sem a audiência.

F: Muito bem, aí está a sua afirmação.

P: Dr. Perls, eu gostei muito de observar o seu trabalho. O que acontece em seguida com as pessoas que chegaram a diferentes pontos de percepção ou superação? O que o senhor sugere que elas façam?

F: Eu não sugiro. Vocês precisam descobrir o seu próprio caminho, assim como descobriram o caminho até mim.

P: Pode-se obter o mesmo benefício com um diálogo com o próprio eu? É possível tirar alguma coisa disto? Ou nós estamos sempre condenados a divagar — associações, etc., — até encontrarmos alguém como você, do lado de fora, para indicar alguns fatos e coisas?

F: Eu acho que respondi a esta pergunta.

P: Não entendo.

F: Depende se as duas partes escutam ou brigam. Pegue qualquer exemplo na História, em você mesmo. Se os Estados Unidos e o Vietnã do Norte se escutassem, se as diferentes facções e grupos da ONU se escutassem, em vez de sair e brigar, se maridos e esposas se escutassem, o mundo seria diferente.

P: Mas, às vezes, existem fatos objetivos, quero dizer, existem duas partes, e uma diz isso e a outra diz aquilo, e se pode definir o escutar dizendo, bem, se o resultado for bom é sinal de que eles se escutaram, mas isto não responde à pergunta. Como se pode dizer de antemão se estão escutando ou não? /F: Não se pode./ Você pode imaginar uma situação em que ambos estivessem se escutando mutuamente, e mesmo assim não sairia nada?

F: Sim. Então a guerra continua.

P: Desculpe. Posso reformular a minha pergunta?

F: Oh! Eu estou certo de que você pode.

P: Então, deixe ver. É possível dizer se eles escutam ou não? Você está julgando pelo resultado, pelo processo de ver o próprio processo. É possível dizer aqui se eles estão se escutando — você ainda não sabe o resultado, mas eles *estão* se escutando?

F: Sim. Eu posso dizer *exatamente* pelo tom de voz, pelos gestos.

P: Mais uma pergunta. Houve alguns casos em que você encerrou depressa — houve gente com quem você encerrou depressa, e outros que foram muito prolongados, e às vezes eu tive a impressão de que você não quer se envolver em certas direções.

F: Você está totalmente certo.

P: Você pode formular o critério de divisão?

F: Posso. Sempre que eu vejo que existe possibilidade de eu não poder acabar a situação, e deixar a pessoa "pendurada", algo que eu não possa lidar neste contexto, eu me recuso a prosseguir. O único significado deste seminário é demonstrar que a Gestalt-terapia funciona, que não é preciso deitar num divã durante anos, décadas, séculos. É só isto que eu quero demonstrar.

Muito bem. Obrigado.

"WORKSHOP" INTENSIVO

As transcrições a seguir foram tiradas de gravações audiovisuais, realizadas durante um *workshop* intensivo de Gestalt-terapia, com a duração de quatro semanas; o *workshop* teve lugar no Instituto Esalen, no verão de 1968, e envolveu vinte e quatro pessoas. As transcrições ilustram, especialmente através de sessões seguidas com o mesmo indivíduo e interação grupal, alguns aspectos da Gestalt-terapia não trazidos à luz no capítulo anterior, que se baseou em seminários de trabalho com sonhos, realizados em fins-de-semana.

DESEMPENHANDO O PAPEL DO SONHO

Fritz: Agora, quero que todos vocês falem com os seus sonhos, e deixem que eles respondam — não o seu conteúdo, mas como se o sonho fosse uma coisa: "Sonhos, vocês estão me apavorando", "Eu não quero saber de vocês", ou algo parecido; deixem que os sonhos respondam. (Todos conversam com seus sonhos durante alguns minutos.)...

Então, agora eu gostaria que cada um de vocês desempenhasse o papel do sonho, por exemplo: "Eu raramente chego até você; e quando chego, é só em pedacinhos", ou qualquer outra maneira pela qual vocês experienciam os seus sonhos. Eu quero que vocês *sejam* o sonho. Invertam o papel, e falem com todo o grupo, como se fossem o sonho conversando com você.

Neville: Eu a faço de boba, não é? Porque estou cheio de fatos importantes sobre você, e não deixo que você se lembre de mim. Isto deixa você louca da vida, não é? Isto confunde você; e eu me divirto muito quando a deprimo, e vejo você se afundar mais e mais à medida que o dia vai passando. Você não teria a mínima dificuldade em se lembrar se se concentrasse um pouquinho em mim. Então, eu brinco de esconde-esconde com você, e eu gosto do seu incômodo. Eu faço você de boba. Eu brinco com você e a iludo, e assim a confundo mais... Eu faço você ver um *eu* diferente, não é?...

Glenn: Eu não apareço muito claro, nem com muita freqüência, porque você não parece me compreender muito bem. Eu lhe diria coisas espetaculares se você prestasse um pouco mais de atenção; mas, por enquanto, você não presta e eu não te sirvo para nada.

Raymond: Eu sou muito furtivo. Você sabe que eu estou aqui, mas não sabe o que acontece.

Blair: Eu vou mistificar você. Eu vou ser simbólico, impenetrável... deixar você confuso... sou obscuro.

Bob: Eu estou todo envolto numa névoa, como aquelas montanhas ali. Mesmo que a névoa desapareça, seria difícil saber as coisas de mim.

Frank: Você não deveria ter vergonha de mim. Você deveria sair e se encontrar mais comigo. Eu sinto que posso ajudar você. Eu gostaria de me encontrar mais com você.

Lily: Eu posso ver, ouvir, sentir e falar, e tocar, e fazer tudo que você quer fazer.

Jane: Eu sou feliz, excitante, interessante. Eu vou fazer você realmente "se ligar"; e quando a gente estiver terminando, eu "desligo", e você não fica sabendo o fim. E então você passa o dia todo de cara fechada por não ter sabido o final.

Sally: Não somos nós quem perturbamos o seu sono. Se nós tivéssemos chance de você nos escutar; depois nós seríamos muito claros, como um relâmpago; e chocantes. Nós vamos chocar você, mas você vai se acostumar logo; e quando você acordar, e estiver nos seus afazeres diários, você vai nos levar junto. Mas se nós continuarmos fazendo isto, mais e mais vezes, finalmente você vai descobrir que nada dá certo. Você vai tentar esconder todos os seus erros, todos os seus medos, mas nós estaremos aí para lhe aborrecer.

Abe: Seja bonzinho e lembre-se de que nós lhe demos momentos muito bons, muitas vezes cheios de significado, e às vezes de poder. Recentemente nós temos dado horror — um horror apavorante; e também, nos últimos tempos, você se afastou de nós.

Jan: Eu não acho que você realmente quer se lembrar de mim. Eu não sinto que você quer me apreciar. Toda vez que eu me aproximo de você, você sempre diz: "Bem, eu estou muito cansado para escrever ou prestar atenção em você. Talvez amanhã de manhã". Eu sinto que você ainda está tentando me evitar.

Fergus: Eu sou muito misterioso. Eu sou a única parte de você honesta e espontânea, a única parte livre.

Tony: Eu sinto muito por você.

Nancy: Eu não vou lhe dar o prazer de me conhecer, ou a alegria de se sentir crescida.

Daniel: Você sabe que eu sou feito de todos os pedaços que foram deixados inacabados durante o dia, e é melhor sabê-los do que simplesmente esquecê-los. Além disso, às vezes eu sou muito lindo e muito significativo, e você sabe que lhe faço muito bem, especialmente quando você me olha com cuidado.

Steve: Eu sou um manto multicolorido que envolve você, e o carrega para longe, e lhe dá poder.

Claire: Você só faz jogos, e eu sou todos esses jogos. E você pode me esperar sentada.

Dick: Você tem consciência de que eu existo, mas na maior parte do tempo você me ignora.

Teddy: Eu sou uma situação muito interessante e criativa. Tramas, justaposições, em que você nunca iria pensar quando está acordado. Eu sou muito mais criativo, muito mais amedrontador, e eu não apareço como figuras. Você sabe o que está acontecendo quando eu estou presente; depois você esquece. Mas eu não sou um filme; eu sou uma espécie de saber. Você gostaria de me ver em imagens, mas eu não apareço.

June: Eu vou tornar você *desgraçada*, eu vou *destruir* você, eu vou *envolver* você e empurrar você para *baixo*, e fazer você sentir que não pode respirar. Eu vou *ficar* aqui e me *sentar* em cima de você!...

Fritz: Bem, possivelmente vocês notaram algo muito interessante em alguns, como o sonho simboliza o seu *eu* oculto. Eu gostaria de trabalhar com isto em grupo, para encenar mais o *ser* esta coisa que vocês acabaram de imaginar que seria o sonho. Eu não sei até que ponto aqueles que representaram o sonho percebem o quanto de si mesmos saiu, mas estou certo de que a maioria pode facilmente reconhecer que é uma parte sua, que vocês não gostam de trazer à tona. Se vocês tomassem *literalmente* o que eu lhes pedi para fazer, representar o sonho como se ele fosse uma pessoa, as instruções não teriam o mínimo sentido. Como se pode ser o sonho? E então, quando você o expressa, ele se torna real. Vocês realmente sentiram que ali havia uma pessoa. Às vezes ocorre alguma surpresa, no caso de a pessoa ter conseguido usar a máscara com graça e confiança. Por exemplo, vocês notam o quanto saiu de June. Eu não sei quantos de vocês notaram este tremendo poder destrutivo dela. Ele se revelou claramente. Muito bonito.

JUNE

June: O sonho começa num automóvel que está parado num grande estacionamento subterrâneo, parecido com uma caverna, ao lado de uma estação de trem, e eu sou uma menina pequena. Eu tenho só uns sete anos... Meu pai está sentado ao meu lado, dentro do carro, e ele parece *muito* grande, *muito* escuro. Não há luz — tudo está escuro, e eu sei que ele está me levando para a estação para me colocar no trem de volta à escola, porque eu estou de uniforme, minha saia comprida azul e a minha blusa, azul também, e está acontecendo um ataque aéreo, e nós temos que ficar sentados no carro, as bombas estão caindo e fazendo muito barulho.

(Voz fina, pequenina.) Eu estou morrendo de medo, papai, eu estou com muito medo. Eu não quero subir no trem, não quero voltar para a escola. (Debilmente.) Eu só quero ficar em casa com você e a mamãe.

(Severamente.) Você está com medo das bombas, June? Ou você está com medo de voltar para a escola? Não tenha medo das bombas, porque isto é um sonho, e o carro vai nos proteger.

(Debilmente.) Eu não quero voltar para a escola. Eu não gosto de lá.

Bem, eu gostaria que você ficasse em casa. Eu gostaria que você voltasse, eu matricularia você numa escola do bairro, mas a sua mãe não quer você de volta...

(Choramingando.) Mas é você quem faz as regras.

Eu não faço regras. Eu tenho que viver com a sua mãe.

Mas estão caindo bombas...

Fritz: Seja o piloto...

J: Dá uma grande sensação de poder, voar num avião e achar gente para jogar bombas em cima, e então... apertar um botão. (Confiante.) Eu controlo este avião, e eu posso voar com ele para onde eu quiser, e posso jogar as bombas. Plop. Jogar bombas. Plop. Eu tenho pedais por todo lado, aqui no chão; e toda vez que eu aperto um pedal, uma bomba cai.

(Mais débil.) Eu tenho certeza de que meto *medo* nas pessoas.

F: Muito bem. Fique no bombardeiro, vá para o Vietnã.

J: Eu posso... posso... (voz ofegante, trêmula)... eu posso levar o avião para lá, mas não posso jogar as bombas! Ali há gente de verdade. As pessoas dos meus sonhos não são gente de verdade... Não há... não há botões, não há pedais no chão, e eu não posso bombardear. Eu posso guiar o avião. Eu posso guiar e voar em círculos, eu posso voar baixo e ser atingido, mas eu não posso revidar... eu não quero revidar...

F: Então volte e jogue de novo as bombas sobre o carro.

J: (Quase chorando, voz desamparada.) Ali há uma menininha, dentro do carro. Eu não posso fazer isto... Posso sim... Eu fiz. As bombas estão caindo de todos os lados.

(Sacudindo.) E eu sou o carro, e estou sacudindo e tremendo, mas do lado de dentro está tudo intato, e as pessoas estão seguras. Elas estão apavoradas.

F: Muito barulho por causa de nada. Você não pode fazer nada para si mesma... Você está segura...

J: *Você* não pode me fazer nada, mas *eu* posso fazer coisas para mim mesma.

F: Muito bem. Vamos tentar de novo.

J: Sim senhor.

F: Seja um bombardeiro, e jogue bombas de napalm sobre os vietnamitas.

J: Está bem... Agora estou chegando sobre a terra, e eu tenho todo um carregamento de mortíferas bombas de napalm. Material gelatinoso. Agora eu vôo mais baixo, mais baixo, porque desta vez eu vou acertar mesmo, e eu quero ver o que estou atingindo... (Chora, soluça.) Ih, *nããããão!*... Eu atingi uma senhora que estava correndo com uma criança nos braços, e um cachorro atrás... (Chora.) E eles estão se *contorcendo de dor!*... Eu não os matei... mas eles estão queimados.

F: Encontre alguma outra pessoa para matar.

J: Aqui?

F: Não importa, contanto que você tire o matar de dentro do seu sistema.

J: (Chora.) Minha mãe... como é que eu posso matá-la. (Suave e intensamente.) Eu quero que doa... Puts, como eu quero que doa... Oh! Eu a matei. (Ainda chorando.) Na piscina, toda cheia de ácido, e ela mergulhou. Não sobrou nada. (Ri.)... (Baixinho.) Você mereceu. Eu devia ter feito isto há muito tempo. Não sobraram nem os ossos. Ela simplesmente desapareceu.

F: Eu não ouvi o que você ficou aí murmurando. Você está disposta a nos contar? Se não quiser, não precisa.

J: (Calmamente.) Eu enchi a piscina, enchi... eu enchi a piscina deles com ácido, e ela não sabia. Estava tudo limpo.

F: A piscina de quem?

J: A piscina do meu pai e da minha mãe. E ela desceu para nadar, mergulhou... e... ela *queimou*. Ela caiu no fundo, a carne saiu e se dissolveu, e os ossos começaram a dissolver. E então tudo ficou limpo e azul de novo... E eu fiquei me sentindo *bem*. Eu devia ter feito isto há muito tempo.

F: Diga isto para o grupo.

J: Eu me senti bem! Eu devia ter feito isto há *muito* tempo. Muriel, eu me senti bem *mesmo*, e devia ter feito isto há muito tempo. Eu me senti bem, Glenn. A agonia dela me fez sentir bem. A morte dela me fez sentir bem. Eu devia ter feito isto há *muito* tempo.

F: Muito bem. Agora feche os olhos. Recue até quando você tinha sete anos. Torne-se uma menina de sete anos.

J: (Debilmente.) Está bem... Sete?... Ai, eu sou feia. *Muito* gorda. Eu tenho a franja toda torta. Ela é cheia de pontas, porque eu preciso cortar sozinha, ninguém corta para mim. Meu cabelo é... ondulado e descuidado. Minhas unhas — todas roídas. Do pescoço até os joelhos eu sou quase preta — suja! — porque basta eu abotoar os botões da saia e dizer que eu me lavei, escovei os dentes, e não perturbei na noite passada; e eles nunca desabotoaram os botões da saia para ver se eu me lavei mesmo. E a minha saia está suja de geléia, e de tinta... Eles fazem a gente tomar banho cobertas por um lençol, em cubículos pequenos, e quando eu tinha sete anos — eu tenho sete anos — eu não quero tomar banho coberta pelo lençol. (Chora.) E uma campainha toca e isto significa que nós temos que sair para o saguão, e a gente faz fila. (Fala chorando.) E com quem é que eu posso conversar? Eu nem mesmo sei — urgh — que ninguém quer esta criança. (Lamenta-se.) Eu só recebo depreciações. Eu nunca recebo balas ou sorvete. Eu como batatas e outras porcarias. Minha avó me manda uma caixa de balas, e eu não tenho permissão de ficar com ela. Eu preciso colocá-la numa cesta grande, na sala de jantar, e dividir com todo mundo... eu não ganho *nenhuma*. (Explode em pranto.) Por favor, posso ganhar uma? E então não ganho nenhuma na semana que vem. (Soluça.)

F: Muito bem, June. Quantos anos você tem agora?

J: Mais ou menos nove.

F: E a sua idade real? Qual é a sua idade?

J: Eu estou com trinta e cinco.

F: Trinta e cinco. Faça o papel de uma mulher de trinta e cinco anos conversando com essa menina. Faça a menina de *agora* conversar com a menina de *então*... Coloque-a naquela cadeira, e você sente-se aqui. Agora você tem trinta e cinco anos.

J: (Delicadamente.) Você não é uma menina *má*. Meninas de nove anos não são *más*. Você só é um bocado boba, e nem mesmo isto é culpa sua... Eu não me incomodo de você ter buracos nos dentes por comer chocolate. E, June, eu não me incomodo de que você seja gorda. Eu não me incomodo de que você seja suja, porque todas estas coisas são realmente muito superficiais.

298

F: Agora eu quero que você volte a nós. Eu gostaria de fazer um pouco de blablablá a respeito disto. Você tem alguma idéia do que faz você se apegar tanto a esta lembrança?

J: Ela durou *tanto* tempo.

F: Muito bem, olhe em volta, e veja o que acontece aqui.

J: Não sei. Aquilo não tem a *mínima* relação com qualquer coisa que eu esteja fazendo aqui e agora.

F: Então, eu estou interessado em saber por que você precisa carregar essa menina com você, por que você não consegue soltá-la.

J: É... às vezes... eu nem mesmo sinto que a estou *carregando*. Eu sinto como se ela... se ela estivesse sentada aí, e ela está esperando uma oportunidade, quando alguém me rebaixa, e... puts, então ela simplesmente assume o comando, e eu sou a criança.

F: *Exatamente*, exatamente. Agora diga: "Eu estou esperando uma oportunidade de bancar a rainha da tragédia", ou algo assim.

J: Eu posso falar; eu não tenho certeza de que vai adiantar.

F: "Eu tento despertar a sua atenção".

J: Eu só estou esperando uma oportunidade de despertar a sua simpatia, o seu calor, a sua compreensão... e quando eu consigo, eu fico grata e me sinto melhor, e me sinto de novo com trinta e cinco anos. Assim, eu consigo agüentar. Mas, no instante em que sinto que *não* consigo agüentar, eu encolho, eu fico pequena, e faço outra pessoa me agüentar.

F: E então, você a tira da lata de lixo?

J: (Forte.) Sim, eu a tiro para fora, eu a apresento para mim mesma, eu a aceito, eu a represento, até que encontre alguém que dê apoio, seja sugado por ela; e então, eles são gentis, eu me sinto segura, e posso deixá-la de lado.

F: Agora volte para ela. Converse com ela. Conte-lhe sobre o jogo imbecil que vocês duas estão fazendo.

J: Garota, nós estamos no meio de um jogo. Eu nem sabia disto até agora pouco. (Risos.) Eu tenho trinta e cinco anos. Eu não sou gorda. Eu não sou suja. (Risos.) Eu posso comprar um pacote de balas e comer a hora que eu quiser. Eu tenho *muitas* pessoas que me amam mesmo. Eu tenho muitas pessoas que me dão apoio quando eu preciso, então para que é que eu preciso de *você*? (Risos.)

F: O que ela responde?

J: Ah!, ela diz: Você não está tão *se-gu-ra* assim. Você sabe? Ah!... eu sou... uma menina *muito* conveniente de se ter por perto. (Risos.)

(Ri.) *Um banho de ácido para você também.* (Muito riso.)

F: E para os profissionais — isso é para mostrar — este é um dos famosos traumas que os analistas freudianos espalham. Eles vivem em cima disso durante anos. Eles pensam que é a *causa* da neurose, em vez de encará-lo apenas como um truque. A psicanálise é uma doença que tem a pretensão de ser cura.

Entendam, é muito difícil aceitar que tudo que sucede aqui tem lugar na fantasia. A neurose é um meio-termo entre a psicose e a realidade. June está sentada numa cadeira confortável. Nada pode acontecer a ela. E, no entanto, todas estas coisas do sonho dela são tomadas como reais. É por isto que estamos longe de entender o fato de estarmos desempenhando papéis. Aqui não há bombas, não há matança, não há nenhuma menininha, *são apenas imagens.* A maior parte das nossas lutas são pura fantasia. Nós não queremos nos tornar aquilo que *somos.* Nós queremos nos tornar um *conceito,* uma fantasia, o que *devemos* ser. Às vezes temos aquilo que se chama de ideal, e que eu chamo de maldição, o ser perfeito; e então nada que fazemos nos satisfaz. Sempre existe algo que temos que criticar no sentido de manter o jogo da autotortura; e vocês podem ver que neste sonho o jogo da autotortura está presente em grandes proporções.

GLENN I

Glenn: Eu me sinto meio tremendo, e há uma espécie de... excitamento no meu peito, uma espécie de tremor. Eu não gosto da minha voz... Estou consciente do meu joelho ardendo, e das coxas. Minhas calças repuxando as pernas. Quando eu me sentei as calças ficaram presas.

Fritz: O que é que isto tem a ver com o fato de você não gostar da sua voz?

G: Nada. Não tem nada a ver.

F: Você pulou da voz para as pernas... Em outras palavras, no fato de não gostar da sua voz você estava na zona intermediária... E em vez de experienciar a sua voz, você a julgou... /G: Eu a julguei./... você *fez* alguma coisa...

G: Sim. Em vez de ouvi-la como oca, meio trêmula, eu a ouvi como sendo *ruim*.

F: É. Eu notei que você se transformou de escritor em juiz. (Riso.) ...Veja, uma vez que você julga, você não consegue mais experienciar, porque fica ocupado demais achando razões e explicações, defesas e todas essas tolices...

G: Eu acho muito difícil até mesmo sentar aqui. Eu estou me julgando impaciente, que eu deveria fazer alguma coisa.

F: Muito bem, fique na zona intermediária. Torne-se um pouco mais familiarizado com o que se passa ali...

G: Eu nem mesmo estou seguro de como fazer isto. Eu sinto (ri) que estou melhorando. Eu julgo, e então está bem. É aí que eu estou, na zona intermediária. (Riso.) O riso... me faz sentir melhor. Eu sinto que estou mantendo o pescoço rijo, e com isso penso: "Não é isso que eu deveria fazer", eu deveria estar relaxado... Minha garganta está tensa... Eu sinto que estou com viseiras, que não posso mexer a cabeça. (Mexe a cabeça.) Mas posso. Eu sinto que de alguma forma estou cavando um buraco, que estou me encurralando num canto... não quero fazer isto... estou começando a sentir que todo mundo está me julgando, que vocês estão me julgando, que bocejando vocês me julgam, que estando inquietos vocês me julgam.

F: Você vê como a zona intermediária se expande mais e mais. Você perde cada vez mais contato consigo mesmo e com o mundo. Você tem uma bela paranóia. (Riso.)

G: É melhor eu restringi-la. Eu realmente estou começando a me sentir tolo. (Riso.) É como se fosse exatamente o contrário. Agora eu estou fazendo o que andei tentando *não* fazer durante dias — ficar nesta zona intermediária fodida. (Riso contínuo.)

F: Agora o que aconteceu com esta risada? Você colocou a risada no seu quadro de referência? Ela foi interpretada como sendo hostil a você ou...? Eu tive a impressão de que você pulou fora da sua paranóia e gostou da risada.

G: É. Foi gozado. Quase no fim, eu comecei a me reajustar, a julgar. (Gargalhadas.) É. (Com humor.) É como se eu simplesmente não conseguisse deixar *ser*. Eu tenho que decidir se é positivo ou negativo.

F: Eu acho que nós podemos afirmar seguramente que na sua zona intermediária existe aquilo que nós chamamos de dominador, o superego... julgando você, dizendo-lhe o que fazer.

O mal-estar precisa ser superado, seja ele causado por frustração, ou o outro caso extremo, a situação em que você precisa encarar a experiência de estar morto — o verdadeiro impasse, a verdadeira camada implosiva. Não é agradável entrar em contato com a morte, mas não existe outra saída exceto passar pelo inferno do lamaçal, o extremo sofrimento. Eu não prego o sofrimento. Você sabe disso. Você me conhece bem. Mas eu estou disposto a me envolver sempre que surja um sofrimento, um mal-estar.

Quanto a mim mesmo, eu posso lhe apresentar uma das soluções mais importantes para o mal-estar. Você sabe como o tédio é desagradável. Finalmente eu consigo dominar o tédio, e decidi que sempre que o tédio aparece, eu começo a escrever; então o tédio se transformou num tremendo entusiasmo de escrever. Agora, isto sempre é verdade. Se você precisa mijar, isto é desagradável. Se você se segura, torna-se cada vez mais doloroso. E então o mijo vem, e mijar dá prazer. Depois disto, você se sente aliviado. Então, sempre é preciso encarar e trabalhar; ficar realmente em contato com o desprazer é o único meio de crescer e consolidar a posição. Então, o que temos que fazer é compreender cada vez mais onde a gente se torna fóbico, em que momento se quer evitar a dor; e aprender cada vez mais a trabalhar com a situação.

Agora, por exemplo, *agora mesmo,* entrem neste peso... Olhem para o peso como uma canção, uma poesia, entrem nele, rolem nele se quiserem... Vamos começar com o Glenn. Você acha desagradável estar em contato com gente — então, entre em contato consigo mesmo. Olhe em volta e diga o que existe de desagradável em estar em contato com cada um de nós... Vamos tentar um extremo. Diga a cada um de nós: "Eu não vou tolerar você. Você é sujo demais, alegre demais...".

GLEN II

G: Estou na zona intermediária. Eu não... eu não vou tolerar vocês.

F: Você pode me incluir.

G: Eu não vou tolerar você, Fritz. Eu não suporto a sensação de esperar a sua aprovação, então eu o evito.

F: Fique um pouco mais comigo. Você não está disposto a me tolerar porque eu não lhe dou suficiente aprovação.

G: (Riso nervoso.) Na verdade eu sinto que você me dá *muita* aprovação. Eu não tenho certeza... /F: Suficiente?/ É, é suficiente...

F: Não acredito.

G: Está bem, está bem. Eu também não acredito. Oh! Eu sempre volto para mim mesmo. Eu não consigo suportar a sensação de querer alguma coisa, porque se eu realmente entrar em contato com isto, eu não consigo. A minha expectativa catastrófica é que você não vai vir de encontro. Você fica sentado e fumando o seu cigarro...

F: Diga isto para mim.

G: Você fica sentado, fumando o seu cigarro e...

F: E você não vai tolerar.

G: É... Hum... para mim é muito difícil olhar para você (a fala começa a ficar interrompida), porque você olha para mim com delicadeza, e eu...

F: Não pode tolerar isto.

G: (Fala interrompida.) É isso. Eu não posso tolerar.

F: Solte-se um pouco mais, e torne-se humano. (Glenn chora.)... Respire.

G: Eu não vou tolerar esta sensação. Eu vou me retrair.

F: Então se retraia. Está bem. Por um momento, se você voltar, vá embora, recue para saltar melhor... Para onde você vai?

G: Eu continuo voltando para você. Ah!... assim que eu sossego, eu... (Chora.) Eu não posso tolerar... a sensação de... (chora) amar você. (Continua chorando.) De querer agradar você e... agora eu me descubro bloqueando o seu rosto, bloqueando... (Em meio às lágrimas.) Uma das coisas mais dolorosas é que você me olha sem expectativas. Você não faz exigências. E eu acho isto lindo. Eu não tolero a mim mesmo olhando para você... eu fico tão feliz...

F: Agora tome mais duas...

G: Eu não tolero entrar em contato comigo mesmo. É muito mais fácil se zangar, machucar ou exigir.

F: Seja um sujeito bruto.

G: Ôôôôôô. Vou dar um jeito para que você não... sorria mais para mim.

F: Eu gostaria de construir um diálogo. Dois sujeitos estão tendo um encontro. Um se chama Brutão, e o outro Moleirão. Faça com que eles se encontrem, que entrem em contato um com o outro. O Moleirão está sentado aqui; o Brutão está sentado aí. Ou você quer o contrário? Vamos colocar o Brutão aí.

G: Isso. É para ele que você olha de cima para baixo. Sentando aqui eu não tenho respeito por você, particularmente.

F: Eu acho que ambos não estão dispostos a tolerar o outro.

G: É... Você não vai agüentar... quando eu ficar pegajoso. Você vai achar que é melhor não demonstrar nada. Eu nem tenho certeza de que você seja tão bruto. Eu acho que você é meio insensível. (Suspira.) É, mas é muito melhor. Eu... eu... eu não machuco como você. Eu empurro as pessoas e, de vez em quando, dou risada. É. E você não escuta o que eu digo, porque quando você é mole e se sente perto de alguém, não dá para agüentar. Eu fico lhe dizendo, você tem que ir com calma, porque se você já começa se sentindo realmente ligado, as pessoas "dão o fora". Elas se retraem. Elas não têm mais nada para fazer com você. Ninguém quer por perto uma pessoa que fica se grudando...

(Suspira.) Você, você é tão só! Eu pelo menos sei ...que sou só. Você pensa que apenas está sozinho. Se eu não sinto... se você não deixa eu me sentir junto *com* as pessoas, se você não sente... deixe eu sentir que posso me abrir e tocar...*

F: "Abrir-se e tocar". O que a sua mão direita está fazendo?

---

* **Reach reaching:** querendo alcançar. — (N. do T.)

G: Está se abrindo.

F: É, está se abrindo. /G: (Suavemente.) Ôôôôô./ Agora mude, mude de mão./ G: Sim./ Diga outra vez, e inverta.

G: Porque eu estava sentindo os meus dedos tremerem, quando abri esta mão.

F: Agora desenvolva isto.

G: Não, eu quero me abrir, mas eu sinto que ninguém quer tocá-las, e eu sinto... que não sou... tocável, ao mesmo tempo.

F: Agora faça outra vez com a mão direita.

G: Fazer de novo. Eu sou... (A mão direita cerrada.)

F: Ótimo. Comece com isto.

G: É muito bom estar assim.

F: Agora toque-o com a mão cerrada.

G: Isto também funciona, porque o Brutão não faz isto, ou melhor, isto é estranho. Brutão não ... o bebê-chorão também é o único que toca alguém com a mão fechada. *Ele* não faz nada.

F: Agora abra a mão direita, e estenda ambas as mãos.

G: (Respiração difícil.)... É. Eu não quero tolerar isto... (Chorando.) Eu estendo ambas as mãos. Eu as sinto aspirando.

F: Agora toque com as duas mãos fechadas.

G: Acho... Eu não me incomodo com as mãos fechadas.

F: Muito bem. Então seja outra vez o Brutão. Feche o punho outra vez.

G: Eu sinto que eu não sou tanto o Brutão. Eu só não... eu não. /F: Diga isto de novo./ Eu simplesmente não. Isto é — não!

F: Diga isto mais com as suas pernas.

G: Não. Não. *Não*.

F: O que é que as suas mão estão fazendo?

G: Estão se segurando.

F: Estão se segurando.

G: É.

F: Então fale com a sua cadeira.

G: Cadeira, eu estou me segurando em você...

você... eu quero ter certeza absoluta de que você vai ficar aqui. Eu estou me segurando em você, também, porque isto dói... Eu não sei por que eu estou me segurando tão forte em você. Eu me seguro... eu me seguro... eu me seguro até doer. Você me faz estar onde eu estou. Eu estou sentado em cima de você.

F: Agora machuque a cadeira. (Glenn comprime e aperta a cadeira.) Segure-se na mamãe e machuque-a.

G: É... eu machuco.

F: Hein?

G: Eu machuco. Eu machuco você, mamãe, mesmo que seja só por não fazer nada.

F: O que você está sentindo no ânus?

G: Eu estou tenso.

F: Apegue-se à sua merda.

G: Certo.

F: Agora tenha um encontro entre o seu esfíncter e a merda.

G: (Ri.) Esfíncter, hein? É este cara aqui. Não. Eu disse segurar. Não vou deixar sair. Você não vai conseguir fazer passar. É. Eu fico satisfeito em ficar sentado aqui me segurando.

F: Agora você entende a sua constipação emocional?

G: Entendo...

F: Muito bem. O que você está sentindo agora no ânus?

G: Ainda está muito tenso, mas eu o sinto. Não é só...

F: Feche os olhos e fique com a tensão. Deixe acontecer o que for para acontecer...

G: Eu quero explodir. E eu me sinto bastante doente.

F: É...

G: Eu não presto. (Ri.) É como se meu estômago dissesse: "Não seria bom se você conseguisse relaxar?".

F: Vamos dizer algumas frases de mentira. Repita: Eu não quero nascer...

307

G: Eu espero que não... ôôôô... eu não quero nascer. (Ri.) Eu não quero nascer! Ah! Agora peguei. Eu... eu NÃO... eu me pergunto se é um nascimento por trás. Eu não quero sair. Eu quero atormentar você. Eu sinto que quero sorrir. Eu quero sentar aqui e dizer: agora eu te peguei. (Respiração forte.)... E agora eu estou em contato com você. (Riso desafiador.) Você ia me fazer passar, e não vai mais fazer isto. Você ia me ensinar a ser bruto. É isto o que você pensa.

F: Muito bem. Volte a nós.

G: Ginny está toda envolta em ar. Você está tão clara. Eu vejo você como uma pessoa separada, linda.

F: Agora você está mais no mundo?

G: (Trêmulo.) Eu estou feliz em ficar... com esta parte. É muito clara.

F: Eu não penso que nós já tenhamos esvaziado o sintoma. Mas eu acho que o colocamos de novo em foco.

HELENA

Helena: Eu me sinto muito pesada, pesada na cadeira. Eu sinto o chão, a planta do... a planta do pé e o calcanhar no chão, e o chão parece muito duro. Meu pé está se mexendo de cima para baixo... um estalo na bacia. Eu vejo os olhos do Fritz se fecharem. Eu ouço a respiração dele... O rosto de Daniel parece preocupado. Eu sinto as minhas bochechas vermelhas... mão quente debaixo da mão fria... eu consigo ouvir a máquina; está muito quieto. A sala está muito quieta. Sossego. O Frank parece intrigado, impaciente... julgando. Eu vejo o seu pé. Eu sinto as bochechas muito quentes outra vez. Eu vi que você virou a cabeça para o lado. Eu vejo os seus olhos... (Pausa comprida.)

Teddy: (Delicadamente.) Você está se sentindo bem, Fritz?

Fritz: Hum... *Maravilhoso!*... (Baixo, profundo, com uma sensação de excitação.) Eu estou passando por uma experiência muito intensa. Eu não sei se... se eu me lembro de já ter tido esta experiência... completamente *aqui*, sem *qualquer* representação de papéis, ou *qualquer* tentativa de me relacionar, e assim por diante. Completa unidade de... houve uma luta para estar totalmente aqui fisicamente... e a integração. *Imensa* experiência de cores. Não consigo relatar. Foi *tão* intenso que por instante eu pensei que não ia agüentar. Eu tive um *pouquinho* disso quando ouvi pela primeira vez o concerto para violino de Bartok, e eu pensei que, ou eu estava enlouquecendo, ou estava compreendendo música.

H: Eu só pensei que qualquer coisa que eu dissesse não teria sentido, porque alguma coisa muito forte estava acontecendo aí.

F: Você sentiu.

H: *É*. É por isto que eu não consegui falar. Eu simplesmente não consegui falar.

F: Foi realmente a experiência — como se as zonas externa e interna simplesmente se juntassem totalmente, sem *nada* no meio. Um mundo só... (Longa pausa.)

H: (Retomando.) Eu estou consciente de estar censurando um monte de coisas, e não estou vendo rostos de indivíduos, mas só um grupo — cores, figuras, mas nada específico... eu me sinto deslocada. Não é verdade. É mentira. Eu não me sinto deslocada. Ah! Ah! Eu me sinto muito desconfortável na cadeira — tranqüila por dentro. Eu lambi os lábios e eles estão salgados... Eu estou lambendo os lábios e eles estão salgados. Eu noto os olhos de June e eles são como dois mármores pretos, e o vestido dela parece uma tapeçaria. E o Dick parece que está saindo de um filme de *cowboy* — só falta o revólver... Agora o meu coração está batendo mais forte, eu estou ficando mais excitada...

F: Qual é a relação entre este excitamento e a situação anterior, ou seja, que ele parece um *cowboy*?

H: Ele ganhou vida para mim — um personagem — não só alguma coisa grudada na parede. De repente, ele saiu da parede com um chapéu de bico, e a June, e depois o Dick... e eu senti o meu coração começando a bater. Eu senti prazer.

F: Ele ganhou vida?

H: Para mim. É. Para mim.

F: Você também ganhou vida?

H: Ganhei. Eu comecei a me sentir mais excitada, olhando... como se um véu tivesse se levantado. E aí estava só o Dick, fumando um cigarro, mas ele virou todo um personagem. E os olhos e o vestido da June... ela virou um personagem.

F: Então retraia-se para dentro de si mesma.

H: Eu sinto as minhas mãos, os meus braços e as minhas pernas formigando, e a minha cabeça está muito leve... não a cabeça toda, só a parte de trás é que está leve, mas a frente... aqui... há uma pressão aqui na testa. O meu coração está com a batida mais regular, mas eu ainda sinto aqui aquela sensação de leveza... a parte de cima e de trás... muito leve... June parece que vem do Brooklyn — por causa do livro, o livro sobre quadrilhas...

F: Basicamente, eu gosto do que você experiencia. O que me perturba é a sensação de que... de que você está fazendo uma *reportagem*.

H: Hum... Eu estou relatando.

F: Eu sinto mais do que relatar — fazer uma reportagem.

H: Que reportagem?

F: Fazendo tudo para o número da próxima semana, assim-e-assado — Jornal da Gestalt-terapia, ou algo assim. Vamos introduzir um fator um pouquinho diferente. Sempre que você sair, use a palavra *você,* então volte e use a palavra *eu.* Balance entre *você* e *eu.*

H: Quando eu falo dos outros — *você.* O fora... eu me sinto presa e tenho consciência de estar me julgando, que eu estou como uma "babaca" aqui em cima, não

310

sabendo o que dizer em seguida. Tomo consciência de juntar as mãos, de estar impaciente... Ahn!... Eu descubro que estou muito quente... e que o vestido da Ginny é *muito* brilhante — seu vestido é muito brilhante. Eu ainda estou fazendo a mesma coisa... (Sarcástica.) Então o seu vestido é brilhante!

F: Então vamos mudar de repórter para palhaço.

H: Pelo menos, é mais vivo.

F: Fazer palhaçada é sempre uma boa saída. Onde outras pessoas ficam com paranóia, você vira um palhaço... A diferença não é tão grande assim. Veja, o paranóico usa qualquer tipo de material que queira usar, que ele necessita para os *seus* propósitos agressivos. O paranóico está à procura de briga, então fica buscando ofensas e outras coisas. Da mesma maneira, o palhaço usa tudo que pode para os seus propósitos de entretenimento. Muito bem.

BLAIR

Blair: Eu tenho uma situação inacabada com você, Fritz.

Fritz: É.

B: (Zangado, em voz baixa.) Eu não sei que tipo de blablablá de *gestalt* você estava querendo impingir ontem à noite, quando eu lhe pedi um fósforo; mas, quando eu peço um fósforo, tudo o que eu quero é um simples sim ou não, e não um monte de jogos verbais até eu acertar a combinação de palavras; e aí você vem com o fósforo. E outra coisa... se eu quiser... se eu quiser um maldito sermão sobre etiqueta social, pode deixar que eu peço. Pelo que eu saiba, você entra no meu espaço vital quando eu me sento nesta maldita cadeira, e em nenhuma outra ocasião. Eu não estou interessado.

F: (Delicadamente.) Então o que eu devo fazer?

B: Basta não confundir a minha cabeça quando eu lhe peço um fósforo. É suficiente você dizer sim ou não. E pode deixar que eu aviso quando precisar de você; e isto é só aqui no lugar quente (*hot seat*).

F: Você cometeu um erro. Você não me pediu um fósforo.

B: (Em voz alta.) Sim senhor, pedi sim. Noventa e nove por cento das pessoas nos Estados Unidos, quando você diz "Você tem um fósforo?" — as pessoas com mais de dez anos de idade não vêm com esta, ou seja, não respondem: "Sim, eu tenho um fósforo", ou qualquer outra coisinha imbecil como esta. Você sabia o que eu estava querendo. Por que é que você ficou enchendo o saco?

Dale: Isso é tudo gente desonesta.

B: Oh! Não me venha com besteira, Dale.

F: Você está vindo em minha defesa?

Dale: Oh! Não... não... nããããão, eu só estou dizendo. (Risos.) Não, você se arranja muito bem sozinho.

B: (Ainda bravo.) Isto é blablablá! É o jogo da *gestalt*, é isto que é. E você não pode me encarar honestamente e dizer que não sabia que eu estava querendo um fósforo.

F: (Timidamente.) Ah! Eu sabia que você queria um fósforo.

B: Então por que você veio com toda aquela estória?

F: Porque eu faço estória. Porque eu sou o *um por cento!* (Risos.)

B: Oh, meu irmão! Eu quero sair daqui.

F: Este é um bom ressentimento.

B: Sabe, eu estou de tal jeito que eu nem tenho mais ressentimentos com relação a você. (Risos.) (Blair aponta um dedo admoestador para Fritz.) Você ganha o seu dinheiro sentado nesta cadeira, e... (Fritz imita Blair com o dedo em riste.) É "Menino ruim". (Risos.) Você é um... está bem, você joga com as suas regras; eu jogo com as minhas. Só não... minhas regras são, quando eu peço um fósforo, sabe... é só você dar. (Risos.) Dê-me uma resposta direta.

F: Então você pode apreciar também aquilo que eu fiz?

B: É claro. Eu vou dizer para você, Fritz, (risos) eu não estou sozinho *nesta* conversa mole. Mas isto não impede que eu esteja louco da vida. O fato é que...

F: O fato é que o sujeitinho chato e anêmico que você era duas semanas atrás está agora saindo para fora com raiva de verdade.

B: Shh! Eu antes não era chato e anêmico. (Risos.) Não, isto é fato... Eu tinha mais alguma coisa para dizer... Era isto que eu queria dizer. O fato é que eu amo você, mas isto não impede de às vezes eu odiar o seu jeito, também.

F: É claro que não. Eu espero que não... Mas você falou como se odiar fosse ruim. Você não "deveria" odiar.

B: Eu tive alguns sentimentos hoje de manhã, Fritz, que eu estou gostando. (Risos.)

F: Muito bem. Obrigado.

Uma das maiores dificuldades que eu vejo na tomada de consciência, no processo do agora que queremos atingir, é a falta de consciência da própria atividade. Vamos deixar isto bem claro. Para a maioria das pessoas é muito simples, com um bocadinho de treino, descobrir o que se passa no mundo, descobrir pessoas, cores e assim por diante. Também é relativamente fácil — a não ser que se esteja realmente dessensibilizado — descobrir as próprias sensações, ou emoções. Mas onde muitas pessoas escorregam é no fato de não terem consciência de suas atividades. Existe muita atividade em andamento na zona intermediária, atividades como "Eu estou ensaiando", "Eu estou fazendo o jogo da adaptação", "Eu estou aqui para fazer você de bobo". Esta tomada de consciência da atividade que se está fazendo é algo a que eu gostaria de dar especial atenção. Esta pode ser a razão básica de

313

pessoas, que de outra forma são muito sensíveis e freqüentemente capazes de ver muita coisa nos outros, serem incapazes de tomar a consciência do *agora*, da realidade, de si mesmos... Muito bem.

MURIEL 1

Muriel: (Voz suave e rica.) Agora eu tenho consciência de estar sentada, afundada na cadeira. A cadeira está me suportando por baixo das coxas, e pelas costas... Ahn...

Fritz: Você vê uma atividade projetada. A cadeira está suportando você, como se ela estivesse fazendo algo com você.

M: Hum... eu sinto que ela está. Ah! Eu estou satisfeita de que ela esteja aí suportando as minhas coxas... eu a sinto nas minhas costas, empurrando. Eu estou me reclinando nela e é... igual. Eu sinto que estou na parte de trás da minha cabeça. Eu tenho consciência de que os meus olhos estão olhando para cima, para aqueles três pinos ou coisa parecida... e as vigas... e eu vejo o semicírculo cortado pela viga grande... e como a viga... hei!

F: Você está descobrindo alguma coisa?

M: Estou, a viga e aquela coisa vertical na pintura... são iguais e eu me pergunto se... ah! Se a pintura foi pintada desse jeito ou se quando foi colocada, alguma coisa aconteceu (ri) na interação entre a viga e a pintura.

Steve: É a luz do sol.

M: (Interesse e surpresa.) A luz do sol. Agora eu noto que há outros seres humanos na sala. Eu vejo a Sally com seu quimono japonês azul-escuro e branco, e você parece muito *descansada,* e revigorada.

F: Você pode descrever o azul com um pouco mais de detalhes? Que tipo de azul é?

M: É quase preto na altura do peito, e à medida que vai descendo... e quando você... quando chega na parte do braço, fica mais claro, e ahn... e eu vejo os retângulos brancos seguindo o contorno do tecido. E agora eu noto o rosa e o azul na parte de baixo, e o ouro da sua aliança.

F: Sim, faça um favor. Use a palavra descobrir o máximo que puder, porque isto não estava aí antes. Muitas vezes é difícil entender a idéia do fenômeno... O mundo existe, mas *não* existe enquanto você não *descobre* o mundo. Enquanto você não o *vê*, ele é só teoria. Quando você *descobre,* você enriquece o seu mundo com algo novo. Agora feche os olhos e veja se consegue fazer o mesmo dentro de você; parta numa viagem de descobertas.

M: Eu descubro que os dois cotovelos estão apertando para baixo... Eu descubro que os meus dedos estão muito pesados, e estão caindo, ahn... pendurados, é o que eu quero dizer, pendurados pesadamente. Hum, eu descubro alguma coisa vermelha tremulando na frente dos meus dois olhos, e as minhas pálpebras estão tremendo, e eu vejo vibrações vermelhas.

F: Mais uma vez, eu quero enfatizar a diferença entre uma pessoa que está na descoberta, sempre descobrindo alguma coisa nova, para a qual o mundo fica cada vez mais rico, cada vez mais coisas e experiências entram; e uma pessoa que conserva o *status quo...* a pessoa-chave.

M: Fecho os olhos de novo? / F: Feche. / Eu descubro um movimento giratório no topo da minha cabeça... hum... e enquanto eu respiro, eu seguro a respiração no topo, e aperto os ombros. É desagradável. Hum... eu ainda estou fazendo isto, e é surpresa. Eu me sinto apanhada no redemoinho em cima da minha cabeça, eu não continuo. Parece que está aumentando. (Suspira.) E quando eu respiro assim, ele pára... (Abre os olhos.)

F: Ah! Você voltou para nós. O que você descobre *neste* mundo?

M: Eu descubro que a Helena parece uma estátua. (Ri.)... Eu descubro que o Dick tem um sorriso torto. Eu descubro o Bob escrevendo mais depressa do que nunca.

F: Agora, a essência da descoberta real é a experiência do "Ah-Ah!". Sempre que há um clique, alguma coisa entra no lugar; sempre que uma *gestalt* se fecha, acontece o clique do "Ah-Ah!", o choque do reconhecimento. Então, você teve uma viagem muito bem sucedida para o mundo exterior, então volte para o mundo de dentro.

M: Eu não quero. Eu vou porque você mandou... Hum, eu estou com uma câimbra aqui, e quando eu faço massagem é gostoso, é *muito* gostoso... Mais uma vez, eu estou no topo da minha cabeça... e eu experiencio não querer continuar.

F: Como você experiencia este "Eu não quero continuar"?

M: Bem, eu fiz um movimentozinho para baixo com o peito, e isto provocou alguma coisa aqui em cima e parou... eu abro os olhos, Fritz, eu...

F: Você está consciente do seu sorriso?

M: Não... agora estou... Hum, eu quero sorrir e abrir os olhos, e...

F: Você está vendo, alguma coisa está acontecendo na zona intermediária. Um conflito entre "o Fritz me mandou" e "eu não quero fazer". Fique um pouco mais consciente do processo que está ocorrendo na zona intermediária.

M: Agora, eu me sinto mais segura com os olhos abertos... Assim que eu fecho, eu fico com o redemoinho na cabeça.

F: Você pode fazer isto em intervalos de cinco segundos? Fique com os olhos abertos durante cinco segundos, feche durante cinco segundos e volte ao redemoinho, depois volte para o mundo, e volte para o redemoinho... e veja o que acontece então.

M: Hum, você parece interessado, Teddy, e isto me agrada. Bob está segurando o dedo em cima da boca, como se quisesse mantê-la fechada. (Fecha os olhos.) O redemoinho está empurrando a minha cabeça para trás, era a isso que eu estava resistindo antes... Hum, eu achava difícil falar lá de trás, mas é extremamente confortável... oh!

F: Então volte para nós...

M: Eu vejo interesse no rosto do Fergus, e isto me agrada... Sally, você está segurando a boca... eu me pergunto por que.

F: Então, volte para o mundo interior...

M: Minha cabeça quer ser segurada. (Descansa a cabeça na mão.)... Quanto mais eu a apoio... é sim! Isto é bom... Se eu a deixo livre, o redemoinho a puxa para algum lugar, e quando a apóio na minha mão, minha mão segura e eu não sinto o redemoinho.

F: Então volte...

M: Jane parece uma gata, observando por trás do cabelo.

F: Feche os olhos... O que você experiencia?...

M: Tremor, rouquidão, limpar a garganta, tremor por trás das pálpebras. / F: Abra os olhos./

Eu não quero olhar para as pessoas. / F: Feche os olhos./

Redemoinho mais forte. / F: Abra os olhos./

Eu *realmente* não quero olhar para as pessoas. / F: Feche os olhos./

Redemoinho ainda mais forte. /F: Abra os olhos./

Eu não quero olhar para *ninguém*. / F: Feche os olhos./

Agora os meus olhos estão tremendo mesmo, e eu estou segurando as mãos, segurando a cabeça.

F: Você pode integrar isto. Olhe para nós e ao mesmo tempo preste atenção ao redemoinho, traga o seu redemoinho consigo. Pode ser que seja difícil, mas tente...

M: Uh, ih! /F: O quê?/ Eu acabei de ver... como um halo de luz atrás... hum... a cabeça de Sally e quando eu olho para o rosto do Teddy, eu vejo os contornos debaixo da carne... a estrutura dos ossos. (Suavemente.) Ôô, uh...

F: Uma pequena descoberta, um pequeno passo adiante, uma nova forma de olhar. Feche os olhos outra vez.

M: Eu quero ficar com eles abertos. (Fecha os olhos.) Agora eu vejo umas formas fosforescentes de... é o Teddy, e, não sei... oh!, é o Frank.

F: É, você os leva de volta consigo. Muito bem, é só até aqui que eu quero chegar. E então, posso ter algum *feedback?*

Jane: Eu fiquei interessada o tempo todo.

Frank: Foi lindo, lindo. Isto obviamente é uma interpretação: você se segura e impede de dar a si mesma beleza e riqueza.

Dale: Este redemoinho no fundo... você insistia em não querer se envolver. Quando finalmente você se soltou, foi lindo.

F: O principal é que nenhuma única frase foi falsa.

M: E isto me agrada muito.

F: Este é um ótimo exemplo de integração do mundo exterior com o mundo interior. Quando eles se juntaram, ÔÔÔÔPA! Então não há interferência da zona intermediária — nada de explicações, nada de interpretações, nada de julgamentos, e tudo isto. Este é o momento decisivo — a diferença entre a velha rotina viciada, sempre a mesma, em contraste com a descoberta, que sempre significa acrescentar algo novo, acrescentar algo à sua vida, acrescentar algo ao seu conhecimento, acrescentar algo ao seu crescimento. Há alguma coisa no mundo que não estava aí antes. Isto acontece apenas quando se está em contato com o agora.

MURIEL II

Muriel: Enquanto eu olho em volta, para o grupo, eu me descubro fazendo uma trágica cena de adeus. É hora de chegar a isso, seja lá o que isso for. Eu estou com o meu sonho. Quando eu acordei hoje de manhã ele apareceu, e ficou aí o dia inteiro, bem aqui... / F: Do seu lado direito./ É, bem aqui... E é bom tudo isto. Ele me diz que está aí e que vai ficar aí, e eu não tenho escolha... "Está na hora" e "Vamos ao que importa". E então, bem na minha frente, bem aí, está aquela pessoa que eu vi ontem à noite no espelho, que eu não conheço e nunca vi antes. Eu não sei quem ela é...

Fritz: Então onde você está agora?

M: (Como que acordando.) Oh! Eu estou num lugar que não é nada. Eu encontro esse estranho, e ele está indo para trás, para trás...

F: Onde você está agora?...

M: Bem, está tudo branco.

F: Você não tomou nenhuma droga?

M: Não!...

F: Você está me vendo?

M: Sim, é claro.

F: Você vê os outros?

M: Vejo. Quando eu olho, vejo todo mundo muito claramente... E agora eu estou intrigada, como se houvesse alguma coisa. Eu acho que, quando eu fiz aquele negócio do agora, aquele exerciciozinho, e eu estava com o redemoinho na cabeça, e eu consegui aquele pouco de integração — depois eu pensei, é isso, é o tipo de coisa que eu faço quando estou com "fumo na cuca".

F: Então, balance entre as suas experiências, e a sua experiência do grupo.

M: Hum. Agora você parece o Grande Rosto de Pedra... E por dentro eu posso... eu ouço meu coração bater... bum, bum, bum... A sala parece muito brilhante. As luzes parecem muito brilhantes. E você *olhando* para mim, Fergus. Você me olha como se estivesse morto, com as suas pestanas se mexendo.

F: É. Como um filme do Alfred Hitchcock.

M: (Ri um pouco.) Você parece um elfo, ou um duende, com o cabelo todo desalinhado... (Fecha os olhos.) Meus pés acabaram de dizer: "Não é isso". É isso... Minhas mãos estão frias, e eu posso sentir o ar em volta delas quando elas se movem, nesta espécie de massagem. Eu posso vê-las com os olhos fechados, morenas. (Abre os olhos.) Puts! (Ainda falando devagar.) Existe muita luz aqui, muita luz, e eu imediatamente volto para o sonho, onde eu não tinha luz suficiente para enxergar...

Dale: Eu sinto que esta sala toda está "alta" — em outro nível. Quero dizer, como se ninguém fosse real, ou... eu nem mesmo sinto que você está aí, Fritz. (Ri.) Vamos voar todos para a lua, ou algo assim.

Jane: Eu sinto a mesma coisa.

M: Agora eu estou com medo de lhes dizer o que acabei de ver, porque é como estar "de barato"... Sally, as suas bochechas são rosadas como uma boneca de porcelana, e os seus olhos são *profundos* e *escuros,* e espiam *lá de trás...*

F: Sabe de uma coisa? Você está certa.

M: É. (Risos.) Oh! Obrigado, papai.

F: Mas é só isso?

M: É!

Dale: Aaaa, iiiih, bolas! Eu quero mais.

M: Mais o quê? Oh! Eu adoro olhar para o seu rosto, Sally.

F: Então, volte para si mesma.

M: Ooooh. Só os pés impacientes, basicamente. E agora eu estou com a cabeça pesada. Muito peso por aqui... tudo girando... Agora eu sinto que uma grande calma e quietude desceu sobre todo mundo. Eu estou ocupada... Dá *medo,* Fritz!

F: É. Despersonalizada. Dá medo. Claro que dá medo... É um mundo sem alma. Algo como uma glorificada Madame Tussaud.

M: (Murmuram.) Oh!, ôôôôôô... Foi exatamente assim que eu me senti.

F: É.

M: Eu sinto medo.

F: Fique mais consigo mesma.

M: Agora eu sinto um sinal de ...apenas um tremor muito débil na minha pálpebra... *muito* débil. Eu geralmente tenho tanta *coisa* acontecendo por dentro. Mas eu não vejo nada.

F: Muito bem... volte para nós... e se despeça de nós.

M: Eu não quero me despedir.

F: Hum?

M: Eu não quero.

F: Eu gostaria que sim. Você levantou isso no princípio.

M: É, eu sei, é isto que está parecendo. (Voz fraca.) Tchau, Abe, algum dia a gente se vê... talvez... Tchau, Dick, divirta-se fotografando... Tchau, June, não sei se algum dia nós vamos nos ver de novo. (Um pouco mais forte.) Eu já me despedi de você antes... Tchau... eu já fiz isso: tchau. Hum... (Quase inaudível.) Tchau, Teddy... (Para Fritz.) Você também, hein?

F: Hum...

M: (Suspira.)... Eu não quero me despedir de você.

F: O que você quer?

M: (Suspira.) *Realmente* eu não sei... Está bem. Tchau. (Suspira.) Isto evidentemente significa: "Não olhe...".

F: Quando você disse tchau você cruzou as pernas.

M: Certo. Fechando-me também. (Depressa.) Tchau!

Dale: Eu não acho que você realmente se despediu do Fritz. Você emitiu um som, você...

M: Bem, eu fiz tanto quanto fiz com os outros.

Dale: Ah, não! Você ficou com o Teddy um tempão.

M: Eu acho que seria horrível se eu realmente me despedisse.

F: Exatamente.

M: Bem, se despedir de verdade é a mesma coisa que a morte.

F: É.

M: Então...

F: Então, você não quer morrer.

M: Não...

F: Qual é a sua objeção?

M: Oh! Eu quero ter você por perto, para poder estar com você e me sentar no lugar quente quando tiver peito, e você poder curar todo mundo... Eu simplesmente me sinto entorpecida.

F: Muito bem. Feche os olhos e entre no seu torpor. (Ela suspira.) É, isto serve.

M: Hum?

F: Isto serve, é. Entre no seu torpor.

M: Agora mesmo eu fiz uma careta. Está muito, *muito* pesado, especialmente no rosto... e... bem, é como alguma coisa grossa amarrada, no meu rosto, e agora está se alargando... hum... eu não...

F: O que vem em seguida é só um experimento. E não tenho idéia se vai funcionar ou não, se nós estamos ou não na trilha certa. Diga adeus para o seu espelho.

M: Eu sinto como se estivesse nele, agora... Eu me vejo imediatamente com oito anos de idade.

F: Muito bem. Despeça-se da menina de oito anos.

M: Você vai mesmo embora? Vou. Ela diz que vai. Agora ela está se virando e indo embora... desaparecendo, no nada.

F: Volte para o espelho. Você consegue se despedir dessa pessoa?

M: Eu não conheço essa pessoa.

F: Converse — é ele ou ela?

M: Ela... sou eu.

F: Bem, primeiro você tem que se apresentar.

M: Agora estou entrando *mesmo*.

F: É...

M: (Suspira.) Bem, ela está só aí, no espelho.

F: Converse com ela.

M: Quem é você? Eu nunca vi você antes. Eu não reconheço você. Eu não sinto que... eu não sinto que conheço você. Eu nunca vi você antes. Geralmente os seus olhos não são assim.

F: Como é que *são* os olhos dela, agora?

M: Bem, são marrons... são os meus olhos... são marrons e estão abertos... e... e... há um pequeno brilho em cada um, que é mais ou menos um vigésimo do que eu vejo em geral no espelho; e existe uma espécie de mancha morta em cada um. É mais ou menos isso.

F: Agora troque de lugar...

M: Ela não diz nada. Ela só fica olhando, e a expressão não muda.

F: Dê uma voz a ela: "Eu não digo uma única palavra...".

M: Eu não digo nada. Eu só... eu estou aqui, olhando para você. Olhando para você. E eu não sinto *nenhuma* vida em mim, e estas duas manchinhas que você vê nos meus olhos, é só a luz de fora, isto não vem de mim.

Bem, de onde você *veio*? Sabe, eu não sou assim, e você é o meu reflexo no espelho, então...

F: Diga isto mais uma vez: "Eu não sou assim".

M: Eu não sou assim. /F: Outra vez./
Eu *não* sou assim. / F: Outra vez./
(Mais alto.) Eu *não* sou assim! /F: Outra vez./
Você não é eu! / F: Outra vez./
(Muito alto.) Eu *não* sou assim! /F: Outra vez./
(Com riso trêmulo.) Eu *não* sou.

F: A sua voz está se tornando real. Seja ela de novo.

M: Então de quem é o reflexo no espelho? Hahaha...

Você me pegou... Eu não tenho resposta. Tem que ser assim. Você é o meu reflexo.

F: Diga isto para o grupo.

M: Tem que ser assim, você é o meu reflexo?

F: Ahn, ahn.

M: (Muito baixo.) Tem que ser assim, você é o meu reflexo... (Continua, com várias entonações.) Tem que ser assim, você é o meu reflexo. Tem que ser assim, você é o meu reflexo. Tem que ser assim, você é o meu reflexo.

F: Então, o que você está realmente experienciando?

M: Bem, eu sinto que a metade de cima está querendo se mexer, e como se existisse sangue nela.

F: Mexa-a. (Fritz pega a mão dela.) Deixe... Não... Ainda não está quente.

M: Um pouquinho quente. Está suada. Oh! Este ar aqui dentro. *Oh, ôôô.* Onde é que eu *estava?*

F: Onde você estava?

M: Eu não sei.

F: Quando você veio para este lugar, você estava em transe, você não estava aqui.

M: *Louca.*

F: É. Fora deste mundo, era lá que você estava.

M: Simplesmente louca.

F: Você me vê?

M: É claro. Eu só me lembrava que ontem na aula de massagem; Abe fez alguma coisa de hipnotismo... Está bem, agora eu sinto que está voltando.

F: Voltando para o seu transe? / M: É. / Muito bem. Volte. / M: Voltar?/ Volte para o transe.

M: Bem, agora eu sinto todo esse *movimento* na minha mão, e no pescoço, todo esse *movimento.*

F: Agora é mais difícil morrer, estar morto.

M: Hum... Oh!... Ahn... e minhas mãos estão fazendo esta massagem, como nós fizemos hoje quando eu fiz na perna de Dale, e realmente fiquei excitada e tomada pelo ritmo.

F: Agora feche os olhos e volte para lá.

M: Para onde?

F: Para a perna de Dale.

M: Estou afagando, e vejo a Molly fazendo isto, e ela se coloca toda quando faz isto, e faz tudo, e eu imito o jeito dela ficar parada, e o que ela faz, e eu realmente entro na perna, eu *sinto* todo o interior dos músculos e *realmente* "curto" isso. Eu só fiz a massagem numa perna inteira, e realmente entrei no ritmo da coisa, amando cada minuto. Agora eu não me sinto mais assim. O tempo ficou no meio mas...

F: Muito bem, despeça-se da perna e volte a nós.

M: É bastante bom. É... está *muito* tranqüilo... Há dois olhos que parecem um espírito olhando para mim...

F: Você pode ser estes olhos, olhar para nós?

M: Eles são grandes *mesmo*, e eles *não* estão vendo. Quero dizer, eles estão vendo todas as coisas que eu disse antes, mas é como... não há mais nada para ver.

F: Agora volte à perna, à massagem.

M: À perna de Dale? Bem, eu estou na barriga da perna, foi lá que eu realmente "curti".

F: Então o que você descobre?

M: Bem, toda esta matéria aqui por baixo!

F: O que mais?... Eu pensei que você tinha descoberto alguma "curtição", ou alegria ou algo assim.

M: Bem, a coisa foi por si só.

F: É.

M: E, não sei... não foi tão grande coisa... foi algo tão incrível? Sabe, eu saí disso.

F: Muito bem. Agora você pode dizer isto para o grupo.

M: Bem, eu estou vendo todo mundo "na sua", agora. Tony está em algum lugar lá atrás, e a Dale está sendo terapeuta, e a June amiga e anfitriã.

F: A sua voz ainda não está na realidade, ainda está em transe.

M: Está bem...

F: Bem, vamos entrar num acordo. Neste instante, você não está morta, você está só meio morta.

M: Está bem...

F: Experimente o seguinte: Faça a sua estrutura superior conversar com a sua estrutura inferior.

M: Ah é? Está bem. Ei, o que você está fazendo aí embaixo? Vamos andando; o que mantém você aí? Não sei; a cadeira.

F: Você recebe o seu apoio da cadeira, e não das suas pernas.

M: Certo. Certo. Bem, você não pode se levantar e se sustentar sobre as suas próprias pernas?

F: Duvido.

M: Vou considerar isto. Vou pensar nisto.

F: Você está muito mais confortável aí em cima.

M: Ééééé. Certo. Certo. Certo. Não preciso ficar andando. Não preciso subir por causa de ninguém.

F: Eu gostaria que você descobrisse o chão, o piso.

M: Está bem.

F: Levante-se. Veja quanto apoio você pode receber das suas pernas.

M: (Debilmente.) Bem, meus pés aí estão. Eu sinto o tapete... Puxa! Todo mundo parece tão *distante*... Eu me sinto tão *alta*, em pé.

F: Ah! Você pode sentir quanto espaço você ocupa nesta sala?

M: Puts! Posso.

F: Você sente que tem três metros de altura?

M: Não. Não. Mas estou mais alta do que eu sou. Bem, não está assim tão puro. (Suspira.) Não, não está ligado... não ligado.

F: Sabe de uma coisa? Você soa como se não acreditasse muito que existe.

M: Ahn?...

F: E, conseqüentemente, nós não existimos... Você conhece a estória do monge Zen e da borboleta. Chuang-Tsé sonhou que era uma borboleta, e então ficou ponderando o que foi isto. Eu sou um monge Zen que acabou de sonhar que era uma borboleta, ou eu sou uma borboleta que está sonhando que acorda como monge Zen.

M: Muito bem! Então, de volta à perna!

F: Você descobre a perna *dela,* mas não a *sua.*

M: Não, bem, era como se eu não conseguisse dizer a diferença entre as minhas mãos e o corpo que estava se mexendo e a perna que estava ali, e os músculos que eu estava sentindo... /F: É, é isto./... e todo o resto.

F: Eu não quero falar sobre confluência. É uma coisa muito difícil, mas é isto que vocês experienciam — nada de fronteiras de ego.

Dale: Esta é a primeira vez que eu fui apanhado no país da fantasia. Eu fui totalmente apanhado.

Jane: Foi fascinante. Eu tive a fantasia de que você era uma bruxa, e que estava hipnotizando todos nós. Mas eu gostei. Eu gostei de estar em transe e tudo isto.

Daniel: Nós já tivemos muitos hipnotizadores aqui, mas nenhum tão poderoso quanto você.

F: É. Não. É diferente. Ela não é o hipnotizador. Ela é o sonâmbulo. É ela quem anda dormindo. Ela está hipnotizada, em transe, e todo mundo caminha com ela no transe. Para um artista, é *lindo.*

Jane: Foi fascinante. Você me ligou. Eu acabei de ter uma viagem muito boa.

M: Eu nem sei do que vocês estão falando.

Dale: Foi tão real. Eu não tinha certeza de poder sair daqui e achar o chão lá de fora. Na realidade eu ainda não estou certo.

F: Em todo caso, você levou todos nós a uma viagem. Agora, vamos retornar.

CLAIRE

Claire: Eu quero...

Fritz: "Eu quero"; saia deste lugar. Você quer. Eu não quero queredores. Há duas grandes mentiras: Eu quero e eu tento.

C: Eu sou gorda... Esta é a minha vida. (Choramingando.) Eu não gosto, mas mesmo assim eu gosto. E eu constantemente me chateio com este fato. E ele está sempre comigo... E eu estou cansada de chorar por isso... Você quer que eu saia deste lugar?

F: Não.

C: Você não quer que eu saia?

F: Não.

C: Quer?

F: Não... Eu nem quero que você saia e nem quero que você não saia.

C: Você vai ficar aí sentada, Claire, ou vai tentar fazer algo em relação ao que você está fazendo. (Suspira.) O que você quer é ficar aí sentada e continuar gorda...

(Numa parte que é aqui omitida, ela relata um longo sonho a respeito de ser gorda e rejeitada, e realiza algum trabalho com sonho, bastante improdutivo.)

F: Muito bem. Eu acho que já lhe disse antes o meu diagnóstico. ·

C: Que eu sou vazia.

F: Não. Isto eu encontro freqüentemente em mulheres gordas, que elas não têm fronteiras de ego. Elas não têm um *self*. Elas sempre vivem por meio de outras pessoas, e as outras pessoas se tornam elas mesmas. Você não consegue distinguir o que é eu e o que é você. "Se você chora, então eu choro. Se você se diverte, então eu me divirto." Este é o seu problema.

C: Então como é que eu devo me confrontar com o meu problema? Eu... Depois que você me disse isso, eu fiquei consciente... e... eu faço isso, muitas vezes. E então?

F: Não sei. Veja, o tempo todo, o tempo todo que você está falando, você fala da sua imagem, do seu conceito de si mesma. Quando, por um momento (no trabalho com o sonho que se acha omitido) você se tornou você mesma, entrou em contato consigo mesma, então você se sentiu bem e *sexy*... até que voltou aos deveres...

C: É, é isto. Eu posso continuar me sentindo bem e *sexy* e tendo sexo o tempo todo, e assim por diante, e... e... e... mas a gente só pode ter sexo durante mais ou menos doze horas. (Rindo.) Não dá para ter o tempo todo.

F: Veja, outra vez uma fantasia... Outra vez um conceito. Você precisa comer ocasionalmente, e coisas do tipo.

C: É, preciso. E então continuo gorda.

F: Agora trabalhe com esta idéia, de que você não tem fronteiras de contato. O que você toca, o que você vê, qualquer que seja a fronteira de contato, ela é confusa, ou talvez inexistente, e então você não tem fronteira, você tem que ficar mais e mais gorda, até ocupar todo o universo.

C: Eu sinto isto. É disto que eu tenho medo. Hum. Bem. Está certo. Então... com o Abe... eu não sei como... Minha primeira tendência é simplesmente *ser* o Abe.

F: É. Exatamente. Você pode se sentir como Abe? (Claire copia a postura de Abe.) Agora, sinta-se como você mesma. Feche os olhos de novo, e tome consciência de si mesma.

C: Hum...

F: O que você sente?

C: Eu me sinto desconfortável nesta posição.

F: Ah! E o que mais?

C: Eu me sinto separada do Abe. Eu ainda me sinto com você, como se eu fosse uma imagem do Abe, bem aqui. Mas eu sinto a minha própria vagina...

F: Isto é tudo? Você existe como algo mais que vagina?

C: Claro. Eu sinto os meus braços e as minhas mãos, e a cadeira por baixo de mim e como ela me machuca, aqui, sentada nesta posição.

F: Muito bom. Agora volte ao Abe. Como você experiencia o Abe?

C: Eu estou separada, e então também posso trazê-lo para cá.

F: Você pode permitir que ele fique ali, e ficar em contato com ele, em vez de consumi-lo? Sem sugá-lo contribuindo para a sua gordura?...

C: (Hesitante.) É claro.

F: E então, o que você está experienciando?

C: Ele está ali, e está esfregando a perna.

F: É.

C: E olhando... e eu estou aqui.

F: Eu ainda não acredito. Eu acho que você está tentando me agradar.

C: Eu me sinto aqui, e sinto-o ali.

F: E o que você vê ali? O que você experiencia?

C: Oh! O Bob está brincando com a perna e olhando. Eu vejo a sua barba, e os seus olhos estão olhando, e a sua boca está bem fechada...

F: Você ainda está aqui?... Você tem alguma reação a ele?

C: (Mais animada.) Tenho! Eu aqui me sinto mulher e ele me atrai sexualmente. Agora eu me sinto como que "transando" com ele. Eu não sinto isto que você está dizendo. Eu não sinto... se há extremos, eu não os sinto. Eu não sinto que... que... ele seja *realmente* eu, ou que eu seja realmente ele, e eu também não sinto que ele é *totalmente* separado de mim, lá. Eu sinto uma ligação entre nós, mas a ligação não é... oh!... uma ligação real, ela está aí...

F: Pegue a Sally...

C: Bem, eu vejo a Sally aí, e eu vejo os pés dela se mexendo, e... e...

F: E como você experiencia a si mesma? Feche os olhos.

C: Mais como Sally do que como Abe. Agora eu me sinto mais como Sally. Mas eu não acho que isto é incomum.

F: Mas você não *reage* a ela.

C: Eu não reajo por mim mesma.

F: Você não reage a ela. Você a destrói. Você não reage a ela, você a destrói, absorvendo-a.

C: Não... eu a *absorvo*, como você diz.

F: Em vez de reagir a ela. Não há contato. *Contato é a apreciação de diferenças.*

C: Em outras palavras, como eu me sinto em relação à Sally?

F: É.

C: Bem, eu *sinto* que você está interessada, e... ahn... eu...

Frank: Você ainda está descrevendo.

Dale: Você ainda é ela.

C: Bem, um de vocês diz que eu ainda sou ela, e o outro diz que eu a estou descrevendo.

Dale: É a mesma coisa.

Frank: É quase igual.

F: É a mesma coisa. Em ambos os casos você não tem reação *a* ela. O seu próprio eu fica de fora.

C: Eu... eu... eu não me interesso especialmente se você está ou não interessada em mim neste instante.

F: Você ainda não está reagindo a ela. Você está reagindo a um espelho... Imagine um copo com água. Agora, como é que uma gota de água neste copo reage às outras gotas?

C: Ela fica separada.

F: (Reprovação amigável.) Ah!... oh!. Existe uma confluência. Não existe reação. Tudo é igual. Não existe contato, não existe fronteira. Pegue cubos de gelo... é, eles podem ter contato entre si. Eles se tocam; há alguma diferença neles.

C: Eu estou tendo muita dificuldade em me ligar realmente ao que você está dizendo.

F: Claro. Claro. Eu sei. Você tem...

C: Cubos de gelo... têm contato entre si, e se conservam como cubos separados.

F: É. E a água?... Quando os cubos de gelo se derretem, eles ainda estão em contato?

C: Ele se misturam.

F: Então eles estão em confluência. Qualquer sentimento de contato desaparece.

C: Bem, o que "fundiu a minha cuca" com relação à água é que eu... alguém me disse que uma gota de água *fica* separada, e eu não sabia disto.

F: Você está mentindo. Ninguém lhe disse isto.

C: Bem, eu não estou... /F: Você está mentindo./ ...disposta a usar a minha autoridade.

F: Você está inventando. *Ad hoc.*

C: Eu não quero tratar disto. Eu quero tratar dos cubos de gelo e outras coisas que se misturam... Com o ar .. uma partícula de ar... continua se modificando, movendo-se para outros lugares. Eu não consigo imaginar como é uma partícula de ar.

F: Muito bem. Vou lhe mostrar uma coisa. Observe a fumaça do meu cigarro... Você está vendo a fumaça? /C: Estou./ Agora observe. Ela tem contato com o ar, certo? /C: Certo./ Você consegue ver o contato diminuindo, se tornando cada vez mais uma confluência?

C: Sim. Até que estejam totalmente misturados.

F: Agora você pode me dizer o que é fumaça e o que é ar?

C: Não.

F: Bem, esta é a sua situação. Você não sabe o que é fumaça e o que é ar. *Contato é a apreciação de diferenças.* Você não sabe o que é você mesma e o que é o outro. Eu diria, *provavelmente* com exceção das suas relações sexuais. Os seus órgãos genitais ainda têm funções de contato, pelo que você descreve. Mesmo aí, eu não tenho certeza. Quando você fode, você sente a diferença entre a vagina e o pênis?

C: É claro.

F: Ótimo, e então *aí* há contato. Daí, presumivelmente, a sua intensidade de sexo...

C: Eu também sinto isto quando eu toco alguém. A pessoa é separada de mim. Agora você está separado de mim. É por isto que eu não entendo. Eu não sou você. Eu não sinto nem um pouco que eu sou você.

F: É.

C: Bem, eu...

Dale: Você projeta algo na pessoa, e então o único jeito de reaver é absorvê-la.

C: O... eu gostaria de tentar ficar com isto, e ver o que eu consigo fazer. Parece-me estranho. Se eu projeto no Steve o que acho que ele sente, então eu estou investindo algo nele, e eu necessito recuperar isto. É isto que você está dizendo?

Fergus: Bem, o que eu acho que você deve fazer é engordar cada vez mais.

C: (Sarcasticamente.) Oh!, obrigada.

F: Por exemplo, agora mesmo, vocês estão dispostos a serem absorvidos por ela. Ela banca a faminta, a estúpida: "Vocês precisam me alimentar". E todo mundo vem e quer ser sugado por ela. Por favor, nunca façam isto — sempre que alguém ficar preso, *não* venham salvar...

C: É. Eu sinto que este seria um caminho muito fácil para ... para acabar esta minha sessão. Sabe, eu dizer que estou tentando sugar pessoas, sabe, então eu preciso dizer a mim mesma o que já disse muitas vezes, que, se eu quiser perder peso, não há absolutamente nenhuma razão para não perder. É só que a gente quer sugar pessoas, e sentir pena de si mesma e tudo isto. Eu vivi deste jeito durante anos.

F: Agora você está tentando sugar a *mim*.

C: É. Exatamente. Eu *sei* disso. Então um dos meus... e onde é que eu fico? Eu ainda fico com o meu problema idiota e... /F: Ainda fica com fome./ Eu estou bancando a estúpida.

F: Então você ainda está com fome.

C: É... O que alimenta o outro problema.

F: Que alimenta o outro problema...

C: E então agora eu digo, bem, como posso lidar com isto? Eu ainda estou presa nisto.

F: "Dê-me respostas. Como eu posso lidar com isto. Vamos lá, vamos lá, me dê, me dê, me dê".

C: Eu... sabe... realmente, eu nem mesmo *quero* mais as respostas, porque ninguém está *realmente*, sabe... todo mundo tem uma resposta e isto não me faz nenhum bem.

F: "Vamos lá, me dê a resposta certa, aquela que realmente alimente, tire-me do impasse".

C: Então eu estou de volta à mesma coisa. *Sou eu* quem tem que *me* dar a resposta de como sair do impasse.

F: Não. Respostas não adiantam.

C: Bem, que merda adianta?... O que adianta?

F: Outra pergunta. "Vamos lá, vamos lá."

C: A resposta é, pare de comer se você não quer comer.

F: Eis aqui todos os sintomas típicos do impasse. O carrossel — todo mundo vê o óbvio, menos a paciente. Ela deixa a gente louco. Ela está presa. Ela está desesperada. Mobiliza todos os truques e segredos que tem, na tentativa de sair do impasse. Eu sinto que você começou com algum sentimento interior, que você está morta. Ou, como você diz, entediada. Entediada e vazia. Você precisa se encher...

C: Sim. Eu como quando estou entediada e vazia. Às vezes, eu também como quando... quando estou cheia e não entediada.

Jane: Como você está morta, Claire?...

C: (Limpa a garganta.)... Eu não me sinto morta... Ah, merda!

F: "Eu me sinto morta. Eu me sinto morta quando estou entediada. Não, eu não me sinto morta". Então você está de novo no carrossel.

C: Não, eu só estou entediada e vazia, mas não morta.

F: Então seja entediada e vazia.

C: Entediada e vazia e eu... quando eu me recuso a estar em contato comigo mesma.

F: Exatamente. Em vez de entrar em contato com o seu tédio e o seu vazio, você fica querendo enchê-lo com alguém.

C: É! E isto também não funciona.

F: É claro que não.

C: Nunca funciona.

F: Você pode botar flores artificiais, no valor de um milhão de dólares, num deserto. Mesmo assim, ele não floresce.

C: É. Está certo.

F: Se você evita o seu vazio e o preenche com papéis falsos e atividades bobas, você não chega a lugar nenhum. Mas, se você realmente entra em contato com o vazio, alguma coisa começa a acontecer — o deserto começa a florir. Esta é a diferença entre o vazio estéril e o vazio fértil. Muito bem.

JANE I

Jane: Ah! No meu sonho eu estou indo para casa visitar a minha mãe e a minha família... e eu estou... eu estou indo de carro de Big Sur para... para a casa da minha mãe...

Fritz: O que está acontecendo neste instante?

J: Aqui realmente dá medo. Eu não pensei que fosse dar tanto medo assim. (Este *workshop* teve lugar numa sala grande, com outro grupo de trinta pessoas, participantes de seminário, observando.)

F: Feche os olhos... e fique com o seu medo... Como você experiencia o medo?

J: Uma tremedeira no peito (suspira), respiração agitada. Ah! Minha... minha perna direita está tremendo. Minha perna esquerda... agora a minha perna esquerda está tremendo. Se eu ficar de olhos fechados muito tempo, os meus braços vão começar a tremer.

F: Em que momento este medo surgiu?

J: Eu olhei para lá. (Risos.)

F: Então olhe de novo. Fale com as pessoas que estão ali: "Vocês me metem medo", ou algo assim.

J: Bem, agora não está tão ruim. Eu estou escolhendo e olhando.

F: Bem, quem é que você escolhe e olha?

J: Oh, Mary Ellen e Alison. John. Eu passei por um monte de rostos.

F: Agora vamos chamar o seu pai e a sua mãe para a audiência.

J: Eu não olharia para eles.

F: Diga isto para eles.

J: Ah! Seja lá onde vocês estiverem sentados, eu não vou olhar para vocês... porque eu não... querem que eu explique? Ah, não! (Risos.) Está bem, eu não vou olhar para vocês, mamãe e papai.

F: O que você experiencia quando você *não* olha para eles?

J: Mais ansiedade. Quando eu lhe conto o sonho... é a mesma coisa.

F: Muito bem, conte o sonho.

J: Está bem. Eu estou indo para casa para ver o meu pai e a minha mãe, e o tempo todo estou ansiosa, enquanto guio. E eu... há um grande lance de escada para se subir em casa... mais ou menos sessenta degraus. E no sonho eu fico com mais medo a cada degrau que subo. Então, eu abro a porta e a casa está muito escura. E eu chamo a minha mãe... eu noto que todos os carros estão lá, então eles devem estar em casa. Eu chamo a minha mãe e não há resposta. E eu chamo o meu pai e não há resposta. Eu chamo as crianças e não há respostas. Então eu... é uma casa muito,

muito grande, e eu vou de um quarto a outro procurando por eles, e eu... eu entro no dormitório e a minha mãe e o meu pai estão na cama, eles, eles só, eles não são meus, m... eles são esqueletos. Eles não têm pele. Eles não estão, não falam... não dizem nada. E eu sacudo... Este sonho acontece sempre, e ultimamente eu já arranjei coragem suficiente para sacudi-los. Mas...

F: No sonho você pode fazer o papel... O que acontece quando você os sacode?

J: Ah! Nada. Quero dizer, eu... eu só sinto um esqueleto... um esqueleto. E no sonho eu berro alto mesmo com os dois. Eu digo para eles acordarem. Eles não acordam. Eles são só esqueletos.

F: Muito bom. Vamos começar de novo. Você está entrando na casa, não é?

J: Está bem. Eu estou entrando em casa e primeiro... primeiro eu vou para a cozinha e lá está muito escuro, e ela não está cheirando como eu lembrava. Está cheirando a mofo, como se não tivesse sido limpa há muito tempo. E eu não ouço qualquer barulho. Em geral lá é muito barulhento, um monte de barulho de crianças. E eu não ouço barulho nenhum. Então eu vou para onde era o meu quarto, e ali não há ninguém, e tudo está limpo. Tudo está arrumado e não foi tocado.

F: Vamos ter um encontro entre a cozinha e o seu quarto.

J: A cozinha e o quarto. Está bem. Eu sou a cozinha, e... eu não estou cheirando como costumo cheirar. Geralmente eu tenho cheiro de comida. Geralmente eu tenho cheiro de gente. E agora eu estou cheirando pó e teias de aranha. Geralmente eu não sou muito arrumada, mas agora eu estou muito, muito arrumada. Tudo está guardado no lugar. Não há ninguém dentro de mim.

F: Agora represente o quarto.

J: O quarto... Eu estou muito... eu estou arrumado... eu não sei como me encontrar com a cozinha.

F: Vanglorie-se do que você é.

J: Bem, eu estou tão arrumado quanto você. Eu também estou muito arrumado. Mas eu cheiro mal, como você, e eu não tenho cheiro de perfume, eu não tenho cheiro de gente. Eu simplesmente tenho cheiro de pó. Só que não há pó no chão. Eu estou muito arrumado e muito limpo. Mas eu não cheiro bem, e eu não estou me sentindo tão bem como geralmente costumo me sentir. E eu sei que quando a Jane entra dentro de mim ela se sente mal, quando eu estou tão arrumado e não há ninguém dentro de mim. E no sonho, ela entra dentro de mim do mesmo jeito que entra dentro de você. E ela tem muito medo. E nós estamos muito... eu estou muito assustador. Eu estou muito assustador. Quando alguém faz um som existe eco. É assim que é a sensação no sonho.

F: Agora seja a cozinha de novo...

J: Eu também estou muito assustadora... eu, oh!...

F: Hein? O que aconteceu?

J: Eu me sinto vazia.

F: Agora você sente o vazio. /J: É./ Fique com o seu vazio.

J: Está bem. Eu... agora eu não sinto. Espero. Eu perdi. Eu sou muito, sabe, eu...

F: Fique com aquilo que você está experienciando agora.

J: Eu estou de novo com a sensação de ansiedade.

F: Quando você se torna a cozinha, não é?

J: É. Eu sou a cozinha... e não existe ar fresco dentro de mim. Não há nada de bom... eu devia estar num encontro com o quarto. Hum... Oh!...

F: Diga tudo isto para o quarto.

J: Eu estou tão mofado quanto você. E é muito incongruente, porque eu estou muito limpa e sem manchas. E a mãe de Jane geralmente não me conserva assim tão arrumada. Geralmente ela está ocupada demais para me deixar tão arrumada. Há algo de errado comigo. Eu não estou recebendo a atenção que geralmente recebo. Eu estou morta. Eu sou uma cozinha morta...

F: Diga isto outra vez.

J: Eu estou morta. /F: Outra vez./ Eu estou morta.

F: Como você experiencia estar morta?...

J: Bem, a sensação não é ruim...

F: Agora fique como está e tome consciência da sua mão direita e da sua mão esquerda. O que elas estão fazendo?

J: A minha mão direita está tremendo e está esticada. E a mão esquerda está fechada, muito apertada e as minhas unhas estão entrando na palma da mão.

F: O que a sua mão direita quer fazer?

J: Ela está bem desse jeito. Acho que ela não quer tremer.

F: E, além disso, mais alguma coisa? Ela quer impedir? Alcançar? Eu não consigo ler a sua mão direita. Continue o movimento. (Jane faz movimento de alcançar com a mão direita.) Você quer alcançar. Ótimo. E o que a sua mão esquerda quer fazer?...

J: Ela quer se conter. Ela está se apertando. A minha mão direita se sente bem.

F: Então mude. Deixe a mão esquerda fazer o que a mão direita está fazendo, e vice-versa. Alcance com a sua mão esquerda.

J: Não... A minha mão esquerda não quer alcançar.

F: Qual é a dificuldade em alcançar com a mão esquerda?

J: A sensação é muito diferente, e a minha mão direita não está fechada: ela está mole. Eu posso *fazer*. Eu posso *fazer*, mas...

F: Seria artificial. /J: É./ Agora alcance com a mão esquerda... (Suavemente.) Alcance-me... (Jane alcança... suspira.)... Agora o que aconteceu?

J: Eu comecei a tremer... e parei.

F: Agora tenha um encontro entre a sua mão direita e a sua mão esquerda como estavam originalmente: "Eu estou me contendo e você está alcançando".

J: Eu sou a mão direita e estou alcançando. Eu estou livre. Eu estou muito relaxada, e mesmo quando eu tremo, a sensação não é ruim. Agora eu estou tremendo e não me sinto mal.

Ah! Eu sou a mão esquerda e eu não alcanço. Eu fecho o punho. E agora as minhas unhas estão tão compridas que eu me machuco quando fecho a mão... Oh!...

F: O que aconteceu?

J: Eu me machuquei.

F: Eu quero lhe dizer uma coisa que geralmente acontece. Não sei se é o seu caso. A mão direita geralmente é a parte masculina da pessoa, e o lado esquerdo é a parte feminina. O lado direito é agressivo, ativo, extrovertido; e o lado esquerdo é sensível, receptivo, aberto. Agora experimente para ver se isto lhe serve.

J: Está bem. Sabe, a parte que grita pode sair. /F: É./ Mas a parte delicada é... não é tão fácil...

F: Muito bem. Entre mais uma vez na casa e tenha um encontro com aquilo que você encontra, ou seja, o silêncio.

J: Um encontro com o silêncio. /F: É, com o silêncio./ Ser o silêncio?

F: Não, não. Você entra na casa e tudo que você encontra é o silêncio, certo?

J: Sim. Você me incomoda. O silêncio me incomoda. Eu não gosto dele.

F: Diga isto para o silêncio.

J: Estou dizendo. Ele está sentado logo aí. Você me incomoda. Eu não gosto de você. Eu não ouço muita coisa em você, e quando ouço, não gosto.

F: O que o silêncio responde?

J: Bem, eu nunca tive muita chance de chegar perto porque quando você era jovem havia muitas crianças em volta de você, o tempo todo; e os seus pais, os dois são falantes, e você é falante e, na verdade, você não conhece muito de mim. E eu acho que talvez você tenha medo de mim. Você poderia ter medo de mim?

Vamos ver. É. Agora eu não estou com medo, mas eu poderia ficar com medo de você.

F: Então entre na casa mais uma vez, e encontre de novo o silêncio. Volte ao sonho.

J: Está bem. Eu estou na casa e ela está muito silenciosa, e eu não gosto. Eu não gosto dela tão quieta. Eu quero ouvir barulhos, quero ouvir barulho na cozinha e no quarto, e quero ouvir crianças (a fala começa a se interromper), e eu quero ouvir a minha mãe e o meu pai dando risada, eu...

F: Diga isto para eles.

J: Eu quero ouvir vocês, falando e rindo. Eu quero ouvir as crianças. Eu sinto falta de vocês. (Começa a chorar.) Eu não consigo me separar de vocês... eu quero ouvir vocês. Eu quero ouvir vocês... e eu quero ouvir vocês (chorando).

F: Muito bem, agora vamos inverter o sonho. Faça-os falar. Ressuscite-os.

J: Ressuscitar. /F: É./ Eu os tenho aqui.

F: Você diz que tenta sacudi-los. Eles são só esqueletos. /J: (Com receio.) Oh!.../ Eu quero que você seja bem sucedida.

J: Você quer que eu tenha um encontro... eu estou confusa... (Parou de chorar.)

F: Você está no quarto, certo? /J: Certo./ Seus pais são esqueletos. /J: Ahn?.../ Em geral, esqueletos não falam. No melhor dos casos eles se sacodem e balançam. /J: É./ Eu quero que você os ressuscite.

J: Que os traga à vida.

F: Trazê-los à vida. Até agora você diz que os apagaria. É isto que você está fazendo no sonho.

J: No sonho eu os sacudo. Eu os pego e sacudo.

F: Fale com eles.

J: Acordem! /F: Outra vez./
(Alto.) Acordem. /F: Outra vez./
(Alto.) *Acordem.* /F: Outra vez./
(Alto.) *Acordem!*... E... (Em voz alta, quase chorando.) Vocês não podem me ouvir! Por que vocês

não me ouvem?... (Suspira.) E eles não respondem. Eles não dizem nada.

F: Vamos! Seja falsa. Invente-os. Ressuscite-os. Vamos fazer uma brincadeira de mentira.

J: Muito bem. Nós não sabemos por que não podemos ouvir você. Não sabemos. Nós nem mesmo sabemos que não queremos ouvir você. Nós somos apenas esqueletos. Ou somos tranqüilos? Não... Nós não sabemos por que não podemos ouvi-la. Nós não sabemos por que somos assim. Nós não sabemos por que você nos achou assim. (Chorando.) Talvez se você nunca tivesse ido embora, talvez se você nunca tivesse ido embora, isto não teria acontecido. Parece que é isto. É isto que eles teriam dito. É isto que eles teriam dito.

F: Muito bem. Sente-se de novo no seu lugar...

J: Eu sinto que quero lhes contar que eu fui embora cedo demais, e realmente não consigo ir embora totalmente. (Chorando.)

F: Diga a eles que você ainda necessita deles.

J: Eu ainda necessito de vocês.

F: Diga-lhes com mais detalhes do que você necessita.

J: Eu ainda necessito da minha mãe para me segurar.

F: Diga isto para ela.

J: Eu ainda necessito de você para me segurar. (Chorando.) Eu quero ser uma menininha, às vezes — esqueça o "às vezes".

F: Você ainda não está falando com ela.

J: (Soluçando.) Está bem. Mamãe, mamãe, você pensa que eu sou muito crescida... e eu penso que sou muito crescida. Mas, há uma parte de mim que não está separada de você, e eu não consigo, eu não consigo deixá-la.

F: Você vê como isto é uma continuação da nossa última sessão? Você começou como a menina ríspida, arrogante, e então a suavidade saiu? Agora você está começando a aceitar que tem necessidades delicadas... Então seja a sua mãe.

J: (Timidamente.) Bem, você sabe que pode voltar a hora que quiser, Jane. Mas, não vai ser a mesma coisa, porque eu tenho que cuidar de outras menininhas. Eu preciso cuidar das suas irmãs e elas são meninas pequenas, e você já é grande e já pode tomar conta de si mesma. E eu estou satisfeita por você estar crescida. Eu estou contente por você ser tão esperta... Em todo caso, eu não sei mais falar com você. Quero dizer, eu sei... eu respeito você, mas eu não a entendo grande parte do tempo... (Soluçando.) E... e...

F: O que acabou de acontecer? O que aconteceu quando você parou?

J: Eu senti uma dor no estômago. Eu me senti frustrada.

F: Diga isto para a Jane.

J: Jane, eu... (chorando)... eu estou com dor no estômago. Eu me sinto frustrada; eu não a compreendo, porque você faz coisas tão esquisitas; porque você foi embora quando era tão moça, e realmente nunca voltou. E você fugiu de mim e eu a amava e queria que você voltasse, e você não voltou. E agora você quer voltar e é tarde demais.

F: Seja de novo a Jane.

J: (Sem chorar.) Mas eu ainda preciso de você. Eu quero sentar no seu colo. Ninguém mais pode me dar o que você me dá. Eu ainda preciso de uma mãe. (Chorando.)... Eu não posso acreditar. Eu não posso acreditar no que eu estou dizendo. Quer dizer, eu posso concordar com o que estou dizendo, mas...

F: Muito bem, vamos interromper. De qualquer forma, você acordou. Volte para o grupo. Como você está nos experienciando? Você pode dizer ao grupo que precisa de uma mãe?

J: Hum. (Risos.) (Jane ri.) Eu posso dizer para você, Fritz. Ah não, eles são muitos.

F: Está bem, agora, vamos ver se conseguimos juntar as coisas. Tenha um encontro entre a sua dependência de bebê e a sua arrogância.

J: (Arrogante.) Você não é mesmo de nada. Não é de nada. Você tem andado por aí. Você tem andado por aí durante muito tempo. Você aprendeu muita coisa. Você sabe como se virar sozinha. Que merda há com você? Por que você está chorando?

Bem, é que às vezes eu gosto de ser desamparada, Jane, e eu sei que você não gosta disto. Eu sei que você não atura muito isto. Mas, às vezes, sai sozinho. Eu não consigo trabalhar com o Fritz sem isso aparecer. Eu não posso esconder... durante muito tempo, mas... se você não assumir isso, eu vou, realmente, eu vou continuar saindo, e talvez você nunca cresça.

F: Diga isto outra vez.

J: Eu vou continuar saindo e talvez você nunca cresça.

F: Diga isto com muito rancor.

J: Eu vou *continuar* saindo e talvez você *nunca* cresça.

F: Muito bem, seja de novo a arrogante.

J: (Suspira.) Bem, eu tenho tentado pisar em cima de você, e esconder você, e guardar você, e fazer todo mundo acreditar que você não existe. O que mais você quer que eu faça? O que você quer de mim?...

Eu quero que você me escute...

F: A Jane arrogante está disposta a escutar?

J: Eu comecei a escutar... está bem, vou lhe dar uma chance. Eu estou com vontade de lhe dar uma chance... (A mão direita levanta um punho ameaçador.)

F: É? É? — Não não não, não — não esconda. Saia. Você não lhe dá chance, você dá ameaças.

J: É. É isto que eu faço.

F: É, é... dê ambas as coisas. Faça ameaças e dê uma chance.

J: Muito bem. Vou lhe dar uma chance. (A mão direita acena.)

F: Ah! Isto significa: "Venha a mim".

J: É. Vamos nos reunir. Vamos tentar nos encontrar e ver o que podemos fazer... Mas, eu estou prevenindo, (ameaçando) (risos) se você continuar me fazendo de boba, Jane, com o seu choro e a sua dependência... você nunca vai me deixar crescer. (Pensativa.) Eu nunca vou deixar você... Hum... (Risos.) Está bem.

F: Seja de novo a outra Jane.

J: Bem, eu não quero crescer... esta parte de... eu não quero crescer. Eu quero ficar do jeito que eu sou.

F: Diga isto outra vez.

J: Eu quero ficar do jeito que eu sou.

F: "Eu não quero crescer".

J: Eu não quero crescer. /F: Outra vez./ Eu não quero crescer. /F: Mais alto./ Eu não quero crescer. /F: Mais alto./ Eu não quero crescer. (A voz começa a se quebrar.) /F: Mais alto./ Eu não quero crescer!

F: Diga isto com todo o seu corpo.

J: (Chorando.) Eu não *quero* crescer! Eu não quero crescer. Eu estou cansada de crescer. (Chorando.) É *difícil "pacas!"...* (Suspira.)

F: Agora seja de novo a Jane arrogante.

J: É claro que é difícil. Eu sei que é difícil. Eu consigo. Eu consigo qualquer coisa. Eu estou aí, provando, o tempo todo. O que é que há com *você*? Você está sempre atrás de mim. Você precisa me alcançar... Vamos lá, alcance-me...

Está bem, eu vou alcançar você, Jane, mas você precisa me ajudar.

F: Diga a ela como ela pode lhe ajudar.

J: Você tem que me deixar existir sem me ameaçar, sem me punir.

F: Diga isto outra vez.

J: (Quase chorando.) Você tem que me deixar existir sem me ameaçar e me punir.

F: Você consegue dizer isto sem lágrimas?

J: (Calmamente.) Você tem que me deixar existir sem me ameaçar e sem me punir.

F: Diga isto outra vez para o grupo... a mesma frase...

J: Você tem que me deixar existir sem me ameaçar e sem me punir.

F: Diga isto também para o Raymond (noivo).

J: (Chorando.) Você tem que me deixar existir sem me ameaçar... você sabe disto...

F: Pegou?

J: Sim...

F: Muito bem.

JANE II

Jane: Na noite passada eu tive um sonho, e eu gostaria de trabalhar com ele. Eu estou num parque de diversões, muito barulhento e agitado... E estou atravessando a multidão, dando encontrões com as pessoas, e não estou gostando. E estou segurando a mão do meu irmão menor, para ele não se perder. E nós estamos atravessando a multidão, e ele diz que quer entrar naquele brinquedo que... ahn... que as pessoas sentam naquelas cadeirinhas e passam por um túnel. E... ahn...

Fritz: Voltamos ao "e". Você usa "e, e, e", como se tivesse medo de deixar os acontecimentos ficarem sozinhos.

J: É. Então, nós não temos dinheiro... não temos nenhum dinheiro para andar no brinquedo. Eu tiro o relógio do pulso, e peço ao meu irmão que vá perguntar ao bilheteiro se ele aceita o relógio para nos deixar andar. Ele volta e diz que o bilheteiro não aceita o relógio, então nós vamos entrar sem pagar.

F: Muito bem. Vamos começar todo o sonho de novo. Desta vez, não é você quem está sonhando, é o seu irmão.

J: (Mais impetuosa.) Bem, nós estamos no parque de diversões, e está muito divertido, exceto que a minha irmã está segurando a minha mão. Ela está me apertando o pulso para não me perder. Ela me tem seguro ...ela está apertando muito o meu pulso, e eu quero... eu quero que ela me solte. Eu realmente não me importo de me perder. Mas ela se importa, então eu a deixo segurar o meu pulso. Há um brinquedo em que eu quero andar. Eu não me importo se ela vai comigo ou não, mas eu sei que ela não me deixa ir a não ser que possa ir junto, a não ser que possa ficar comigo. Ela não... ela não quer ficar sozinha... Nós não temos dinheiro ...para andar no brinquedo, e ela me dá o relógio dela. Eu fico realmente contente porque temos um jeito de entrar. Eu vou falar com o bilheteiro e não adianta, mas eu quero mesmo andar nesse brinquedo.

F: Diga isto outra vez.

J: Eu quero mesmo andar nesse brinquedo. /F. Outra vez./

Eu quero mesmo andar nesse brinquedo. /F: Outra vez./

(Mais alto.) Eu quero mesmo andar nesse brinquedo!

F: Eu não acredito em você.

J: Oh!... *Eu* não quero; meu irmão é quem quer. (Ri.) Hum. Jane, eu quero mesmo andar nesse brinquedo. Eu quero mesmo... Eu quero ir, você vindo comigo ou não. É *divertido*. Dê-me o seu relógio... Ela me dá o relógio. O bilheteiro diz não. Jane! Nós vamos entrar sem pagar. Ela não quer. Bem, então *eu* vou entrar sem pagar. Oh! Você não quer ficar sozinha, então você vai também. Está bem. Vamos entrar sem pagar. Agora, em vez de *você* pegar a minha mão, eu vou pegar a sua, porque eu vou ajudar você a entrar. Então segure, passe por baixo do portão, eu sou muito pequeno, muito criança.

F: Agora interrompa. Feche os olhos, experiencie as suas mãos.

347

J: Hum. A minha mão direita está rija, muito rija. Está apontando. A minha mão esquerda está tremendo e está... está aberta. É... ahn... as minhas duas mãos estão tremendo. E os meus joelhos e as minhas coxas estão rijos. E eu não sinto um peso no peito como em geral me acontece. Mas eu me sinto pesada na cadeira, e a minha mão direita está apontando. E agora...

F: Eu notei que quando você puxou, a mão direita é o irmão, a mão esquerda é a Jane.

J: Hum... Eu esqueci onde estava... Eu sou a Jane. Oh! Nós vamos... é... eu vou entrar sem pagar. Eu estou morrendo de medo, mas eu tenho mais medo de perder o meu irmão do que entrar sem pagar e ser descoberta, e então eu pego na mão dele e... eu pego na mão dele...

F: Espere um pouco. Qual é o nome do seu irmão?

J: Paul.

F: O *Paul* ainda está sonhando o sonho.

J: Ah! Está bem. Pegue na minha mão. Eu sei como você tem medo de fazer coisas assim, mas eu também sei que você tem *tanto* medo que eu me perca, que posso fazer você vir comigo sem pagar, porque eu quero entrar nesse brinquedo. E eu adoro me divertir, e vou me divertir, você tendo medo ou não. Então nós... nós passamos debaixo da cerca, e passamos pelo meio das pernas das pessoas, entrando e saindo, passamos pelo bilheteiro.

F: Eu não acredito. Você não está no sonho. A sua voz está fazendo aaaahhhhhhhrrrrr...

J: As minhas pernas estão doendo e a parte de cima da perna está meio... Eu estou segurando a mão da Jane. Nós estamos... estamos passando (a voz se torna mais expressiva) no meio das pernas das pessoas e... nos arrastando, e (sorridente, feliz) eu gosto disto, eu gosto de fazer isto, e ela está com medo. (Suspiro.) E nós vamos... e nós chegamos até a porta, e estamos passando pela porta, e ela está me *puxando*, e eu a estou *puxando.* Eu estou tentando puxá-la para dentro, e ela não vem comigo. Então eu aperto o pulso dela como ela estava apertando o meu, e eu sou menor que ela, mas consigo puxá-la para dentro, e ela está de quatro e eu estou puxando. E nós passamos... passamos pela porta, e eu subo no brinquedo, e a deixo ali parada, e o carrinho entra no túnel... ela não... ela me perde. Na hora que eu entrei ali, consegui subir no brinquedo...

F: Agora despeça-se da Jane.

J: Tchau, Jane!... Eu... eu não queria me despedir dela. Eu prefiro me divertir... A Jane está ali atrás, parada, olhando, como uma boba. Ela está ali parada com as pernas tremendo, e eu não dou a mínima bola. Eu realmente não ligo. É fácil me despedir dela. (Ri.) Ela está ali parada, como uma tola, e está me chamando, está chamando o meu nome. Ela está frenética, ela parece que está em pânico. (Desinteressada.) Mas eu prefiro me divertir.

F: Muito bem. Agora troque de novo de papel. Seja a Jane outra vez.

J: O sonho é muito comprido.

F: Já há muita coisa aí.

J: Ser a Jane outra vez. Muito bem. Eu estou no parque de diversões com o meu irmão e nós estamos passando... eu não acho que quero realmente estar ali, e...

F: Conte. Conte para *nós* a sua posição.

J: O que você disse?

F: Toda a sua posição. A situação está aberta, certo? Está muito claro. Há o seu irmão, e há você. Você quer se segurar nele; ele quer ser livre.

J: Bem, eu acho... eu acho que ele é mais novo do que eu... e ele *é* mais novo do que eu, e eu não quero que ele... faça o que... eu fiz. Eu quero (baixinho e com hesitação) protegê-lo ou algo assim. Eu quero segurá-lo. Eu acho... eu acho que continuo tentando fazer o que a minha mãe não consegue... É doentio.

É realmente doentio... eu falo com ele. Eu digo para ele: Paul, pare de tomar drogas, e pare de vagar por aí. (Chora.) Pare de tentar ser livre, porque você vai se arrepender. Quando você tiver vinte anos, você vai se arrepender.

Agora eu quero ficar do lado dele. Ele diria, como é que você pode me dizer para não fazer exatamente o que você faz? O que foi que você fez quando tinha dezesseis ou dezessete anos? Como você pode dizer isto? Não é justo. Eu *gosto* do que estou fazendo. Deixe-me em paz! Você... você é uma puta. Você é igualzinha à minha mãe, você é tão puta quanto ela. Como é que *você* pode ser tão puta quando você mesma já fez isto?... (Suspira.)

Eu... eu estou tentando cuidar de você. Eu estou tentando cuidar de você, e eu sei que não posso... (Chora.) Eu sei que preciso largar você, mas nos meus sonhos eu continuo tentando segurar, manter você seguro, porque o que você está fazendo é tão perigoso!... Você vai se foder todo. (Chora.)

Mas você não está toda fodida! Olhe para si mesma! Você mudou, você realmente mudou. Você não mente mais. Não muito. (Risos.) Você não toma mais muita droga, como você costumava tomar. Eu também vou mudar. Eu simplesmente tenho que fazer o que eu sinto. Você não confia em mim, não é? Você é como a minha mãe, você não confia em mim. Você pensa que eu não sou forte.

F: Muito bem, Jane. Eu acho que você pode resolver isso sozinha. Neste instante eu quero fazer outra coisa. Eu quero começar com o início. Sempre olhe para o início do sonho. Note onde o sonho está ocorrendo, se você está num carro, se o sonho está tendo lugar num motel, na natureza, ou num prédio de apartamentos. Isto lhe dá imediatamente a impressão do ambiente existencial. Agora comece o seu sonho com: "A vida é um parque de diversões". Agora faça um discurso sobre a vida sendo um parque de diversões.

J: A vida... a vida é um parque de diversões. Você entra num brinquedo e sai. Você entra noutro, e sai. E então você se depara com tudo que é tipo de gente, você dá encontrões com gente de *todo tipo*, e então você olha, e para alguns você não olha, e alguns o irritam, e realmente dão encontrões, e outros são amáveis. E você ganha coisas. Você ganha presentes... E alguns brinquedos... a maioria dos brinquedos dá medo. Mas são divertidos. São divertidos e dá medo. E está apinhado de gente, um monte de gente... um montão de rostos... E no sonho, eu... eu estou me segurando em alguém neste parque de diversões, e essa pessoa quer brincar de tudo.

JANE III

Jane: O sonho que eu comecei da vez passada, eu não acabei de contar, e eu penso que a parte final é tão importante quanto o da primeira parte. Eu tinha parado quando estava no Túnel do Amor...

Fritz: O que é que você está cutucando? (Jane estava coçando a perna.)

J: Hum... (Limpa a garganta.)... Eu estou só sentada aqui, um pouquinho, para poder realmente estar aqui. É difícil ficar com este sentimento e falar ao mesmo tempo... Agora eu estou na zona intermediária, e eu... eu estou pensando em duas coisas: se eu devo trabalhar com o sonho, ou se devo trabalhar com o "meu cutucar", que é uma coisa que faço muito. Eu cutuco a minha cara, e... Eu vou voltar ao sonho. Eu estou no Túnel do Amor, e meu irmão se foi... para algum lugar... e à minha esquerda há uma sala grande e está pintada da cor... da cor que as minhas salas de aula costumavam ser pintadas, uma espécie de verde-claro, e à esquerda há umas arquibancadas. Eu olho para lá e vejo pessoas sentadas. Parece que elas estão esperando entrar no brinquedo. Existe uma multidão enorme em volta de uma pessoa, o Raymond (noivo). Ele está falando com aquela gente, está explicando alguma coisa, e eles estão escutando. E ele está mexendo o dedo, deste jeito, e está fazendo gestos. Eu fico surpresa ao vê-lo. Vou na direção dele, e é óbvio que ele não quer falar comigo. Ele está interessado em ficar com toda aquela gente, entretendo toda aquela gente. Então eu digo para ele que vou esperá-lo. Eu fico ali sentada... no terceiro banco, e olho para baixo, e olho o que está acontecendo. E fico irritada e me sinto desconsiderada. Então eu vou e digo: "Raymond, estou indo embora, não vou mais esperar por você". Eu saio pela porta... eu fico parada do lado de fora... um pouco... eu fico ansiosa. Eu posso me sentir ansiosa no sonho. Agora eu me sinto ansiosa porque na verdade eu não quero estar fora. Eu quero estar do lado de dentro, com o Raymond. Então eu entro. Eu passo pela porta...

F: Você está contando um sonho, ou cumprindo uma tarefa?

J: Estou contando um sonho...

F: Ou está cumprindo uma tarefa?

J: Estou contando um sonho, mas ainda... eu não estou contando um sonho.

F: Hum. Decididamente não.

J: Eu estou cumprindo uma tarefa.

F: Eu só lhe dei duas alternativas.

J: Eu não posso dizer que estou realmente consciente do que estou fazendo. Exceto fisicamente. Eu estou consciente do que está me acontecendo fisicamente, mas... eu não sei realmente o que eu estou fazendo. Eu não estou lhe pedindo para me dizer o que estou fazendo... Só estou dizendo que não sei.

F: Eu notei uma coisa: Quando você sobe para o lugar quente, você pára de bancar a boboca.

J: Hum. Eu fico apavorada quando subo aqui.

F: Você morre.

J: Êpa!... Se eu fechar os olhos e entrar no meu corpo, eu fico sabendo que não estou morta. Se abro os olhos e "cumpro a tarefa", então eu morro... Agora eu estou na zona intermediária, estou me perguntando se estou morta ou não. Eu noto que as minhas pernas estão frias e os meus pés também. As minhas mãos estão frias... Eu sinto... Eu me sinto estranha... Agora eu estou no meio. Eu... eu não estou nem com o meu corpo... nem com o grupo. Eu noto que a minha atenção está concentrada naquela caixinha de fósforos no chão.

F: Muito bem. Tenha um encontro com a caixa de fósforos.

J: Neste instante, eu parei de olhar para você, porque é... é... porque eu não sei o que está acontecendo, e não sei o que estou fazendo. Eu nem sei se estou falando a verdade. Você tem que *saber* por que está na cadeira. Você não pode simplesmente ir e não saber por que. Você tem que saber *tudo*, Jane.

Você não me dá moleza. Realmente não dá. Você realmente faz uma porção de exigências... Eu não sei tudo. É difícil dizer. Eu não sei tudo e, além disso, grande parte do tempo eu não sei o que estou fazendo... Não sei... não sei se é verdade ou não. Eu nem sei se isto é mentira.

F: Então seja o dominador outra vez.

J: É o que...

F: O seu dominador. Este é o famoso dominador. O dominador, dono da verdade. É aqui que está o seu poder.

J: É. Bem... hum... eu sou o seu dominador. Você não pode viver sem mim. Sou eu quem... faz você ser notada, Jane. Eu faço você ser notada. Se não fosse eu, ninguém notaria você. Então, é melhor você ser um pouco mais grata pela minha existência.

Bem, eu não quero ser notada, *você* é quem quer. Você quer ser notada. Eu não quero ser notada. Não quero... Realmente não quero ser notada tanto quanto você.

F: Eu gostaria que você atacasse o lado arrogante do dominador.

J: Atacar... o lado arrogante.

F: O dominador sempre é arrogante, sempre se julga com a razão. O dominador *sabe* o que você tem que fazer, tem todo o direito de criticar, e assim por diante. O dominador resmunga, cutuca, coloca você na defensiva.

J: É... Sua puta! Você é como a minha mãe. Você sabe o que é bom para mim. Você... você torna a minha vida *difícil*. Você me diz o que fazer. Você me diz para ser... *real*. Você me diz para eu me autorealizar. Você me diz para... ahn, dizer a verdade.

F: Agora, por favor, não pare de mexer as suas mãos desse jeito, mas conte para nós o que está acontecendo.

J: A minha mão esquerda...

F: Faça com que elas conversem.

J: Minha mão esquerda. Eu estou tremendo, eu estou com o punho fechado, empurrando para frente (a fala começa a se interromper), é meio... o punho está muito apertado, empurrando... empurrando as minhas unhas para dentro da minha mão. Não é bom, mas eu faço isto o tempo todo. Eu me sinto apertada.

F: O que a caixa de fósforos responde?

J: Eu não me importo se você está dizendo a verdade ou não. Para mim, não importa. Eu sou só uma caixa de fósforos.

F: Vamos experimentar. Diga: "Eu sou só uma caixa de fósforos".

J: Eu sou só uma caixa de fósforos. E eu me sinto tola dizendo isto. Eu me sinto meio boba, sendo uma caixa de fósforos.

F: Hum.

J: Um pouco útil, mas não muito. Existe um milhão de caixas como eu. E você pode olhar para mim, e gostar de mim, e quando eu tiver sido usada, você pode me jogar fora. Eu nunca gostei de ser uma caixa de fósforos... Eu não... eu não sei se é verdade quando eu digo que não sei o que estou fazendo. Eu sei que há uma parte de mim que sabe o que eu estou fazendo. E eu me sinto suspensa... tensa. Eu não me sinto relaxada. Agora eu estou procurando entender por que nos dois segundos que demoram para vir do grupo para o lugar quente, toda minha... toda minha *persona* se modifica... Talvez seja porque... eu queria conversar com a Jane *nesta* cadeira. Ela estaria dizendo: (Autoritária.) Bem, *você* sabe onde está. Você está bancando a boba. Você está bancando a estúpida. Você está fazendo isso e aquilo, e você está sugando as pessoas, e você... (mais alto) não está dizendo a verdade! E você está presa, e morta...

E quando eu estou *aqui*, imediatamente, a Jane daqui diria: (Voz fraca, insegura.) Bem, é... eu me sinto na defensiva, agora sentada nesta cadeira. Eu me sinto na defensiva. Eu sinto que, por alguma razão, eu preciso me defender. E eu sei que não é verdade... Então quem está cutucando você? É esta Jane *aí* que está me cutucando.

F: É.

J: Ela está dizendo... Ela está dizendo: (Vivamente.) Agora que você está na cadeira, você precisa ficar no aqui e no agora, você tem que fazer *direito*, você precisa se ligar, você precisa saber de tudo...

F: "Você precisa cumprir a sua tarefa".

J: Você precisa cumprir a sua tarefa e precisa fazer *direito*. E você tem que... Acima de tudo, você precisa se auto-realizar completamente, e precisa se livrar dos seus enroscos, e junto com isto... não é... não é obrigatório você fazer isto, mas se você conseguir entreter os outros neste meio tempo, isto será bom. Tente dar um pouco de sal, para que as pessoas não

355

se chateiem e durmam, porque isto faz você ficar ansiosa. E...

F: E a mão direita?

J: Eu estou segurando você contra o pulso.

F: Diga a ela por que você a segura.

J: Se eu soltar você, você... você vai bater em alguma coisa. Eu não sei em que você vai bater, mas eu tenho que... eu tenho que segurar você, porque você não pode fazer isto. Não pode ficar por aí batendo nas coisas.

F: Agora bata no seu dominador.

J: (Um grito breve e estridente.) Aaaaarkh! Aarkh!

F: Agora diga ao dominador: "Pare de resmungar".

J: (Em voz baixa, com dor.) Deixe-me em paz! /F: Isto. Outra vez./
    Deixe-me em paz! /F: Outra vez./
    (Gritando e chorando.) *Deixe-me em paz!* /F: Outra vez./
    (Ela berra, uma verdadeira explosão.) DEIXE-ME EM PAZ! EU NÃO SOU OBRIGADA A FAZER O QUE VOCÊ DIZ! (Ainda chorando.) Eu não sou obrigada a ser tão boa!... Eu não sou obrigada a estar nesta cadeira! Eu não sou *obrigada. Você* me obriga. Você me faz vir aqui! (Berra.) Aarkkh! Você me faz cutucar a minha cara (chorando), é isto que *você* faz. (Berra e chora.) Aaaarkkh! Eu gostaria de matar você.

F: Diga isto outra vez.

J: Eu gostaria de matar você. / F: Outra vez./
    Eu gostaria de *matar* você.

F: Você pode esmagá-lo com a mão esquerda?

J: Ele é do meu tamanho... Eu estou estrangulando...

F: Muito bem. Diga isto: "Eu estou estrangulando"...

J: (Baixinho.) Eu vou estrangular você... Pegar o seu pescoço. Grrumm. (Fritz dá a ela uma almofada, que ela estrangula enquanto faz ruídos.) Arrggh. Unghh.

Que é que você acha *disto*? (Sons de pranto convulsivo e berros.)

F: Faça mais ruídos.

J: Hruuggghhh! Aaach! Arrrghuuuhh! (Ela continua batendo na almofada, chora e berra.)

F: Muito bem. Relaxe. Feche os olhos... (Longo silêncio.) (Delicadamente.) Está bem. Volte para nós. Você está pronta?... Agora seja outra vez o dominador...

J: (Debilmente.) Você não devia ter feito isto. Eu vou puni-la por isto... Eu vou punir você por isto, Jane. Você vai se arrepender de ter feito isto. É bom você se cuidar.

F: Agora fale deste jeito com cada um de nós... Seja vingativa com cada um de nós. Escolha alguma coisa que tenhamos feito... Comece por mim. Como dominador, por que você vai me punir?

J: Eu vou punir você por me fazer sentir tão estúpida.

F: Como é que você vai me punir?

J: (Prontamente.) Sendo estúpida... Mesmo mais estúpida do que eu sou.

F: Muito bem. Faça isto um pouco mais.

J: Raymond, eu vou punir você por ser tão bobo. Eu vou fazer você se sentir como um asno... Eu vou fazer você pensar que eu sou mais esperta do que você, e você vai se sentir mais bobo e eu vou me sentir esperta... Eu estou realmente com medo. Eu não deveria estar fazendo isto. (Chora.) Não é bonito.

F: Diga isto para ele. Inverta: "Você não deveria...".

J: Você dev... você não deveria... você não deveria estar fazendo... hum... você não deveria estar fazendo... você não deveria ser tão bobo. Você não deveria bancar o bobo. Porque não é bonito.

F: Você está de novo cumprindo uma tarefa.

J: É, eu sei. Eu não quero fazer isto. (Chorando.)
Eu... eu sei como punir você. (Suspira.) Eu vou punir
você sendo incapaz.
Raymond: Por que você está me punindo?
J: Eu vou punir você por me amar. É por isto que
vou puni-lo. Vou fazer com que seja muito *duro* para
você me amar. Não vou deixar você saber se estou para
lá ou para cá.
F: "Como você pode se rebaixar tanto e amar
alguém como eu, hein?"
J: *Eu* faço isto.
F: Eu sei. Como você pode amar uma caixa de fósforos?...
J: Fergus, eu vou punir você por ser tão lerdo...
com o seu corpo, mas tão rápido com a cabeça. Eu
vou fazer isto... vou excitar você, tentar excitar você,
e é verdade. Eu vou punir você por ser inibido sexualmente. Eu vou fazer você pensar que eu sou muito
sexy. Eu vou fazer você se sentir mal perto de mim...
E eu vou punir você por fingir que sabe mais do que
sabe na realidade...
F: O que você experiencia quando está botando para
fora a punição?
J: (Mais alerta, viva.) É uma experiência muito
estranha. Eu não sei se já tive antes, durante tanto
tempo seguido. É uma espécie de... é um sentimento
que eu costumava ter quando... quando me desforrava
dos meus irmãos por me tratarem mal. Eu apertava
os dentes e pensava na *pior* coisa que pudesse fazer...
e apreciava isto.
F: É. A minha impressão é essa; você não apreciou
isto aqui.
J: Hum.
F: Muito bem. Volte e seja o dominador outra vez,
e *aprecie* punir a Jane... cutuque, torture-a.
J: Você é a única que eu gosto de punir... Quando
você fala alto demais... quando você fala alto demais,
eu puno você por falar alto demais. (Nenhum sinal de

prazer.) Quando você não fala alto o suficiente, eu lhe digo que você é muito inibida. Quando você dança demais... quando você dança demais, eu lhe digo que você está tentando estimular as pessoas sexualmente. Quando você não dança o suficiente, eu lhe digo que você está morta.

F: Você pode dizer para a Jane: "Eu estou deixando você louca"?

J: (Chora.) Eu estou deixando você louca. /F: Outra vez./ Eu estou deixando você louca./ F: Outra vez./ Eu estou deixando você louca... Eu costumava deixar todo mundo louco, e agora estou deixando *você* louca. (A voz diminui, se torna muito débil.) Mas é para o seu próprio bem. É isto que a minha mãe diria: "Para o seu próprio bem". Eu vou fazer você se sentir culpada quando fizer coisas ruins, e então você não fará de novo. E eu... eu vou lhe dar tapinhas nas costas quando você fizer algo bom, e então você se lembrará de fazer de novo. E vou manter você fora do momento presente. Eu... vou manter você fazendo planos... vou manter você programada, e não vou deixar você viver... o momento. Eu não vou deixar você gozar a sua vida.

F: Eu gostaria que você usasse isto: "Eu sou implacável".

J: Eu... eu *sou* implacável. /F: Outra vez./ Eu sou implacável. Eu faço qualquer coisa... especialmente se alguém me desafia a fazer. Então eu tenho que lhe dizer para fazer, Jane, para você provar, para provar a si mesma. Você *precisa* provar a si mesma... neste mundo.

F: Vamos tentar isto: "Você tem uma tarefa a cumprir".

J: (Ri.) Você tem uma tarefa a cumprir. Você vai parar de ficar zanzando por aí, e... você não tem feito nada há um bom tempo...

359

F: É. Agora, não modifique a sua postura. O braço direito está para a esquerda e o braço esquerdo para a direita. Diga a mesma coisa outra vez e tenha consciência disto.

J: Durante um tempão você ficou sem fazer nada. Você precisa fazer algo, Jane. Você precisa *ser* algo... Você precisa deixar as pessoas orgulhosas de você. Você precisa crescer, você precisa ser uma mulher, e você precisa esconder tudo o que você tem de ruim, para que ninguém veja, para que pensem que você é perfeita... Você precisa mentir. Eu vou fazer você mentir.

F: Agora assuma de novo o lugar da Jane.

J: Você está... você está (chora) me deixando louca. Você está me cutucando. Eu realmente gostaria de estrangular você... ahn... aí você vai me punir mais. Você vai voltar... e vai ser o inferno. Então, por que você não vai embora? Eu não... eu não vou mais me encontrar com você. Vá embora e me deixe em paz — eu não estou pedindo!!! Vá embora! / F: Outra vez./ Vá embora! / F: Outra vez./ *Vá embora!* / F: Troque de lugar./

Se eu for embora, você vai ficar sendo metade de você mesma! Se eu for embora, você vai ser só meia pessoa. Aí é que você vai estar fodida. Você não pode me mandar embora, você precisa descobrir algo para *fazer* comigo, você precisa me *usar*.

Bem, então... se eu fizer isto, vou modificar a sua opinião sobre um monte de coisas.

F: Ah!

J: E lhe dizer que não há nada que possa fazer que seja ruim... Quer dizer, se você me deixasse em paz, eu não faria nada de mau.

F: Muito bem. Descanse mais um pouco.

J: (Fecha os olhos.)... Não consigo descansar.

F: Então volte para nós. Conte-nos sobre a sua impossibilidade de descansar.

J: Eu fico me perguntando o que fazer com isto. Quando eu estava de olhos fechados, eu ficava dizendo: "Diga a ela para relaxar".

F: Muito bem. Represente o dominador *dela*.

J: Relaxe.

F: Faça com que ela seja o dominado e você é o dominador.

J: E você não é obrigada a fazer nada, você não é obrigada a provar nada. (Chora.) Você tem só vinte anos! Você não precisa ser a rainha... Ela diz: Está bem, eu entendo isto. Eu só estou com *pressa*. Eu estou com *muita* pressa. Nós temos tantas coisas para fazer... e agora, eu sei, quando eu estou com pressa não dá para ser agora, não dá... quando eu estou com pressa não dá para ficar no minuto em que se está. A gente precisa ficar se apressando, e o dia passa e a gente pensa que está perdendo tempo, ou algo assim. Eu sou *muito* dura com você. Eu tenho que... eu tenho que deixar você em paz.

F: Bem, eu gostaria de interferir. Deixe o dominador dizer: "Eu vou ter um pouco mais de paciência com você".

J: Hum! Eu vou ter... eu vou ter um pouco mais de paciência com você.

F: Diga isto outra vez.

J: (Delicadamente.) Para mim, é muito difícil ser paciente. Você sabe disto. Você sabe como eu sou impaciente. Mas eu... eu vou tentar ter um pouco mais de paciência com você. "Eu vou tentar"... eu vou *ter* um pouco mais de paciência com você. Enquanto estou dizendo isto, estou batendo o pé e balançando a cabeça.

F: Muito bem. Diga: "Eu *não* vou ter paciência com você".

J: (Facilmente.) Eu *não* vou ter paciência com você, Jane! Eu não vou ter paciência com você. / F: Outra vez./

Eu não vou ter paciência com você. / F: Outra vez./

Eu não vou ter paciência com você.

F: Agora diga isto para nós... Escolha alguns.

J: Jan, eu não vou ter paciência com você. Claire, eu não vou ter paciência com você... Dick, eu não vou ter paciência com você. Muriel, eu não vou ter paciência com você. Ginny, eu não vou ter paciência com você... E June, eu não vou ter paciência com você, também.

F: Muito bem. Como você se sente agora?

J: Bem.

F: Entenda que o dominador e dominado ainda não estão juntos. Mas pelo menos o conflito está claro, no aberto, talvez um *pouquinho* menos violento.

J: Eu senti, quando eu trabalhei... antes... no sonho, aquela coisa do sonho, que eu tinha resolvido. Eu me senti *bem*. Eu continuo... continuo... continua... eu continuo voltando a isto.

F: É. Este é o famoso jogo da autotortura.

J: Eu jogo tão *bem*.

F: Todo mundo joga. Você não joga melhor do que nós. Todo mundo pensa: "Eu sou o pior".

STEVE I

Steve: Eu quero trabalhar com um fragmento de sonho. Eu estou parado num campo. É de noite, e o ar está muito fresco. É uma noite realmente agradável. Eu penso que há luar. Eu consigo enxergar um pouco. E há um campo cultivado cheio de pés de tomate.

Fritz: O que você está experienciando?

S: Meu coração está batendo bastante rápido, a minha voz está alta, alguma tensão, medo diante da platéia.

F: Como você experiencia a nós?

S: Eu estou bloqueando vocês. Eu estava entrando no sonho.

F: Você quer voltar para nós?

S: Claro. Agora estou tremendo mais. Eu sinto tremedeira nas pernas, nas mãos. A minha mão esquerda está me segurando... para não mexer. Eu estou tremendo um bocado.

F: Você está consciente de nós?

S: Não, não como... não. Eu voltei para mim mesmo. Eu olho para você, e a tremedeira diminui... Eu sinto suor na testa. Eu continuo voltando para mim mesmo... Eu vejo gente, não vejo nada de especial. Eu vejo todos vocês. Eu não estou particularmente interessado em vocês... (Riso curto.) Eu quero entrar no meu sonho... Eu estou pedindo permissão para você.

F: Eu não dou permissão...

S: É...

F: Eu gostaria de trabalhar com o quanto você está *em* contato ou *fora* de contato conosco, com o que está acontecendo.

S: Agora eu não me sinto em contato com nenhum de vocês. Eu olho em volta e vejo as pessoas fazendo coisas entre si... você... com... ahn... Teddy e Helena, e com a Sally. Eu vejo as pessoas se olhando e não prestando atenção a mim, e... eu não me sinto parte de nada, eu...

Teddy: É isto que você acabou de ver?

S: Não, não. Eu estava longe. Eu estava longe. Não, neste instante vocês estavam olhando para mim. (Ri.) *Naquele* instante, vocês estavam. *Neste* instante, vocês estão me olhando, com algum interesse. Eu vejo a Helena ainda triste... com a tristeza dela.

Helena: Eu ainda estou "na minha". (Ela acabou de trabalhar.)

S: Sim. É. O Blair parece muito distante... longe, desinteressado. Sally, você me vê, mas eu não tenho sensação nenhuma daquilo que você está vendo.

F: Agora você está começando a *prestar* atenção.
S: É.
F: Em vez de *querer* atenção.
S: É.
F: Então, dê-nos *mais* da sua atenção.
S: O Dick parece preocupado, ele está esfregando o rosto... *você* está esfregando o rosto... parece que está na expectativa. Eu não sei onde o Bob está. Eu não sei onde você está, Jane, você está olhando para o Bob.
F: Muito bem. Eu estou disposto a prestar atenção ao seu sonho.
S: Está bem. Eu estou no campo, é de noite, é um campo de pés de tomate. O solo está úmido e fértil, e não há ervas daninhas.
F: Seja o campo.
S: Ser o campo. (Deita-se.) Eu sou cultivado em filas... a terra pode... eu sou uma terra mole, úmida, eu estou em filas... ahn... com pequenos vales no meio para a água poder escorrer, eu estou alimentando essas plantas, há uma porção de paus fincados em mim. Os paus estão segurando os pés de tomate. Os pés de tomate vivem em mim, as raízes estão dentro de mim, e estão crescendo, eu sou frio, úmido e nutritivo. /F: Diga isto outra vez./
Eu sou frio, úmido e nutritivo. / F: Outra vez./
Eu sou frio, úmido e nutritivo. E existe algo mais em mim. Existe uma cerca no meio do campo, e a cerca está enterrada em mim, também... pedaços de madeira de 10 cm por 10 cm.
F: O que você está dividindo com a cerca?
S: Para isto eu devo ser a cerca. (Levanta-se e estica os braços para o lado.) Eu sou a cerca no *meio* do campo. Eu sou realmente sem sentido. As plantas são as mesmas dos dois lados. A terra é a mesma, a luz é a mesma. A cerca tem dois lados. *Eu* tenho dois lados. Eu tenho um lado bom e um lado ruim. O lado bom está nesta direção. (Atrás.) O lado ruim está

nesta direção. (Frente.) Mas estou no meio do campo, e... não tem sentido. Eu não tenho propósito. O campo está dos dois lados. Se eu fosse para proteger o campo, ou as plantas, eu estaria em volta, ou do lado de fora. Eu estou no meio, e há plantas dos dois lados... Eu não descrevi... eu quero ser as plantas de tomate, e os paus da cer...

Eu sou um pedaço de pau que segura o pé de tomate, e eu tenho barbantes em volta, eu me seguro no pé de tomate deste jeito. (Faz um círculo com os braços.) Se eu não segurasse você, pé de tomate, você... você ficaria estirado no chão, e não receberia luz, porque todos estes tomates em volta têm o seu pedaço de pau, e estão retos e levantados, e eu seguro você.

F: Eu tenho dificuldade em acompanhar você, então eu sugiro: seja a sua voz.

S: Ser a minha voz. A minha voz soa meio abafada.

F: "Eu sou...".

S: Eu sou abafada. Eu sou... eu ecôo daqui para lá, dentro de um tubo. Eu sou a minha voz. Eu sou a minha voz. Eu... eu sou cheia de tristeza. Eu tenho... do lado de fora há... eu sinto alguma coisa obstruindo do lado de fora. Eu sou... eu consegui passar, mas existe alguma coisa me impedindo, alguma coisa me contendo, alguma coisa me travando. Quando eu saio, alguma coisa me segura...

F: Eu estou ficando cada vez mais pesado.

S: É... eu estou fazendo descer um véu... eu estou encobrindo. Eu estou cobrindo. Eu sou a minha voz. Eu estou pesada no chão... Eu quero amortecer todos vocês... acho que isto é computador. Eu sou a minha voz. Voz...

F: E então, o que você está experienciando neste instante?

S: Um peso, a boca seca... como pendurado, como... tudo... eu me sinto pendurado, eu... tudo me *trava*, eu... eu sou uma trava. A tensão nos meus ombros... acabei de relaxar. Eu estava com os ombros levantados. Transpirando, calor.

F: Muito bem. Há algum ser humano no seu sonho?

S: Não, não. Só há mais uma parte. Eu estou no campo. Eu estou olhando para ele, ali parado, e a cerca pega fogo do outro lado, o lado todo.

F: Ah!... não é completamente implosivo, não é completamente morto.

S: Os pés de tomate estão vivos... É, o fogo é a única coisa que se move. Quando eu vejo o fogo, é só um clarão e de repente todo o lado de fora da cerca está em chamas. Há uma brisa suave soprando nessa direção, e o fogo se espalha... só de um lado. (O lado ruim da cerca, que está voltado para a frente.)

F: Dance. Dance as chamas.

S: (Gesticula como chamas que tremulam.) Eu estou atado à cerca. Eu estou atado à cerca, mas eu...

F: Fale com a cerca.

S: Eu estou consumindo você. Eu estou atado a você. Eu não consigo me afastar de você. Eu preciso de você... você é o meu combustível... mas eu vou me espalhar... vou queimar todos estes pés de tomate. Eu... quando eu estou no sonho, sendo eu, eu acho a cerca estúpida e quero me livrar dela, mas o fogo não é o jeito certo porque o fogo queimaria todas as plantas por perto, e isto eu não quero. Não...

F: Represente o fogo. Fale conosco sendo o fogo: "Se eu fosse o fogo eu consumiria todos vocês e isto é ruim", e assim por diante.

S: É. Se eu fosse o fogo, eu mataria vocês, eu queimaria vocês, vocês ficariam negros, vocês se enrolariam, vocês... vocês morreriam, o fruto de vocês seria abortado, o fruto verde nunca ficaria maduro... Até mesmo os paus que seguram vocês iriam ser queimados. Tudo iria murchar, definhar, ficar torrado e negro.

F: Use a palavra *eu*, em vez de *tudo*: "Eu faria isto. Eu...".

366

S: Eu faria vocês murcharem e escurecerem...
F: "Eu murcharia vocês".
S: Eu murcharia vocês. Eu abortaria o fruto de vocês. Eu mataria vocês... Vocês morreriam. Eu mataria vocês. Eu mataria vocês. Vocês simplesmente... se eu ardesse. Como fogo, eu mataria vocês. Não os que estão longe, mas quem está perto. Qualquer pessoa que esteja por perto, eu mataria vocês... (Lentamente passa para a posição de cócoras e chora profundamente por algum tempo.)...
Eu estou pensando num poema que o meu pai escreveu. Eu não sei se consigo lembrar tudo. Ele fala de amar o mar e...
"...eu não exijo nada do mar...
Mas quando as minhas mãos procuram outras mãos,
Meu toque é maligno, e o presente que trago...
Exigências importunas, desconfiança e dúvida.
Eu estou cansado do sofrimento e da dor.
Vou voltar ao mar, o meu amor."
É isso. (Delicadamente.) Obrigado Fritz.

STEVE II

Steve: Eu tenho algo para cortar.
Fritz: Hum?
S: (Faz um movimento de cortar com a mão direita na altura do umbigo.) Eu tenho algo para cortar.
F: Hum? E o que é que eu tenho com isto?
S: Muito bem. É um aviso. Para todo mundo. Eu tenho outro sonho, bobo, chato, monótono, no qual eu estou parado de novo no meio de um campo, só que é um campo diferente. Este campo é... está no fim da estação, e há um monte de plantas e ervas, todas juntas. Plantas que sobraram. Ele já foi colhido. No meio do campo há um carvalho gigantesco, mas eu acho que isto é irrelevante. O importante é que há uma

figura, uma figura pouco clara de uma velha, e ela me dá permissão de ficar e colher flores, e assim por diante... para eu fazer o que quiser. E, na hora do sonho, pareceu "legal", mas, mais tarde, pensando nele, eu não gostei.

(Desafiador.) Velha, quem é você para me dar permissão na minha fantasia, nos meus próprios sonhos, para eu andar no meu sonho?...

(Apaziguador.) Eu só quero lhe dar permissão, só... eu pensei que você fosse gostar daqui. Eu estou ferida pelo que você disse... eu estou na zona intermediária. Eu estou pensando... hum...

F: Então trabalhe com a projeção. Diga a cada um de nós: "Eu lhe dou permissão para... Eu permito...". Seja condescendente.

S: Está bem. Daniel, eu lhe dou permissão para ser um garotinho. Raymond, eu lhe dou permissão de fantasiar a *maior* espingarda que você quiser. Jane, seja como... tão ríspida quanto quiser... dois revólveres de cada lado. Sally, seja tão doce quanto quiser... seja delicada e gentil, doce e atraente. Dale, fique na sua armadilha! Volte para a sua armadilha! É um lugar lindo. Eu lhe dou permissão de ser apanhada na armadilha. Ahn... Ginny, seja tão *confusa* quanto quiser. Voe na direção que quiser. Seja realmente complexa. Quanto mais complexa você puder ser, melhor, e então... Frank, você é um palhaço maravilhoso... *eu lhe dou permissão* para ser palhaço. Nunca seja menos. Lily, eu lhe dou permissão de ser uma fita de borracha, e ir daqui para lá, de lá para cá. Snap. Snap. Snap.

F: Agora faça o contrário: "Eu *não* lhe dou permissão...".

S: Está bem. Eu não lhe dou permissão. Hum. Bob, eu não lhe dou permissão de ser um mestre Zen, de se ocultar atrás de um rosto impassível e... eu *não* lhe dou permissão para... Você precisa participar. Você precisa entrar nas coisas. Muriel, eu *não* lhe dou permissão de ficar vagando com a cabeça. Eu não lhe dou permissão de ficar viajando pelo céu. Dick, eu *não* lhe dou permissão de... ahn...

F: Você tem consciência de que está censurando? (Steve estava fazendo pequenos movimentos acusadores com a mão direita.)

S: Censurando? É.

F: Um pouquinho.

S: Hum. É. Eu não sei o que *fazer* com isso.

F: (Secamente.) Eu lhe dou permissão para não saber o que fazer com isso. (Risos.)

S: Ai, meu Deus! (Ri.) Eu não pensava que algum dia você fosse me dar permissão de fazer alguma coisa! Muito bem. Dick (mais devagar), eu não lhe dou permissão para... ficar preso.

F: Diga a ele o que ele deve fazer.

S: Ele deve fazer a mesma maldita coisa que eu devo fazer. (Suspira.) Misturar, explodir, ganhar vida, merda, ter raiva, sei lá o quê. Só... sabe, falar é fácil... É tão fácil dizer para *outra* pessoa o que ela deve fazer.

F: Fale com quem está do lado esquerdo.

S: Falar com quem está do lado esquerdo. Está bem. Abe, eu não lhe dou permissão de ser autoritário, autocrata, o ditador, o capitão do navio. Eu *não* lhe dou permissão de fazer isto.

Abe: O que eu devo fazer?

S: Ser parte da tripulação. Parte da tripulação. Nem o capitão, e nem o condenado, o homem que está prestes a ser cortado de cima a baixo. Jan, eu *não* lhe dou permissão para ser a rainha da tragédia. Eu não permito que você... hum... esteja triste o tempo todo. Eu não permito que você...

F: Agora combine os dois: "Eu nem permito e nem proibo você de...".

S: Ahn... Está bem. Claire, eu nem permito e nem proíbo você... está certo? É... eu nem proíbo e nem permito que você...

369

F: Com o lado esquerdo, por favor.

S: Desculpe. Eu nem proíbo e nem permito que você... faça o papel da estrela prejudicada.

Claire: Capriche.

S: Peça tudo que você quiser, isso está direito. Eu nem proíbo e nem permito. Helena, eu nem proíbo e nem permito você de ser você mesma. Você é "legal" do jeito que é. Agora você já não tem um "quê" para mim. Durante algum tempo foi a madona chinesa, sabe... mas isso desapareceu, para mim. Glenn, eu nem proíbo e nem permito que você faça graça quando está com medo... (Murmura.) Blair, eu nem proíbo e nem permito que você vacile entre o menininho triste e infeliz, e o grande e autoritário filho da puta.

F: "Você está 'na sua', e eu estou 'na minha' ". Tire alguma coisa disto.

S: Está bem. Você está "na sua" e eu estou "na minha". Nancy, ahn... você está "na sua", atrás do vidro transparente, está bem. Eu estou "na minha".

F: "Qual é a sua"?

S: "A minha"? Oh! (Risos.) Ah! (Vexado.) A mesma que "a sua", Nancy. (Risos.) A mesma que "a sua". Meu Deus! Eu me sinto realmente vivo!

Dale: Você está.

S: Fergus, você está "na sua", eu estou "na minha"... continue vagando pelo deserto com as suas pedras nos rins. (Risos.) Eu fico atrás do meu (ri) vidro transparente. Oh, meu Deus! Neville, você está "na sua", eu estou "na minha". Você pode ficar como uma dessas bolas de golfe, com toda aquela borracha apertada em volta, e eu fico atrás do meu vidro e olho para fora... e tomo um pouco de ar, também. June, você está "na sua", eu estou "na minha". Continue com as suas grandes cenas, pulando de uma cena para outra, com a sua voz que... (Imita ofegante.) "Oh, eu tive uma *experiência tão maravilhosa!*" (Risos.) Eu fico "na minha", atrás do vidro, olhando para você, e dou uma saída de vez em quando. Ah! Muito bem.

Frank: Você deixou o Fritz de fora.

S: Ah! O Fritz. É. (Risos.) Hum. Você está "na sua", eu estou "na minha". Você fica aqui sentado, fumando os seus cigarros, fazendo o papel do Rei da Montanha, e... *você* faz terapia com quem? (Risos.)

S: (Expira.) Esta é uma grande experiência. O lugar não está nem um pouco quente. Como é que se faz?

F: Simplesmente entrando na *própria* projeção.

S: É isso. É.

F: Não importa qual a projeção, contanto que você trabalhe com ela.

S: É. Realmente viver a projeção. Realmente fazer.

F: É aqui que queremos chegar com este trabalho com a projeção. Uma vez que aparece o "clique", você ultrapassa a projeção e pronto. Primeiro você olha pela janela, e de repente percebe que está apenas olhando um espelho.

NOVAS BUSCAS EM PSICOTERAPIA
VOLUMES PUBLICADOS

1. *Tornar-se presente — Experimentos de crescimento em Gestalt-terapia —* John O. Stevens.
2. *Gestalt-terapia explicada —* Frederick S. Perls.
3. *Isto é Gestalt —* John O. Stevens (org.).
4. *O corpo em terapia — a abordagem bioenergética —* Alexander Lowen.
5. *Consciência pelo movimento —* Moshe Feldenkrais.
6. *Não apresse o rio (Ele corre sozinho) —* Barry Stevens.
7. *Escarafunchando Fritz — dentro e fora da lata de lixo —* Frederick S. Perls.
8. *Caso Nora — consciência corporal como fator terapêutico —* Moshe Feldenkrais.
9. *Na noite passada eu sonhei... —* Medard Boss.
10. *Expansão e recolhimento — a essência do t'ai chi —* Al Chung-liang Huang.
11. *O corpo traído —* Alexander Lowen.
12. *Descobrindo crianças — a abordagem gestáltica com crianças e adolescentes —* Violet Oaklander.
13. *O labirinto humano — causas do bloqueio da energia sexual —* Elsworth F. Baker.
14. *O psicodrama — aplicações da técnica psicodramática —* Dalmiro M. Bustos e colaboradores.
15. *Bioenergética —* Alexander Lowen.
16. *Os sonhos e o desenvolvimento da personalidade —* Ernest Lawrence Rossi.
17. *Sapos em príncipes — programação neurolingüística —* Richard Bandler e John Grinder.
18. *As psicoterapias hoje — algumas abordagens —* Ieda Porchat (org.)
19. *O corpo em depressão — as bases biológicas da fé e da realidade —* Alexander Lowen.
20. *Fundamentos do psicodrama —* J. L. Moreno.
21. *Atravessando — passagens em psicoterapia —* Richard Bandler e John Grinder.
22. *Gestalt e grupos — uma perspectiva sistêmica —* Therese A. Tellegen.
23. *A formação profissional do psicoterapeuta —* Elenir Rosa Golin Cardoso.
24. *Gestalt-terapia: refazendo um caminho —* Jorge Ponciano Ribeiro.
25. *Jung —* Elie J. Humbert.
26. *Ser terapeuta — depoimentos —* Ieda Porchat e Paulo Barros (orgs.)
27. *Resignificando — programação neurolingüística e a transformação do significado —* Richard Bandler e John Grinder.

28. *Ida Rolf fala sobre Rolfing e a realidade física* — Rosemary Feitis (org.)
29. *Terapia familiar breve* — Steve de Shazer.
30. *Corpo virtual — reflexões sobre a clínica psicoterápica* — Carlos R. Briganti.
31. *Terapia familiar e de casal* — Vera L. Lamanno Calil.
32. *Usando sua mente — as coisas que você não sabe que não sabe* — Richard Bandler.
33. *Wilhelm Reich e a orgonomia* — Ola Raknes.
34. *Tocar — o significado humano da pele* — Ashley Montagu.
35. *Vida e movimento* — Moshe Feldenkrais.
36. *O corpo revela — um guia para a leitura corporal* — Ron Kurtz e Hector Prestera.
37. *Corpo sofrido e mal-amado — as experiências da mulher com o próprio corpo* — Lucy Penna.
38. *Sol da Terra — o uso do barro em psicoterapia* — Álvaro de Pinheiro Gouvêa.
39. *O corpo onírico — o papel do corpo no revelar do si-mesmo* — Arnold Mindell.
40. *A terapia mais breve possível — avanços em práticas psicanalíticas* — Sophia Rozzanna Caracushansky.
41. *Trabalhando com o corpo onírico* — Arnold Mindell.
42. *Terapia de vida passada* — Livio Tulio Pincherle (org.).
43. *O caminho do rio — a ciência do processo do corpo onírico* — Arnold Mindell.
44. *Terapia não-convencional — as técnicas psiquiátricas de Milton H. Erickson* — Jay Haley.
45. *O fio das palavras — um estudo de psicoterapia existencial* — Luiz A.G. Cancello.
46. *O corpo onírico nos relacionamentos* — Arnold Mindell.
47. *Padrões de distresse — agressões emocionais e forma humana* — Stanley Keleman.
48. *Imagens do self — o processo terapêutico na caixa-de-areia* — Estelle L. Weinrib.
49. *Um e um são três — o casal se auto-revela* — Philippe Caillé.
50. *Narciso, a bruxa, o terapeuta elefante e outras histórias psi* — Paulo Barros
51. *O dilema da psicologia — o olhar de um psicólogo sobre sua complicada profissão* — Lawrence LeShan
52. *Trabalho corporal intuitivo — uma abordagem Reichiana* — Loil Neidhoefer
53. *Cem anos de psicoterapia... — e o mundo está cada vez pior* — James Hillman e Michael Ventura.
54. *Saúde e plenitude: um caminho para o ser* — Roberto Crema.
55. *Arteterapia para famílias — abordagens integrativas* — Shirley Riley e Cathy A. Malchiodi.
56. *Luto — estudos sobre a perda na vida adulta* — Colin Murray Parkes.
57. *O despertar do tigre — curando o trauma* — Peter A. Levine com Ann Frederick.
58. *Dor — um estudo multidisciplinar* — Maria Margarida M. J. de Carvalho (org.).
59. *Terapia familiar em transformação* — Mony Elkaïm (org.).
60. *Luto materno e psicoterapia breve* — Neli Klix Freitas.
61. *A busca da elegância em psicoterapia — uma abordagem gestáltica com casais, famílias e sistemas íntimos* — Joseph C. Zinker.
62. *Percursos em arteterapia — arteterapia gestáltica, arte em psicoterapia, supervisão em arteterapia* — Selma Ciornai (org.)
63. *Percursos em arteterapia — ateliê terapêutico, arteterapia no trabalho comunitário, trabalho plástico e linguagem expressiva, arteterapia e história da arte* — Selma Ciornai (org.)
64. *Percursos em arteterapia — arteterapia e educação, arteterapia e saúde* — Selma Ciornai (org.)

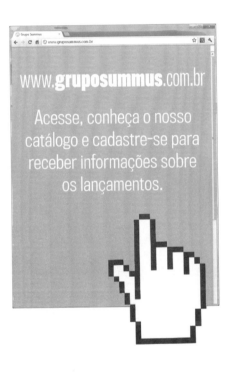

www.gruposummus.com.br